基础护理技术与临床实践

主编 宋 敏 甘 静 王 新 刘美凤
潘 静 李林红 刘炳玉

四川科学技术出版社

图书在版编目（CIP）数据

基础护理技术与临床实践/宋敏等主编. —成都：
四川科学技术出版社，2024.6
ISBN 978 - 7 - 5727 - 1382 - 8

Ⅰ.①基…　Ⅱ.①宋…　Ⅲ.①护理学　Ⅳ.①R47

中国国家版本馆 CIP 数据核字（2024）第 111256 号

基础护理技术与临床实践

JICHU HULI JISHU YU LINCHUANG SHIJIAN

出 品 人　程佳月
主　编　宋　敏　甘　静　王　新　刘美凤　潘　静　李林红　刘炳玉
责任编辑　李　栎
助理编辑　王天芳
封面设计　刘　蕊
责任出版　欧晓春
出版发行　四川科学技术出版社
　　　　　成都市锦江区三色路 238 号　邮政编码 610023
　　　　　官方微博：http：//weibo. com/sckjcbs
　　　　　官方微信公众号：sckjcbs
　　　　　传真：028 - 86361756
成品尺寸　185mm × 260mm
印　　张　21. 5
字　　数　500 千
印　　刷　成都博众印务有限公司
版　　次　2024 年 6 月第 1 版
印　　次　2024 年 6 月第 1 次印刷
定　　价　88. 00 元

ISBN 978 - 7 - 5727 - 1382 - 8

邮　　购：成都市锦江区三色路 238 号新华之星 A 座 25 层　邮政编码：610023
电　　话：028 - 86361770

本书编委会

主　编　宋　敏　甘　静　王　新　刘美凤　潘　静
　　　　　李林红　刘炳玉
副主编　张宗伟　刘贝贝　王　净　王洪梅　王　婷
　　　　　李　英
编　委　（排名不分先后）
　　　　　宋　敏　枣庄市精神卫生中心
　　　　　甘　静　枣庄市妇幼保健院
　　　　　王　新　枣庄市妇幼保健院
　　　　　刘美凤　昌邑市人民医院
　　　　　潘　静　潍坊市益都中心医院
　　　　　李林红　惠民县中医院
　　　　　刘炳玉　青州市人民医院
　　　　　张宗伟　聊城市人民医院
　　　　　刘贝贝　莱西市市立医院
　　　　　王　净　山东省泰山医院
　　　　　王洪梅　潍坊市益都中心医院
　　　　　王　婷　威海市中医院
　　　　　李　英　惠民县大年陈镇卫生院
　　　　　庄乾芬　滨州医学院附属医院

前　言

近年来，基础护理和护理理论技术的飞速发展，使临床护理领域技术的得到了迅猛发展，同时也对临床护理人员的知识储备提出了新的要求。为了能使广大临床护理人员适应现代医学及护理学的发展，我们本着实用、科学的原则，参考国内外大量文献，结合自己的工作经验，编写了这部《基础护理技术与临床实践》。

全书共分十八章，第一章至第九章重点介绍了临床护理基础理论与技术；第十章到第十八章为各科护理实践，就人体各个系统常见疾病的病因和发病机制、护理评估、治疗要点、护理目标和护理措施及新进展等方面分别进行了阐述。本书内容丰富、重点突出、简明扼要，对帮助临床护理人员建立临床护理思维能力，解决临床具体问题具有一定的指导意义。

本书是全体编者辛勤劳动的结晶。由于本书编写时间仓促，又限于编著水平，疏漏之处在所难免，敬祈广大读者指正。

编　者

2023 年 12 月

目 录

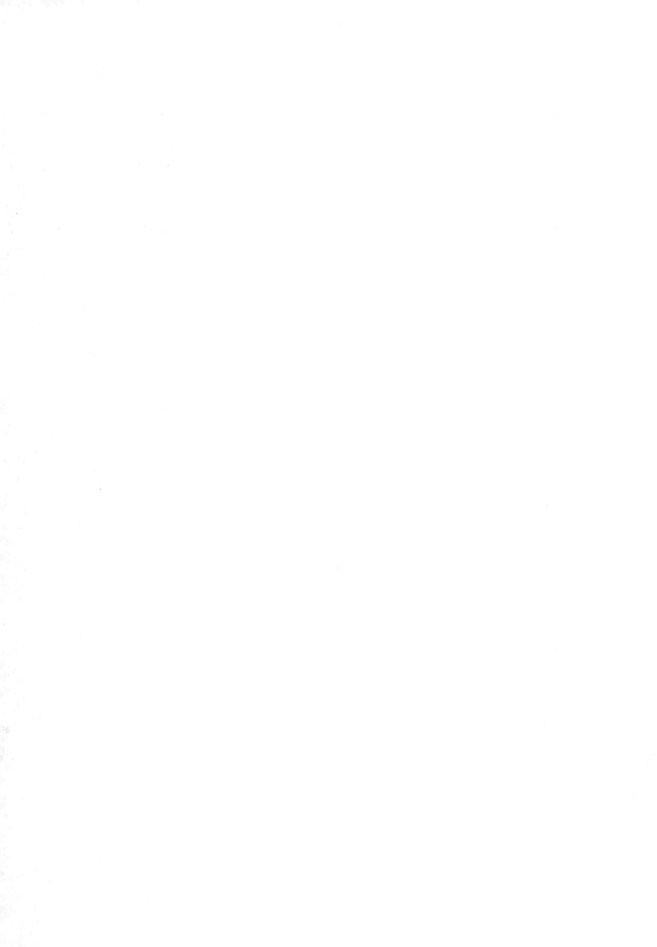

第一章　生命体征与监测技术

生命体征是体温、脉搏、呼吸和血压的总称。生命体征受大脑皮质的控制，是机体内在活动的一种客观反映，是评价机体状况的可靠指标。正常情况下，人的生命体征在一定范围内相对稳定，变化很小；但在病理情况下，变化却极其敏感。护理人员通过观察生命体征的变化，可以了解疾病的发生、发展及转归，为预防、诊断、治疗、护理提供依据。因此，掌握生命体征的观察和护理是临床护理中极为重要的内容之一。

第一节　体温监测

人体具有一定的温度，这就是体温。根据生理功能上的体温分布区域，又可分为体核温度和体表温度。体核温度指人体内部——胸腔、腹腔、脏器和脑的温度，因受到神经、内分泌系统的精细调节，通常比较稳定。体表温度指人身体表面——皮肤、皮下组织和肌肉的温度，因受环境温度等的影响，通常不太稳定，会在一定范围内发生变化。一般所说的体温是指身体深部的平均温度。正常情况下，人的体温保持在相对恒定的状态，当机体受到致热原的作用或体温调节中枢的功能发生障碍时，体温可发生变化，失去平衡。由于动态平衡的体温是身体进行新陈代谢和正常生命活动的必要条件，因此，体温被视为观察生命活动的重要体征之一。

一、体温的监护

（一）正常体温及其变动范围

临床上正常体温通常以口腔、腋窝、直肠的正常温度为标准。人体的正常温度比较恒定，但在身体不同部位测得的温度略有不同，以上 3 个部位进行体温测量，其温度差一般不超过 1℃。其正常值：口腔温度为 36.3 ~ 37.2℃；腋窝温度为 36 ~ 37℃；直肠温度为 36.5 ~ 37.7℃。

体温并不是固定不变的，体温可随性别、年龄、昼夜、运动和情绪的变化等各种因素而出现生理性变动，但在这些条件下，体温的改变往往在正常范围内或呈一过性改变。其变动范围应不超过 1℃。

（二）异常体温

体温高于或低于正常值称为异常体温。

1. 发热

机体在致热原的作用下，体温调节中枢的调定点上移而引起调节性体温升高，当体温上升超过正常值 0.5℃或一昼夜体温波动在 1℃以上时，称为发热。

发热的原因甚多，根据致热原的性质和来源不同，可以分为感染性发热和非感染性发热两类。感染性发热较多见，主要由病原体引起；非感染性发热由病原体以外的各种物质引起，目前越来越受到人们的重视。

1）临床分度：以口腔温度为例，按照发热的高低将发热分为4度。

（1）低热：37.3～38℃。

（2）中等热：38.1～39℃。

（3）高热：39.1～41℃。

（4）超高热：41℃以上。

人体最高的耐受热为41.4℃，高达43℃则很少存活。直肠温度持续升高超过41℃，可引起永久性的脑损伤；发热在42℃以上持续2～4小时常导致休克及严重并发症。

2）临床过程：发热的过程常依疾病在体内的发展情况而定，一般分为3个阶段。

（1）体温上升期：其特点为产热大于散热。患者主要表现为畏寒、皮肤苍白、无汗，甚至寒战。

（2）高热持续期：其特点为产热和散热在较高水平上趋于平衡，体温维持在较高状态。患者主要表现为颜面潮红、皮肤灼热、口唇干燥、呼吸和脉搏加快。

（3）退热期：其特点为散热增加而产热趋于正常，此时体温调节中枢恢复正常的调节水平。患者主要表现为大量出汗和皮肤温度降低。

3）发热形态：根据体温变动的特点，可将发热分为以下几种热型。

（1）稽留热：体温在39℃以上，持续数日或数周，24小时内体温波动范围不超过1℃。常见于伤寒、肺炎球菌性肺炎等。

（2）间歇热：体温骤然升高，可达39℃或在39℃以上，伴有畏寒与寒战，持续数小时，然后体温恢复正常，并伴有大汗淋漓，经数小时或隔日、隔数日间歇后，体温又突然升高，如此反复发作。见于疟疾、肾盂肾炎等。

（3）弛张热：体温高低不一，一天内体温波动较大，在2℃或2℃以上，但在波动中体温始终未降至正常。见于肝脓肿、脓毒血症、败血症等严重感染。

（4）不规则热：发热无一定规律，持续时间也不定。见于流行性感冒、风湿热、支气管肺炎、癌性发热、亚急性细菌性心内膜炎等。

（5）回归热：体温急剧上升至39℃或在39℃以上，持续数日后退热至正常，间歇数日，高热又再出现，如此反复。见于回归热、淋巴瘤等。

（6）波状热：体温逐渐上升，达高峰后又逐渐下降至正常，经一段间歇后，体温又逐渐上升，如此反复发作，使体温曲线构成一波浪热形曲线。见于布鲁菌病、恶性淋巴肉瘤等。

（7）消耗热：体温波动幅度大，一日波动在3～4℃，多见于严重肺结核、败血症等。

4）高热患者的观察与护理

（1）测温：高热患者每4小时测量体温1次，特殊情况可随时测量。待体温恢复正常后连测3次，再改正常测温。同时要密切观察患者的面色、脉搏、呼吸和血压变化，如有异常，应分析原因并与医生联系，采取相应的降温措施。

（2）降温：如发热超过39℃，应首先采取物理降温措施，在头部及大血管走向处敷冷袋、温水擦浴等，如效果不佳时，可遵医嘱采用药物降温措施。降温时应观察降温效果，采取降温措施半小时后即应观察降温效果。

（3）饮食：高热患者体内热量消耗增加，同时食欲减退，摄入减少。故应给予营养价值高而易消化的高热量、高蛋白、高维生素的流质或半流质饮食，宜少量多餐。禁食油腻、荤腥、辛辣食物。

（4）足够的水分供给：高热时代谢增加，应劝告患者多饮水以补充体内水分，同时还需要予以静脉输液，并补充电解质，以达到补充机体所需要的水分并促进排出致病微生物及其毒素和代谢产物的目的。成人每日至少供给 3 000 ml 水分。

（5）口腔护理：注意患者口腔清洁，每日用复方硼酸溶液或温淡盐水漱口 3~4次。高热昏迷的患者，每日应进行口腔护理 2~3 次，口唇干燥时涂以液状石蜡，有疱疹时可涂以甲紫。

（6）皮肤护理：高热患者在退热过程中往往大量出汗，从汗腺排泄的代谢产物刺激皮肤易发生瘙痒；出汗多时浸湿衣衫，应每日早晚进行皮肤护理，及时更换衣服，保持衣被清洁、干燥，要注意使腋下、会阴等汗腺分布多的部位保持清洁。对干燥或汗液浸渍处，多用温水擦洗，但必须避免着凉，随时用干的大毛巾盖好，严防肺炎。冷敷用冰袋时不要直接接触患者皮肤，以免引起不适感，要用毛巾或布套包裹冰袋，并随时保持清洁干燥。卧床不起时，臀部长期受压，易发生压疮，应定时翻身，更换体位以防止压疮。

（7）密切观察病情变化

①严密观察体温、脉搏、呼吸、血压、神志变化，以了解病情及观察治疗反应。在物理降温或药物降温过程中，应持续测温或每 5 分钟测温 1 次，昏迷者应测直肠温度。体温突然下降并伴有大量出汗，可导致虚脱或休克，此种情况在老年、体弱患者中尤应注意。

②观察与高热同时存在的其他症状，如是否伴有寒战、大汗、咳嗽、呕吐、腹泻、出疹或出血等，以协助医生明确诊断。

③观察末梢循环情况，高热而四肢末梢厥冷、发绀者，往往提示病情严重。经治疗后体温下降和四肢末梢转暖、发绀减轻或消失，则提示治疗有效。

（8）心理护理

①体温上升期：解除患者的顾虑，耐心解答其提出的各种问题，积极寻找发热的原因；尽量满足患者的需要，尤应注意保暖；经常探视患者，多做解释工作，以便了解疾病进展及给予患者精神安慰。

②高热持续期：理解患者的心情，安慰和鼓励患者，分散其对疾病的注意力，尽量解除高热带来的身心不适感；及时给予患者物理降温，保证水分的摄入；合理满足患者的要求。

③退热期：注意患者的清洁卫生，使患者感到舒适；补充营养，尽快使机体康复；如病情允许，鼓励患者到户外活动，呼吸新鲜空气，使其有更多的机会接触大自然。

（9）健康教育

①饮食指导：告知患者发热是一种消耗性疾病，饮食中注意高热量、高蛋白、高维

生素的摄取是必要的。鼓励患者多吃一些营养丰富、易消化的流质或半流质饮食，保证每日摄取的总热量不低于 3 000 kcal*；同时注意水分和盐分的补充，保证每日入水量在 3 000 ml 左右，以防止脱水，促进毒素和代谢产物的排出。

②正确测量体温：体温测量的正确性对于判断疾病的转归有一定的意义。应教会患者正确测量体温的方法，应告知成人口腔温度和腋下温度测量的方法、时间及注意事项；应向婴幼儿家属说明婴幼儿直肠温度测量的方法、时间及注意事项。

③发热的自我护理指导：向患者介绍发热的症状、体征；说明发热时休息的重要意义，指导正确休息的方法；说明保持口腔卫生的重要性，指导正确的口腔护理方法；说明保持皮肤完整的重要性，指导家属做温水擦浴和局部冰敷；说明良好环境对疾病恢复的意义，指导创造良好环境的方法；加强饮食指导，按发热各期的特点为患者提供有关饮食的参考意见。

④发热的用药指导：介绍发热常用药物的作用特点及正确用药的方法；说明药物的反应及不良反应；解释合理用药的重要性。

⑤发热的自我保健教育：指导患者养成有规律的生活方式；介绍适宜的体育锻炼和户外活动的方法，增加机体的耐寒和抗病能力；指导患者适应环境气温的方法；介绍与发热相关的常见疾病的基本知识；告诫患者重视病因治疗。

2. 体温过低

体温低于正常范围称为体温过低。若体温低于 35℃ 称为体温不升。

1）原因

（1）散热过多：长时间暴露在低温环境中，使机体散热过多、过快；在寒冷环境中大量饮酒，使血管过度扩张导致热量散失。

（2）产热减少：重度营养不良、极度衰竭，使机体产热减少。

（3）体温调节中枢受损：中枢神经系统功能不良，如颅脑外伤、脊髓受损；药物中毒，如麻醉药、镇静剂；患有重症疾病，如败血症、大出血等。

2）临床分度：以口温为例。

（1）轻度：32. 1～35. 0℃。

（2）中度：30. 0～32. 0℃。

（3）重度：小于 30. 0℃，瞳孔散大，对光反射消失。

（4）致死温度：23. 0～25. 0℃。

3）临床过程：皮肤苍白、口唇及耳垂呈紫色、轻度颤抖、心跳和呼吸减慢、血压降低、尿量减少、意识障碍，甚至昏迷。

4）护理

（1）收集资料：了解患者的一般情况，评估产生体温过低的原因。

（2）去除病因，给予保暖措施：为患者提供合适的环境温度，以 24℃ 左右为宜；新生儿置保温箱中；给予毛毯、棉被、热水袋、电热毯等；给予温热饮料，摩擦身体表面可以增加皮肤内的热量。

---

* 1 kcal≈4. 186 kJ。

（3）密切观察病情：监测患者生命体征的变化，至少每小时一次，直到体温恢复至正常且恒定。如是治疗性体温过低，要防止冻伤。

（4）心理护理：多与患者接触，及时发现其情绪的变化，做好心理护理，同时加强健康教育。

二、体温的测量

（一）目的

通过观察患者体温的变化，了解其一般情况以及疾病的发生、发展规律，协助医生作出正确诊断，为预防、治疗、护理提供依据。

（二）评估

1）根据患者的一般情况，如年龄、性别、文化程度、意识、疾病类型、抗生素的使用等，判断适宜采用何种测体温的方法。

2）30 分钟内患者有无进食、活动、坐浴、冷或热敷、情绪波动等影响体温的生理因素存在。

（三）计划

目标/评价标准有：
1）患者能叙述测量体温的目的。
2）患者能配合测量体温。
3）患者能说出体温的正常范围及影响体温的生理因素。

（四）实施

1. 体温计的种类

1）水银体温计：此种体温计是由装有汞的真空毛细玻璃管制成。玻璃壁上标有刻度，管的一端为贮汞槽，当贮汞槽受热后，汞膨胀沿毛细玻璃管上升，其上升的高度与受热程度成正比，在毛细玻璃管和贮汞槽之间有一凹陷，防止汞柱遇冷时下降，故可通过毛细玻璃管的刻度值推测体温。肿类有口表、腋表、肛表。

2）电子体温计：此种体温计由电子感温器及显示器等部件组成，采用电子感温探头来测量体温，测得的温度可直接由数字显示器显示。为适应不同需要，有笔式、奶嘴式等。使用时，将探头插入塑胶护套中置于测量部位，当体温计发出蜂鸣声，再持续 3 秒后，即可读取所显示的体温值，塑胶护套为一次性使用，用毕可丢弃。

3）化学点式体温计：此种体温计为一特殊的纸板条，其上有一定范围的体温坐标点，每个点上都有相对应的化学感温试剂。当化学点式体温计受热后，化学点的颜色由白色变为绿色或蓝色，最后的色点，即为测得的体温值。此种体温计为一次性用物，适用于测量口腔温度，放在口内测量 1 分钟，即可测得体温。

4）红外体温计：红外测温的原理是用红外透镜组成光学系统，将被测目标辐射的红外线汇集在红外探测器上，再对探测器输出的电信号放大、处理、校准成被测目标的温度值。红外体温计具有非接触、快速测温、减少传染概率的优点，但受体表下血液循环及周围环境导热状况的影响极大。因耳道深部的温度接近人体深部温度且受影响因素少，故耳道红外体温计较体表红外体温计准确率高。

2. 测量体温的方法

1）腋窝测温法：为患者解开胸前衣纽，擦干腋下汗液，将腋表水银端放于腋窝深处，紧贴皮肤，嘱患者屈臂过胸，5～10分钟取出，查看度数，记录。

2）口腔测温法：将口表水银端放于患者舌下，嘱患者闭口，勿用牙咬。3分钟后取出，擦净，查看度数，记录。

3）直肠测温法：患者取屈膝侧卧位，肛表水银端涂以润滑剂，然后将肛表徐徐插入肛门3～4 cm，3分钟后取出，擦净，用卫生纸为患者擦净肛门，盖好被，安置患者躺卧舒适，查看度数，记录。

4）注意事项

（1）测温前后，应检查体温计的数目，检查有无破损，水银柱是否甩至35℃以下，甩体温计时，切勿触及他物。

（2）注意测量体温部位周围是否有冷、热源，如冰袋、热水袋等。患者是否吃过生冷、热食物，是否灌肠、坐浴、冷（热）敷等，如有上述情况，须隔半小时后方可再测。

（3）凡精神异常、昏迷、小儿、口鼻手术、呼吸困难等患者不可测口温。测温时应守护在旁。

（4）凡腹泻、行直肠或肛门手术等患者不可测直肠温度。极度消瘦患者不宜测腋温。

（5）体温与病情不符时，须在监护下重测，必要时可同时做直肠温度和口温对照，予以复查。

（6）测口温时，如体温计汞槽头被咬破，误服汞，应立即吐出口腔内的汞及玻璃碎片，用水清理残留在口腔内的汞及玻璃碎片；万一误吞汞，首先要刺激咽喉部催吐；然后立即口服牛奶、蛋清，可延缓汞的吸收，若病情允许，可食用粗纤维食物使汞尽快从体内排出。还可用导泻的方法，促使汞排出。

（7）测量完毕，将体温计甩至35℃以下，消毒备用。

3. 体温曲线的绘制

1）将所测体温绘于体温单上，符号为：口温"●"，腋温"⊗"，直肠温度"⊙"。用蓝笔画于体温单相应格内，相邻两次温度用蓝笔相连。

2）物理降温半小时后所测体温，画在降温前温度的同一纵格内，用红圈表示，以红虚线和降温前的温度相连。

3）如体温和脉搏在体温单的同一点上，则先画上体温符号，再用红笔在其外画一圆圈。

4. 体温计的消毒

为防止交叉感染，对测量体温后的体温计，应采用化学消毒灭菌法中的浸泡消毒法。

1）水银体温计消毒法：将使用后的体温计放入盛有消毒液的容器中浸泡，5 分钟后取出，清水冲洗，用离心机将体温计的水银柱甩至 35℃ 以下，再放入另一消毒容器中浸泡 30 分钟，取出后用冷开水冲洗，擦干后放入清洁容器中备用。消毒液每日更换一次，容器、离心机每周消毒一次。

2）电子体温计消毒法：仅消毒电子感温探头部分，消毒方法应根据制作材料的性质选用不同的消毒方法，如浸泡、熏蒸等。

5. 体温计的检查

在使用新体温计前或定期消毒体温计后，应对体温计进行检查，保证其准确性。

方法：将全部体温计的水银柱甩至 35℃ 以下；于同一时间放入已测好的 40℃ 以下的水中，3 分钟后取出检查；若误差在 0.2℃ 以上、玻璃管有裂痕、水银柱自行下降，则不能使用；合格体温计用纱布擦干，放入清洁容器内备用。

（李林红）

第二节　脉搏监测

随着心脏节律性的收缩和舒张，动脉管壁相应地出现扩张和回缩，在表浅动脉上可摸到搏动，称为动脉脉搏，简称脉搏。

一、正常脉搏及其生理性变化

（一）脉率

脉率即每分钟脉搏搏动的次数。在正常情况下，脉率和心率是一致的，脉率是心率的指示。健康成人在安静时脉率为 60～100 次/分，它可随年龄、性别、劳动和情绪等因素而变动。一般女性比男性快，幼儿比成人快，老年较慢，运动和情绪激动时可暂时增快，休息和睡眠时较慢。

（二）脉律

脉律即脉搏的节律。这是反映心搏的规律，也在一定程度上反映了心脏的功能。正常脉搏节律跳动规则均匀，间隔时间相等。但在正常小儿、一部分成年人，可见窦性心律不齐。其表现为吸气时脉搏增快，呼气时脉搏减慢。

（三）脉搏的强弱

脉搏的强弱或大小取决于动脉充盈度和周围血管的阻力，即与心搏量和脉压大小有关。

（四）动脉壁的情况

在正常情况下，动脉管壁光滑、柔软并富有弹性。

二、异常脉搏

（一）速脉（数脉）

成人脉率每分钟在 100 次以上称为心动过速。临床多见于发热、甲状腺功能亢进（简称甲亢）等患者。

（二）缓脉（迟脉）

成人脉率每分钟在 60 次以下称为心动过缓。临床多见于颅内压增高、房室传导阻滞的患者。

（三）间歇脉

间歇脉常由期前收缩所致，在一系列正常均匀的脉搏中，出现一次提前的搏动，其后出现一补偿性间歇，称间歇脉，并可有规律地间歇，形成二联律和三联律。中医学对速而不规则的间歇脉称为促脉，缓而不规则的间歇脉称为结脉，有规律的间歇脉称为代脉。

（四）脉搏短绌

其特点是心律完全不规则，心率快慢不一，心音强弱不等，脉搏完全不规则，强弱不等，心率快于脉率，故临床上心房纤颤患者，须同时测量心率和脉率。

（五）丝状脉（细脉）

脉搏如丝，快而细微，多见于心脏功能衰竭、休克的患者。

（六）洪脉

动脉充盈度和脉压较高，脉搏强大有力，多见于高热、高血压、甲亢等患者。

（七）弦脉

脉搏紧张有条索感，如按琴弦。

三、异常脉搏的护理

（一）休息与活动

指导患者增加卧床休息时间以减少心肌耗氧量。

（二）给氧

根据病情实施氧疗。

（三）准备好急救物品

备齐抗心律失常的药物，除颤器处于完好状态。

（四）密切观察病情

指导患者按时服药，观察用药的不良反应；如患者安有心脏起搏器，应做好相应的护理。

（五）健康教育

教育患者要情绪稳定，戒烟、限酒，饮食清淡、易消化，勿用力排便，自我观察药物的不良反应，学会简单的急救技巧等。

四、脉搏的测量

凡表浅靠近骨骼的大动脉均可以用来测量脉搏。常取的部位有桡动脉，其次为颞动脉、颈动脉、面动脉、肱动脉、股动脉、足背动脉及胫后动脉等。测量时护士应备有秒针表和记录单。

（一）目的

通过观察脉搏的变化，可间接了解心脏的情况，观察疾病的发生、发展规律，为诊断、治疗、护理提供依据。

（二）评估

1）患者的一般情况，如年龄、性别以及目前病情和治疗情况。
2）患者30分钟内有无剧烈活动、情绪波动等影响脉搏的生理因素存在。
3）患者有无偏瘫、功能障碍。

（三）计划

1. 目标和评价标准
1）患者能叙述测量脉搏的目的。
2）患者能配合测量脉搏。
3）患者能说出脉搏的正常范围及其生理变化。
2. 用物准备
治疗盘内备有秒针的表、笔、记录本、听诊器（必要时）。

（四）实施

1）诊脉前使患者处于安静状态，手臂放在舒适的位置。

2）用食指、中指、无名指的指端按在桡动脉处，压力大小适中，以清楚触到脉搏为度，计数1分钟脉率。

3）脉搏异常及心脏病患者须复验，以求准确。

4）注意事项

（1）不可用拇指测量，因检查者拇指小动脉搏动易与患者的脉搏相混淆。

（2）脉搏细弱者，测量困难时，可改测心率代替触脉。若与病情不符应重测。

（3）如患者有脉搏短绌时，应由两人测量，一人数脉搏，一人听心率，同时计数1分钟，以分数式记录：心率/脉率/分。

（4）7岁以下患者可免数脉搏。

（李林红）

第三节　呼吸监测

机体在新陈代谢过程中，需要不断地从环境中吸取氧气，并排出二氧化碳，这种机体和环境之间的气体交换，称为呼吸。

一、正常呼吸及生理变化

（一）正常呼吸

正常成人在安静状态下呼吸频率为16~20次/分，节律规则，频率与深浅度均匀平稳，呼吸与脉率之比为1:4~1:5。

（二）生理变化

呼吸频率和深浅度可随年龄、性别、活动、情绪、意志等因素而改变。一般幼儿比成人快，老人稍慢，同龄女性比男性稍快，活动和情绪激动时增快，休息和睡眠时较慢，意识也能控制呼吸频率与深度。

二、异常呼吸

（一）速率的改变

由于发热、缺氧等原因可使呼吸增至每分钟40次以上；某些药物中毒、颅内压增高等，可使呼吸减慢至每分钟10次以下。

（二）呼吸困难

由呼吸的速率、深浅度和节律的改变而造成。分为呼气性呼吸困难（见于支气管哮喘、肺气肿等）、吸气性呼吸困难（见于异物、白喉、肿瘤所造成的气道狭窄）、混合性呼吸困难（吸气、呼气均费力，见于肺炎、肺不张、胸膜炎等）。

（三）潮式呼吸

潮式呼吸又称陈—施氏呼吸，是一种周期性呼吸异常。由于高度缺氧、呼吸中枢的兴奋性降低，使呼吸中枢受抑制，呼吸变浅变慢，以至呼吸停止。由于呼吸停止，血液中氧分压（PO_2）进一步下降，二氧化碳分压（PCO_2）逐步升高，达到一定程度后，缺氧对颈动脉体与主动脉体的化学感受器刺激作用加强，PCO_2的升高，则刺激延髓的二氧化碳敏感区，两者的共同作用，反射性地刺激呼吸中枢，开始了呼吸，使呼吸加深加快，达到高峰后，由于呼吸的进行，PO_2升高，PCO_2又降低，减少了对呼吸中枢的刺激作用，呼吸又逐渐减弱以至暂停，从而形成了周期性的变化，称潮式呼吸。

（四）间断呼吸

间断呼吸又称毕奥呼吸，表现为呼吸和呼吸暂停现象交替出现。其特点是有规律地呼吸几次后，突然停止呼吸，间断一个短时间后，随即又开始呼吸。如此反复交替。间断呼吸产生的机制同潮式呼吸，为呼吸中枢兴奋性显著降低的表现，但比潮式呼吸更为严重，多在呼吸停止前出现，常见于颅内病变或呼吸中枢衰竭的患者。

（五）深度呼吸

深度呼吸又称库斯莫呼吸，是一种深而规则的大呼吸，多见于代谢性酸中毒，如糖尿病酮症酸中毒。

（六）浮浅性呼吸

浮浅性呼吸是一种浅表性不规则的呼吸，有时呈叹息样，见于濒死的患者。

（七）蝉鸣样呼吸

蝉鸣样呼吸即吸气时有一种高音调的音响，多由于声带附近阻塞，使空气进入发生困难所致。多见于喉头水肿痉挛、喉头异物时。

（八）鼾声呼吸

鼾声呼吸是由于气管或大气管内有较多的分泌物潴积，使呼气时发出粗糙的鼾声。多见于深昏迷者。

三、异常呼吸的护理

（一）评估

评估患者目前的健康状况，如有无咳嗽、咳痰、咯血、发绀、呼吸困难及胸痛等主要症状。

（二）休息与活动

如果病情需要卧床休息，应向患者解释其重要性，同时要创造一个良好的休息环境；如病情好转允许增加活动量，要注意患者对增加的活动量的耐受程度，以能耐受、不疲劳为度。

（三）营养与水分

选择易于咀嚼和吞咽的食物，注意患者对营养水分的需要，记录24小时出入量。指导患者进餐不宜过饱，避免食入产气食物，以免膈肌上抬，影响呼吸。

（四）吸氧

保持气道通畅。

（五）心理社会支持

应发展和保持与患者之间的治疗性联系，多与患者沟通交流，同时重视患者对群体关系的需求。

（六）健康教育

让患者戒烟、限酒，养成规律的生活习惯；教会患者噘嘴呼吸、腹式呼吸等呼吸训练的方法。

四、呼吸的测量

（一）目的

测量患者每分钟的呼吸次数，观察、评估患者的呼吸状况。

（二）评估

1）患者的一般情况，如年龄、性别、意识，目前病情和治疗情况。
2）患者30分钟内有无剧烈活动、情绪波动。

（三）计划

1. 目标和评价标准

1）患者能说出测呼吸的目的。

2）患者能配合测量呼吸。

2. 用物准备

治疗盘内备有秒针的表、笔、记录本、棉签（必要时）。

（四）实施

1. 测量方法

在患者安静情况下测量，注意观察患者胸部和腹部的起伏，一呼一吸为 1 次。

2. 计数方法

成人和 7 岁以上儿童计数 30 秒后乘 2，如呼吸不规则应计数 1 分钟。

3. 注意事项

观察患者呼吸的节律、频率及深浅度，危重患者呼吸微弱不易观察时，可用少许棉花置于患者鼻孔前，观察棉花吹动情况，记录 1 分钟内的呼吸次数。

4. 呼吸曲线的绘制

用蓝"〇"表示，相邻的呼吸用蓝线相连。

（王新）

第四节　血压监测

一、血压的概念

（一）血压的定义

血压（BP）是指血液在血管内流动时对血管壁的侧压力。一般指动脉血压，如无特别注明，均指肱动脉的血压。

1. 收缩压

当心室收缩时，主动脉压急剧升高，至收缩中期达最高值，此时的动脉血压称收缩压。

2. 舒张压

当心室舒张时，主动脉压下降，至心舒末期达动脉血压的最低值，此时的动脉血压称舒张压。

3. 脉压

收缩压和舒张压之差称脉搏压，简称脉压。

4. 平均动脉压

一个心动周期中每一瞬间动脉血压的平均值称平均动脉压。简略估算方法为：

平均动脉压 = 舒张压 + 1/3 脉压。

（二）计量单位

血压以毫米汞柱（mmHg）或千帕（kPa）为计量单位。两者换算公式为：1 kPa = 7.5 mmHg；1 mmHg = 0.133 kPa。

二、血压的生理变化及异常血压的监护

（一）正常血压

1. 血压的范围

正常成年人在安静时，血压的正常范围为：90 mmHg ≤ 收缩压 ≤ 139 mmHg，60 mmHg ≤ 舒张压 ≤ 89 mmHg，脉压为 30 ~ 40 mmHg。

2. 生理性变化

1）年龄和性别的影响：动脉血压随年龄的增长而增高。中年以前女性血压比男性的低 7.5 mmHg 左右，中年以后差别较小。儿童血压的计算公式为：

收缩压（mmHg）= 80 + 年龄 ×2；舒张压（mmHg）= 收缩压 ×2/3。

2）时间：血压在傍晚时较清晨高 5 ~ 10 mmHg，睡眠时逐渐下降。

3）其他：处于运动、愤怒、恐惧、疼痛时血压升高，但以收缩压升高为主，舒张压多无明显变化。由于舒张压不与收缩压按比例升高，脉压的变化足以满足身体各部对各种不同供血情况的需要。

（二）异常血压

1. 高血压

目前基本上采用 1999 年 2 月 WHO/ISH 高血压治疗指南的高血压定义：未服抗高血压药情况下，成人收缩压 ≥140 mmHg 和（或）舒张压 ≥90 mmHg。

患者收缩压与舒张压属于不同级别时，应按两者中较高的级别分类；患者既往有高血压史，目前正服抗高血压药，血压虽已低于 140/90 mmHg，也诊断为高血压。

95% 的患者为病因不明的原发性高血压，多见于动脉硬化、肾炎、颅内压增高等，易受损的部位是心、脑、肾、视网膜。

2. 低血压

血压低于 80/50 mmHg 称为低血压。常见于大量失血、休克、急性心力衰竭等。

3. 脉压异常

脉压增大的情况见于主动脉瓣关闭不全、高血压、主动脉粥样硬化、甲亢、严重贫血等患者；脉压减小者见于低血压、心包积液、严重二尖瓣狭窄、主动脉瓣狭窄、重度

心功能不全等。

（三）异常血压的护理

1. 密切监测血压

定时间、定部位、定体位、定血压计。

2. 观察病情

指导患者按时服药，观察药物的不良反应；注意有无潜在的并发症发生。

3. 休息与活动

注意休息，减少活动，保证充足的睡眠时间。

4. 环境

安静、舒适，温湿度适宜。

5. 情绪

保持稳定，减少导致患者情绪激动的因素。

6. 饮食

给予易消化、低脂、低胆固醇、高维生素、富含纤维素的食物，根据血压的高低限制盐的摄入；避免刺激、辛辣食物。

7. 健康教育

戒烟、限酒；保持大便通畅，必要时给予通便剂；养成规律的生活习惯；学会观察有无高血压并发症的先兆。

三、测量血压的方法

以测肱动脉血压为例。

（一）目的

通过观察血压的变化，可以了解循环系统的功能状况，为诊断、治疗、护理提供依据。

（二）评估

1）患者的一般情况，如年龄、性别、意识以及目前的病情、治疗情况、合作程度。

2）30 分钟内患者有无吸烟、活动、情绪波动。

3）患者有无偏瘫、功能障碍。

（三）计划

1. 目标/评价标准

1）患者能叙述测量血压的目的。

2）患者能配合测量血压。

3）患者能说出血压的正常范围，并判断何为高血压、何为低血压。

2. 用物准备

治疗盘内备血压计、听诊器、笔、记录纸。

（四）实施

1）测量前患者须休息片刻，取坐位或卧位。

2）露出上臂伸直（袖口不宜过紧），掌心向上，使患者心脏、肱动脉与血压计零点处于同一水平。

3）放平血压计，驱尽袖带内空气，将袖带平整地缠于上臂，使其下缘距肘窝 2 ~ 3 cm，松紧适宜。

4）戴好听诊器，将其放在肘窝内侧，摸到肱动脉搏动处，用手固定。

5）打开水银槽开关，关紧橡皮球气门，握住输气球，向袖带内打气至肱动脉搏动消失再升高 20 ~ 30 mmHg。注意打气不可过猛、过高。

6）微开气门，使水银柱缓慢下降，听到第一声搏动，此时水银柱所指刻度即为收缩压，以后搏动渐渐增大，至搏动声突然变弱或消失，此时水银柱所指刻度即为舒张压。

7）测毕，解去袖带并排尽空气，拧紧气门上开关，按要求将血压计放好。

8）协助患者穿好衣袖，安置舒适的位置休息。

9）记录结果，采取分数式，即收缩压/舒张压（mmHg）。

10）注意事项

（1）测量血压前，询问患者有无高血压病史。

（2）检查血压计水银有无破损，是否保持在"0"处，橡胶管及气球有无漏气。

（3）袖带不宜过宽或过窄，成人一般为 10 ~ 12 cm，小儿袖带宽度为上臂的 1/3 ~ 1/2。过宽测得血压偏低，反之偏高。松紧度适宜，过紧测得血压偏低，反之偏高。

（4）测量血压时，血压计零点与肱动脉、心脏在同一水平，以防肢体过高，测得血压偏低。肢体过低，则测得血压偏高。

（5）发现血压听不清或异常时，应重测，使水银柱降至"0"再测。

（6）对偏瘫的患者，应在健侧肢体测量；对上肢有大面积烧伤、脉管炎、血管畸形等病变的患者，可测量下肢腘窝动脉处。

（7）测量血压时，应将血压计放平，充气不宜过猛，勿使汞柱超过玻璃管最高刻度。

（8）测量完毕，必须将袖带内气体排尽，将血压计向水银槽方向倾斜45°角，使水银全部进入水银槽内，关闭水银槽开关。携带时应保持水平位置，勿震动，应定期检测。

11）电子血压计的使用方法

应用电子血压计测量血压时，将袖带平整无折地缠于上臂中部，使传感器位于脉搏明显处，开启电源开关，指示灯亮，按下打气电钮，袖带内即自行充气，这时电表指针移动，待稳定时，两指针所指读数分别为收缩压和舒张压，然后记录；如患者须定时测量血压，则按下计时电钮（如每 5 分钟、15 分钟、30 分钟……测一次），到时血压计能自动示出读数。

（王新）

第二章　铺床技术

根据不同的目的要求，铺床有 3 种方法，其原则基本相同，但又各有所异。

第一节 备用床和暂空床

一、备用床

（一）目的

保持室内整洁美观，准备接收新患者。

（二）用物

床、床垫、床褥、大单、基单、贴身单、铺罩单、被套、棉被或毛毯、枕芯、枕套。

（三）操作方法

1. 三单法

1）操作者整理着装，洗手，戴口罩、帽子，按使用顺序备齐用物放至床尾垫上。移开床旁桌、床旁椅，将用物放于椅上。

2）检查床垫，铺上床褥。

3）铺床基单，正面向上，中缝对齐床的中线，分别散开。两头包过床垫，折成方角，多余部分塞入垫下，同法铺好对侧。

4）按上法将贴身单反铺于床上，上端反折 10 cm 与床头齐，铺好床尾；铺毛毯，上端距床头 15 cm，床尾铺成直角；铺罩单，正面向上，对准中线，上端与床头齐，床尾折呈 45°斜角垂于床边。转至对侧，整理床头，以同法逐层铺好床尾。

5）套好枕套，开口背门，双手拖至床头。

6）将床旁桌、凳移回原处。

7）整理用物。

2. 被套法

1）依三单法操作顺序 1）～3）铺好基单。

2）将被套正面向外，被套中线与床的中线对齐，平铺于床上。开口端在床尾，被套上层翻开向上约1/3。将棉被或毛毯竖折三折，再按扇形横折三折呈"S"形。将折好的棉被或毛毯放入被套开口处，底边与被套开口边缘对齐，在被套内拉棉被上边至被套封口处，再将竖折的棉被向两边打开，对好两上角，边缘与被套相吻合铺平，将系带系好。然后将套好被套的被子铺成被筒，被头距床头 15 cm，两边向内折叠与床沿平齐，然后将尾端向内折与床尾平齐。

3）与三单法5）、6）相同。

二、暂空床

（一）目的

保持病室的整洁美观，供新入院的患者或暂离床活动的患者使用。

（二）用物

同备用床，必要时备橡胶中单、中单等。

（三）操作方法

1）同备用床。

2）若病情需要铺橡胶中单及中单时，可在一侧大单铺好后，将橡皮中单及中单的中线对齐床中线，上缘距床头45～50 cm，将多余部分塞于床垫下，转至对侧铺好大单，再将橡皮中单及中单拉紧塞于床垫下。

3）铺好后将盖被四折于床尾，将床旁桌、椅放回原处。

（王新）

第二节　麻醉床

一、目的

1）铺麻醉床，便于接收和护理手术后患者。

2）使患者安全、舒适，同时预防并发症。

3）防止床上用物被污染，并便于更换。

二、用物

同备用床，另加橡胶中单和中单各2条。

麻醉护理盘用物：无菌巾内置开口器、压舌板、舌钳、牙垫、通气导管、治疗碗、镊子、输氧导管、吸痰导管、纱布数块。无菌巾外放血压计、听诊器、护理记录单及笔、治疗巾、弯盘、胶布、棉签、小剪刀、电筒等。

必要时备输液架、吸痰器、氧气筒、胃肠减压器，天冷时备热水袋及布套各2只、绒布毯。

三、操作方法

1）同备用床铺好一侧床基单，铺一橡胶单及中单，上端距床头45～50 cm。床侧多余部分塞于床垫下；根据病情及手术部位需要，再铺另一橡胶中单、中单，上端与床头齐，一并塞于床垫下。转至对侧，以同法铺好床基单、橡胶中单及中单。

2）与三单法或被套法上端铺法同，下端向上反折与床尾齐，并折叠整齐。转至对侧，整理床头、床尾，下垂部分向上反折，同床沿齐，并折叠整齐，扇形三折于对侧床边。

3）套上枕套，系好系带将枕横立于床头。可保护患者头部。

4）寒冷时，床上可增加毛毯及热水袋。

5）桌凳归原处，置麻醉护理盘于床旁桌上。

四、注意事项

1）铺麻醉床时，必须更换各类清洁被服。

2）床头一块橡胶中单、中单可根据病情和手术部位需要铺于床头或床尾。下肢手术者将中单铺于床尾，头胸部手术者铺于床头。全麻手术者为防止呕吐物沾污床单则铺于床头；而一般手术者，可只铺床中部中单。

3）患者的盖被根据医院条件增减。冬季必要时可置热水袋2个加布套，分别放于床中部及床尾的盖被内。

4）输液架、胃肠减压器等物放于妥善处。

（王新）

第三节　卧有患者床

一、扫床法

（一）目的

1）使床铺干净、平整，患者睡卧舒适，病室整洁美观。

2）协助患者变换卧位，预防压疮及坠积性肺炎。

（二）用物

护理车上放浸有消毒液的半湿扫床巾的盆，扫床巾每床1块。

（三）操作方法

1）备齐用物推护理车至患者床旁，向患者做好解释，取得合作。

2）移开床旁桌椅，半卧位患者、病情许可时，暂将床头、床尾支架放平，利于操作。若床垫已下滑，须上移与床头齐。

3）松开床尾盖被，帮助患者翻身侧卧背向护士，枕头随患者翻身移向对侧。松开近侧各层被单，取扫床巾分别扫净中单、橡胶中单后搭在患者身上。然后自床头至床尾扫净大单上的碎屑，注意枕下及患者身下部分各层应彻底扫净，最后将各单逐层拉平铺好。

4）帮助患者翻身侧卧于扫净一侧，枕头也随之移向近侧。转至对侧，依上法逐层扫净拉平铺好。

5）帮助患者平卧，整理盖被，将棉胎与被套拉平，掀成被筒，为患者盖好。

6）取出枕头，揉松，放于患者头下，支起床上支架。

7）床旁桌椅移回原处，整理床单位，使病室整洁美观，向患者致谢意。

8）清理用物，归回原处。

二、更换床单法

（一）目的

使床铺平整、舒适，预防压疮，保持病室整齐美观。

（二）用物

护理车上放大单 3 条（被套法时备大单、被套各 1 条）、中单、枕套、床刷及套、污衣袋。

（三）操作方法

1）备齐用物放于护理车上，推车至床尾正中处或便于取物处，如为大房间应备屏风遮挡，半卧位者应放下床上支架。酌情关好门窗。

2）洗手、戴口罩，移床头柜距床 20 cm，移椅至适宜处，做好解释以便配合。

3）松开床尾盖被，移枕至对侧，助患者侧卧或平卧于床对侧背向护士并拉起对侧床档，观察受压处的皮肤，必要时给予预防压疮的护理。

4）从上至下松开近侧被单。

5）内卷中单污染面掀于患者身下。

6）扫净橡胶单，搭于患者身上。

7）将大单污染面内卷塞于患者身下，从上至下扫净床褥上的渣屑，将床刷放于对侧床尾垫下。

8）将清洁大单中缝和床中线对齐，一半卷起塞于患者身下，近侧半幅大单，自床头、床尾、中间先后展平。

9）先铺床头，右手托起床垫，左手伸过中线拉紧，将大单塞入床头垫下，铺好床角。

10）依法铺好床尾、床角。

11）依法拉紧大单中间部分，手掌心向上呈扇形将大单塞入床垫下。

12）放平橡胶单，取清洁中单对好中线，铺于橡胶单上，下半幅中单卷起塞入患者身下，下垂橡胶单及中单一起拉平塞入床垫下。

13）移枕至近侧，助患者平卧和侧卧于铺好的一侧。

14）转至对侧，依法松开各层床单。

15）将污中单卷好放于护理车污衣袋内。

16）依法扫净橡胶单并搭于患者身上。

17）将污大单卷至床尾，放入污衣袋内。

18）用床刷依法扫净床褥。

19）用上法依次铺好对侧清洁各单。

20）更换被套

（1）解开污被套尾端带子。

（2）将棉絮（或毛毯）在污被套内竖折三折。

（3）将清洁被套（正面在外）铺于盖被上。

（4）左手伸入污被套内，握住竖折三折的棉絮头端，再扇形横折呈"S"形置于床尾。

（5）将清洁被套开口端上层向上翻1/3，再将棉絮套入清洁被套内，对好上端两角。

（6）整理床头盖被，将清洁被套往下拉平，盖被上缘压在枕下或请患者握住，撤出污被套。

（7）系带。

（8）折成被筒与床垫齐，适当留有多余部分，将近侧被尾掖于床垫下。

（9）转回原侧，依法将被尾多余部分掖入垫下。

21）更换枕套

（1）一手托起患者头颈部，另一手迅速将枕头取出。

（2）在椅上更换枕套，使四角充实，置于患者头下。

22）如患者需取半卧位，则支起靠背架。

23）还原床头柜及椅。

24）开窗通风换气，询问患者有何需要酌情协助，拆除污衣袋放在护理车下层，送污物室。

（四）注意事项

更换床单时，动作要轻稳敏捷，每个动作不可重复，勿过多暴露患者，以免其受凉，同时要注意观察患者皮肤，必要时进行皮肤护理。

（王新）

第三章 卧位与变换卧位技术

第一节 卧位种类

患者常用的卧位有仰卧位（平卧位）、侧卧位、俯卧位、半坐卧位、坐位（端坐位）、头低脚高位、头高脚低位、膝胸卧位、截石位等。

临床上，根据病情给予正确的卧位，不仅使患者感到舒服、减轻疲劳，而且便于检查和治疗，也是对重症患者施行监护的重要内容。

一、仰卧位

（一）适用范围

仰卧位临床常用，除适用于一般卧床休息，还可用于前胸、躯干前面及颜面、耳、眼、鼻等手术。该体位对组织和神经的损伤少，能使身体呈自然松弛状态。

（二）操作程序

嘱患者面向上，头下放枕，两臂放于身体两侧，稍外展，不宜超过 90°角，以防因外展时间过长引起臂丛神经损伤。两腿平伸，脚部盖被不宜过紧，以免压迫足尖向足底弯曲，必要时用支架支撑，保持功能位置，预防垂足。昏迷或全身麻醉（简称全麻）患者，应去枕平卧，头偏向一侧，两臂放于身体两侧，将枕头横置于床头，以防呕吐物吸入气道引起呛咳和肺部感染；休克患者取仰卧位时，需抬高头、胸部 10°～20°，以利呼吸，抬高下肢 20°～30°，有利于静脉回流；行肝脏、胆囊手术仰卧位时，在相应体位下垫一沙袋，充分暴露手术视野，便于操作；行腹部检查或导尿术时，患者仰卧，头下放枕，两臂放于身体两侧，两膝屈起并稍向外分开，称仰卧屈膝位。

二、侧卧位

（一）适用范围

侧卧位临床也较常用。适用于长期卧床休息，需经常更换卧位者，除使患者感觉舒适、减轻疲劳、减低对骶尾骨的压力、防止发生压疮外，还适用于某些检查、手术和护理，如肛门检查、体位引流、灌肠、肌内注射等。

（二）操作程序

患者侧卧，枕头高度与躯干平，并避免脊柱弯曲。屈肘放于胸前或枕旁，上侧手臂用枕垫好，以防牵拉肩部影响呼吸。两腿自然下伸，屈髋屈膝，上侧下肢髋关节屈曲度要大于下侧下肢髋关节屈曲度。昏迷、瘫痪或全身衰竭不能自主控制卧位的患者，在后背、胸前和两膝之间用软枕支撑，这样既可使患者舒适，又可保持正确的卧位。另外，用于肺、食管和动脉导管结扎等手术，多采用90°侧卧位；用于二尖瓣扩张、食管中段手术、右半肝切除及胸腹联合等手术，多采用45°半侧卧位。侧卧位时由于患者髋部承受压力大，如需长时间手术，会造成局部血液循环障碍，引起缺血、缺氧，导致组织坏死。因此，手术床铺应松软，并达到一定的厚度。瘦弱患者在骨突部位放置气圈或软垫。

三、俯卧位

（一）适用范围

1）腰背部检查或配合胰、胆管造影检查时。
2）脊椎手术后或腰背、臀部有伤口，不能平卧或侧卧的患者。
3）胃肠胀气引起腹痛的患者。

（二）操作程序

置患者胸、腹部着床，头偏向一侧，头及肩下垫一软枕，两上肢屈曲放于头两侧，腹下垫一气圈或海绵，以维持腰椎正常弯曲，尤其女患者可减轻对乳房的压迫。下肢膝关节处垫以棉垫或海绵，避免因局部受压发生组织坏死。小腿下1/3处垫一软枕，使足抬高，维持膝关节正常弯曲，保持患者舒适。

（三）注意事项

1）各部垫的软枕或海绵厚度需适宜，过高或过低均会影响生理弯曲和舒适度。
2）对危重患者、患儿及新生儿，要随时注意观察病情变化，尤其应注意有无呼吸阻塞情况。
3）俯卧位易致患者疲劳，需随时协助患者活动肢体。

四、半坐卧位

（一）适用范围

可用于心肺疾患所引起的呼吸困难的患者，半坐卧位时，由于重力作用，可减轻肺部淤血和心脏负担，改善呼吸困难；对腹腔、盆腔手术后或有炎症的患者取半坐卧位，可使腹腔渗出物流入盆腔，使感染局限化，同时可减轻腹部刀口缝合处的张力，减轻疼痛，有利于刀口愈合；还可用于某些面部、颈部手术后，以减少局部出血；恢复期体质虚弱患者，采用半坐卧位可使患者有一个逐渐适应站立起来的进程。

（二）操作程序

1. 摇床
先摇起床头支架呈40°~50°，再摇起膝下支架15°~20°。放平时先摇平膝下支架，再摇平床头支架。

2. 靠背架

将患者上半身抬高，在床头垫褥下放一靠背架，下肢屈膝，膝下垫软枕。放平时应先放平下肢，再放平床头。

五、坐位

（一）适用范围

因心力衰竭、心包积液、支气管哮喘发作而引起极度呼吸困难的患者。

（二）操作程序

扶患者坐起，抬高床头支架，患者身体稍向前倾。可在床上放一张小桌，桌上放一软枕，让患者伏案休息。

六、头低脚高位

（一）适用范围

头低脚高位系将卧有患者的床尾抬高的一种卧位。可应用于以下几种情况。

1）支气管扩张、肺脓肿体位排痰或支气管碘油造影前的准备。

2）十二指肠引流。

3）胎膜早破和预防脐带脱出。

4）跟骨牵引或胫骨结节牵引时，利用人体重力作为反牵引力，防止下滑。

（二）操作程序

患者仰卧，头偏向一侧，枕头横立于床头，以防碰伤头部，用木墩或支架将床尾抬高 15～30 cm，形成头低脚高位。

（三）注意事项

1）床尾高度需适宜，过高可使患者不适，过低达不到治疗目的。

2）床尾抬高后，可根据需要改为侧卧位，如十二指肠引流、体位排痰等。

3）此卧位不宜时间过久，以免患者疲劳和不适。

七、头高脚低位

（一）适用范围

开颅术后、颈椎骨折行颅骨牵引治疗时多采用此种体位。能减少头部血流量，减轻颅内压力，预防脑水肿与脑出血等。

（二）操作程序

患者仰卧，床头用支撑物垫高 15～30 cm。

八、膝胸卧位

（一）适用范围

用于结肠、直肠、肛门的检查及治疗，矫正子宫后倾及纠正臀先露的胎位。

（二）操作程序

患者跪卧，两小腿稍分开平放于床上，两大腿和床面垂直，臀部抬高，两臂上伸抱头，胸部紧贴于床上。

（三）注意事项

这种体位易疲劳，体质虚弱者不能长时间维持。采取该体位时应注意保暖和遮挡。

九、截石位

（一）适用范围

截石位系指患者仰卧在手术台上的一种卧位。主要用于普通外科、妇产科、泌尿外科等的手术和检查。如直肠癌根治术、经阴道切除子宫、正常分娩、刮宫术、臀牵引或产钳术以及膀胱镜、膀胱取石等。

（二）操作程序

患者仰卧于检查台上，两腿分开放在支腿架上（支腿架上放一软垫），臀部齐检查台边，两手放于胸部或身体两侧，注意保暖及遮挡。

（甘静）

第二节　协助患者变换卧位

患者若长期卧床不动，心身压力很大，易出现精神萎靡、消化不良、便秘、肌肉萎缩等；由于局部皮肤长期受压，血液循环障碍，气道分泌物不易咳出，有些患者易出现压疮、坠积性肺炎等。故护士应定时为患者变换卧位，以预防并发症。

一、评估

1）患者的年龄、目前健康状况、需变换卧位的原因。

2）患者的神志状况、生命体征、躯体及四肢活动能力、局部皮肤受压情况、手术部位、伤口及引流情况等。

3）患者及家属对变换卧位的作用和操作方法的了解程度、配合能力等。

二、护理目标/评价标准

1）患者感觉舒适，无压疮、坠积性肺炎等并发症的发生。

2）患者及家属了解预防卧床并发症的知识和技能。

三、实施

（一）协助患者翻身侧卧

1. 目的

1）协助不能起床的患者更换卧位，使患者感觉舒适。

2）减轻患者局部组织受压程度，预防压疮的发生。

3）减少其他并发症的发生，如坠积性肺炎。

4）适应诊断、治疗和护理的需要。

2. 方法

1）单人协助法：适用于体重较轻的患者。

（1）患者仰卧双手放于腹部，两腿屈膝。

（2）先将患者双下肢移向护理侧的床沿，再将患者肩、腰、臀部向护理侧移动。

（3）翻转患者，使患者背向护士，必要时移动髋部，以调整重心，移动患者头肩部转向对侧。

（4）患者背后放一软枕以维持体位，胸前放一软枕支持前臂。

（5）协助患者将上腿弯曲，下腿微屈，两膝间放一软枕，防止两腿间相互受压或摩擦。

2）两人扶助患者翻身法：适用于身体胖重，且不能自己活动的患者。

（1）患者仰卧，两臂放于腹部，两腿屈膝。

（2）护士两人站在床的同一侧，一人托住患者肩部和胸背部，另一人托住腰部和臀部，两人同时将患者抬起移近自己。

（3）分别托扶患者肩、背、腰、臀部位，使患者翻转侧卧。

（4）其他操作同一人扶助翻身法。

（二）扶助患者向床头移动法

1. 目的

扶助滑至床尾的患者移动卧位，使之舒适。

2. 操作方法

1）一人扶助患者移向床头法：适用于自己能活动身躯的患者。视病情放平靠背架，将枕头横立于床头，避免撞伤患者。患者仰卧屈膝。护士一手伸入患者肩下，另一手托住患者臀部，在抬起患者的同时嘱其用双手握住床头栏杆，脚蹬床面，挺起身体，使之上移。放好枕头。

2）两人扶助患者移向床头法：适用于不能自理或体重较重的患者。护士两人分别站在床的两侧，对称地托住患者的一侧肩部和臀部，两人同时行动，协调地将患者抬起移向床头。亦可一人托住肩及腰部，另一人托住背及臀部，同时抬起患者移向床头。放回枕头，整理床铺，协助患者取舒适的卧位。

（三）注意事项

1）翻身间隔时间，根据患者病情及局部皮肤受压情况而定。

2）变换卧位时，务必将患者稍抬起后再行翻转或移动，绝不可拖、拉、推，以免损伤患者的皮肤，同时应注意保暖和安全，防止着凉或坠床。

3）变换卧位的同时需注意患者的病情变化及受压部位的皮肤情况，根据需要进行相应的处理。

4）患者身上带有多种导管时，应先将导管安置妥当，防止变换卧位后脱落或扭曲受压。

5）有特殊情况的患者翻身时应注意

（1）一般手术患者翻身前应检查敷料是否脱落及有无分泌物外渗情况。如分泌物浸湿敷料应先更换敷料并固定好后再协助翻身，翻身后要注意伤口不可受压。

（2）颅脑手术的患者应取健侧卧位或平卧。翻身时注意头部不可剧烈翻动，以防引起脑疝，压迫脑干而致猝死。

（3）颈椎或颅骨牵引的患者翻身时不可放松牵引，翻身后注意牵引位置、方向及牵引力是否正确。

（4）石膏固定的患者应注意翻身后的石膏位置及局部肢体的血循环情况，防止受压。

（甘静）

第三节　保护具及约束带的应用

凡神志不清、意识模糊的患者，烦躁不安的患者，精神病躁狂者、癫痫发作需治疗的患者，以及癔症发作治疗期的患者，均应给予保护性约束，以保护患者安全。

一、评估

1）患者的年龄、病情、意识状态、生命体征、肢体活动情况。

2）患者及家属对保护具的作用及使用方法的了解程度、配合程度。

二、护理目标/评价标准

1）患者及家属理解应用保护具的重要性、安全性，同意并配合使用。

2）患者处于安全保护之中，无血循环不良、皮肤破损、骨折等意外发生。

三、用物准备

根据需要准备床栏、约束带、支被架。

四、实施

（一）床栏法

医院内常用的床栏有数种，一种为多功能床栏，不用时可插于床尾，使用时，可插入两边床沿，必要时还可置于患者背部下，做胸外心脏按压。有一种为半自动或全自动床栏，可按需升降。目前，国内最为常见的仍为铁制和木制床栏，使用时需人工操作，不用时可移别处存放。

1. 目的

预防患者从床上跌落，预防小儿患者爬出或跌落床下。

2. 操作步骤

1）核对床号、姓名，向患者及家属解释使用床栏的目的及过程。

2）将床栏横放于床旁两侧，床头及床尾用带子牢固固定。小儿患者，还应将床栏罩网固定于床架上。

3）如有必要，可在床栏两侧放置软枕，预防躁动不安的患者撞伤。

3. 注意事项

1）要事先做好解释，取得合作。

2）床栏应双侧同时使用，确保安全。

3）注意观察及记录，谨防发生意外。

（二）约束带应用法

1. 约束带及棉垫法

常用于固定手腕和踝部。先用软棉垫裹住患者手腕或踝部，再用宽绷带或折成长条的三角巾，打成双结，套在棉垫外侧，其松紧度以手、足既不易脱出又不影响肢体血运为宜。然后将带子系于床栏或床缘，不宜使用活结。

2. 肩部大被单固定法

将枕头横立于床头，将大单斜折成长条，横放于患者背部双肩下，然后自腋窝各拉出大单的一头，绕过肩部上方，再穿过横在肩下的被单，缚于床头栏杆上。

3. 两上肢大被单固定法

将大被单叠成宽带状，横铺在患者肩、背下，将带自躯干和上臂当中拉出，绕过上臂系于床边上。

4. 双膝固定法

膝部约束带常用于固定膝部，限制患者下肢活动。膝部约束带，宽 10 cm，长 250 cm，用布或大被单制成。操作时，两膝衬棉垫，将约束带横放在两膝上，宽带下的两头带各缚住一侧膝关节，然后将宽带两端系于床缘。

5. 注意事项

1）使用约束带前，应先向患者或家属解释应用目的，取得合作。

2）安置患者于舒适的卧位，并经常更换体位，保持肢体正常的功能位置。

3）应用约束带的过程中，注意观察局部肢体的血液循环情况，定时松解约束带，避免长时间受压，引起肢体坏死。

（甘静）

第四章　患者的清洁卫生护理技术

第一节 口腔护理技术

正常人的口腔中存在大量的致病菌和非致病菌，当身体健康时，抵抗力强及饮水、漱口等活动，对细菌起到一定的清除作用，因此很少致病。患病时，抵抗力减弱，饮水、进食减少，常引起口腔炎，使口腔发臭，影响食欲，甚至由于感染导致并发症的发生，因此，保持口腔卫生对人体健康是很重要的。口腔护理是针对高热、昏迷、危重、禁食等患者。

一、口腔护理的目的

1）使患者口腔清洁、湿润，去除口臭，使患者感到舒适，预防口腔感染，防止并发症。

2）防止口臭，促进食欲，保持口腔正常功能。

3）观察口腔黏膜和舌苔的变化及特殊的口腔气味，提供病情的动态信息。

二、口腔护理技术操作规程

（一）评估

不管患者的牙齿是天生的，或是戴义齿，或完全没有牙齿，护士都要对其做口腔评估，收集口腔的基本资料。主要包括以下几方面。

1. 口唇

口唇颜色、潮湿情况、结构变化，如疱疹、营养不良等。

2. 牙齿

是否有义齿，牙齿的排列是否规整，牙齿的数目，有无龋齿、牙结石、食物碎屑等。

3. 牙龈

牙龈颜色、光滑程度，有无水肿、出血、牙龈萎缩、牙周病等。

4. 舌

舌颜色，舌面的潮湿情形，舌面是否过度粗糙，有无裂缝，舌苔情况，以及是否有齿痕。

5. 口腔表面

口腔表面包括腭部、颊部的黏膜，黏膜是否有出血、疱疹、溃疡、鹅口疮等。

6. 唾液分泌情况

唾液分泌情况包括唾液多少、性质，是否存在脱水等。

7. 口腔中是否有异味

口腔中是否有异味，如口臭等。

8. 其他

有无口腔炎、扁桃体炎，悬雍垂的变化等情况。

（二）准备

1. 工作人员准备

衣、帽、鞋整洁，戴好帽子、口罩，洗净双手。

2. 用物准备

治疗盘内盛治疗碗、漱口液、湿棉球、弯血管钳2把、弯盘、压舌板、吸水管、液状石蜡、棉签、治疗巾、开口器、手电筒。

3. 漱口液的选择

1）清洁口腔，预防感染，选择等渗盐水、2%~3%硼酸液、0.02%呋喃西林液。

2）轻度口腔感染，选择复方硼砂含漱液。

3）口腔感染、口臭，选择1%~3%过氧化氢液。

4）真菌感染，选择1%~4%碳酸氢钠液。

5）绿脓杆菌感染，选择0.1%醋酸溶液。

（三）操作步骤

1）根据患者的病情备齐用物携至床旁，向患者做好解释，以取得合作。

2）协助患者侧卧，面向护士，取治疗巾铺于颌下，弯盘放口角旁，嘱患者用漱口液漱口后，将漱口水吐于弯盘或床旁的痰盂中。

3）口唇干燥者先用湿棉球湿润嘴唇后，再用压舌板撑开颊部，用手电筒照光观察口腔黏膜、齿龈有无病变。

4）嘱患者咬合上下齿，用压舌板轻轻撑开左侧颊部，以弯血管钳夹住湿棉球（或用棉签），纵向擦洗左侧牙齿外侧面，按顺序由内洗向门齿。以同法擦洗右侧牙齿外侧面。

5）嘱患者张开上下齿，用压舌板轻轻撑开左侧颊部，以弯血管钳夹住湿棉球，先擦洗牙齿左上内侧咬合面，并以弧形擦洗左侧颊部。以同法擦洗右上内侧咬合面，然后擦洗舌面、舌下，擦洗硬腭部时，勿触及咽部，以免引起恶心。

6）每擦一处应更换湿棉球1次，并注意观察，认真清理齿缝间的污垢。昏迷患者需用开口器及牙垫，并按上法进行操作。

7）擦洗完毕，助患者漱口，昏迷患者应用手电筒照光检查有无遗漏棉球，然后擦干口角。口腔有炎症、溃疡者，可涂药。口唇干裂者，涂以液状石蜡。撤去治疗巾，清理用物，协助患者取舒适卧位。

8）注意事项

（1）对住院患者应根据病情做好口腔护理的卫生指导，一般患者应督促或协助其刷牙。对重症患者应做好口腔护理。

（2）口腔须彻底洗净，如昏迷患者口腔分泌物较多时，事前可行抽吸。擦洗时须夹紧棉球（每次1个），防止湿棉球遗留在口腔内。湿棉球不宜过湿，以防患者将溶液吸入气道。

（3）擦洗时动作要轻巧，防止弯血管钳镊尖碰伤黏膜及牙龈，特别是凝血功能差、容易出血及口腔有溃疡的患者。

（4）如患者有活动性义齿，应助患者取下，用冷水刷洗（禁用热水，以免龟裂或变形），让患者漱口后戴上，暂时不用的义齿可浸泡于清水内备用。

三、口腔护理技术操作并发症

（一）恶心、呕吐

1. 发生原因

1）擦洗口腔时棉签、弯血管钳等物品触及软腭、咽部，易引起恶心、呕吐。

2）操作物伸入口腔过深，刺激咽反射。

2. 临床表现

恶心为上腹不适，紧迫欲吐的感觉并伴有迷走神经兴奋的症状，如皮肤苍白、流涎、出汗、血压降低及心动过缓等；呕吐是呕吐物通过食管逆流经口腔而排出体外的现象，呕吐物为胃及部分肠内容物。

3. 预防和处理

1）擦洗时动作要轻柔，擦洗舌部和硬腭时不要触及软腭、咽部，以免引起恶心。

2）选择合适的口腔护理工具，操作物伸入口腔不宜过深。

3）止吐药物的应用，常用的有以下几种。

（1）多潘立酮：口服，每次10 mg，3~4次/日，饭前半小时服。

（2）甲氧氯普胺：片剂，每次5 mg，口服，3次/日；针剂，每次10 mg，肌内注射。

（二）口腔黏膜损伤

1. 发生原因

1）擦洗口腔过程中，护士操作动作粗暴，弯血管钳碰伤口腔黏膜及牙龈，尤其是进行放疗的肿瘤患者，更易引起其口腔黏膜损伤。

2）为昏迷、牙关紧闭、张口受限患者进行口腔护理时，使用开口器协助张口方法欠正确或力量不当，造成口腔黏膜损伤。

3）漱口液温度过高，造成口腔黏膜烫伤。

2. 临床表现

1）口腔黏膜有充血、水肿、炎症、溃疡形成。

2）严重者出现出血、脱皮、坏死组织脱落。

3）口腔疼痛。

3. 预防及处理

1）为患者进行口腔护理时，动作要轻柔，不要使弯血管钳或棉签的尖部直接与患者的口腔黏膜接触。

2）正确使用开口器，护士应将其从患者的臼齿处放入，并套以橡皮套或布套，牙关紧闭者不可使用暴力使其张口。

3）选择温度适宜的漱口液，使用过程中，加强对口腔黏膜的观察。

4）有口腔黏膜损伤者，应用2%～3%硼酸溶液、0.02%呋喃西林液或1%～3%过氧化氢液含漱。

5）如有口腔溃疡疼痛时，溃疡面用西瓜霜喷敷，必要时用2%利多卡因喷雾止痛或将复方氯己定（洗必泰）含漱液用注射器直接喷于溃疡面，每天3～4次，预防感染。

（三）口腔及牙龈出血

1. 发生原因

1）患有牙龈炎、牙周病的患者，龈沟内皮组织充血，炎性反应使肉芽组织形成，进行口腔护理时对患处的刺激极易引起血管破裂出血。

2）操作时动作粗暴，易造成口腔及牙龈出血，尤其是对凝血机制障碍的患者。

3）为昏迷、危重患者进行口腔护理时，开口器应用不当，造成口腔及牙龈出血。

4）为烦躁不安、不合作的患者进行口腔擦洗时，弯血管钳易碰伤口腔黏膜与牙龈而导致出血。

5）使用长棉签为口腔癌手术患者擦洗口腔，若长棉签上包裹的棉团过少或棉团脱落，裸露的棉签杆易擦伤患者口腔黏膜与牙龈而导致出血。

2. 临床表现

1）在口腔护理操作过程中，可见唾液中带血丝，或牙龈持续性出血，一般在停止刺激后，出血可自行停止。

2）轻微刺激引起牙龈大量出血不止，常见于凝血功能障碍的患者。

3. 预防及处理

1）进行口腔护理时，护士动作要轻柔、细致，特别是对凝血机制差、有出血倾向的患者，擦洗过程中，要防止碰伤黏膜及牙龈。

2）正确使用开口器，护士应将其从患者臼齿处放入，牙关紧闭者不可使用暴力强行使其张口，以免造成损伤，引起出血。

3）少量、轻度出血予冷盐水漱口。

4）若口腔及牙龈出血不止时，首先采用局部止血如吸收性明胶海绵、牙周袋内碘酚烧灼或加吸收性明胶海绵填塞，然后敷盖牙周塞治剂。

5）严重持久出血给予止血剂静脉或肌内注射，同时针对原发疾病进行治疗。

（四）窒息

1. 发生原因

1）为昏迷或使用了某些抗精神病药物致吞咽功能障碍的患者进行口腔护理时，由于粗心大意，棉球遗留在口腔，导致窒息。

2）有义齿的患者，操作前未将义齿取出，操作时义齿脱落，严重者造成窒息。

3）为兴奋、躁动、行为紊乱患者进行口腔护理时，因患者不配合操作，造成擦洗的棉球松脱。

4）为吞咽功能不全、延髓性麻痹、饮水呛咳及吞咽反射差的老年人进行口腔护理时，如残留在患者口中的漱口液或分泌物过多，因吞咽困难误吸入气道而导致窒息。

2. 临床表现

起病急，轻者出现呼吸困难、缺氧、面色发绀，重者出现面色苍白、四肢厥冷、大小便失禁、鼻出血、抽搐、昏迷，甚至呼吸停止。

3. 预防及处理

1）操作前后清点棉球，每次擦洗时只能夹一个棉球，以免遗漏棉球在口腔，操作结束后，认真检查口腔内有无遗留物。

2）认真评估，检查有无义齿；对于昏迷患者，操作前仔细检查牙齿有无松动、脱落等。如为活动义齿，操作前取下存放于有标记的冷水杯中。

3）对于兴奋、躁动、行为紊乱的患者，尽量在其较安静的情况下进行口腔护理，且操作时最好取坐位。

4）昏迷、吞咽功能障碍的患者，应采取侧卧位，此类患者禁止漱口且棉球不宜过湿。

5）夹取棉球宜使用弯血管钳，因其不易松脱。

6）如患者出现窒息，应迅速有效清除吸入的异物，及时解除气道梗阻。采用一抠、二转、三压、四吸的方法。

"一抠"即用中指、食指从患者口腔中抠出或用血管钳取出异物，这是最迅速有效的办法。

"二转"即将患者倒转180°，头面部向下，用手拍击背部，利用重力作用使异物滑落。

"三压"即让患者仰卧，用拳向上推压其腹部，或让患者处于站立位或坐位，从身后将其拦腰抱住，一手握拳顶住其上腹部，另一手握住此拳，以快速向上的冲力反复冲压腹部，利用空气压力将异物冲出喉部，如果让腹部对准椅背或桌角用力向上挤压，效果更佳，但应注意避免腹腔内脏器，尤其是肝脏挤压伤。

"四吸"即利用负压吸引器吸出阻塞的痰液或液体物质。

7）如果异物已进入气管，患者出现呛咳或呼吸受阻，先用粗针头在环状软骨下1～2 cm处刺入气管，以争取时间行气管插管，在纤维支气管镜下取出异物，必要时行气管切开术解除呼吸困难。

（五）口腔感染

1. 发生原因

1）在上述引起口腔黏膜损伤、口腔及牙龈出血原因的基础上，患者若出现机体抵抗力下降、营养代谢障碍等，均可继发口腔感染。

2）口腔护理清洗不彻底，尤其是颊黏膜皱襞处不易清除干净，成为细菌生长繁殖的场所。经口气管插管限制了护士为患者进行充分彻底的口腔护理操作，极易出现口咽部细菌定植，发生口腔感染。

3）口腔护理用物被污染、治疗操作中无菌技术执行不严格等，易造成口腔感染。

2. 临床表现

1）轻度感染：溃疡发生在舌前1/2处，独立溃疡少于3个，溃疡面直径<0.3 cm，无渗出物，边缘整齐，有疼痛感，可进低温饮食。

2）中度感染：舌体有多处溃疡，大小不等，溃疡面直径0.3～0.5 cm，可融合成片，并见炎性渗出物，边缘不规则，有浸润现象，疼痛厉害，常伴颌下淋巴结肿大，进食受限。

3）重度感染：溃疡面直径>0.5 cm，弥漫全舌、上腭、咽弓、牙龈，颊部充血肿胀、糜烂，张口流涎、疼痛剧烈并有烧灼感，舌肌运动障碍，进食严重受限。

3. 预防及处理

1）操作时避免引起口腔黏膜损伤、口腔及牙龈出血的发生。

2）严格执行无菌操作原则及有关预防交叉感染的规定。

3）认真、仔细擦洗，不使污物或残渣留于齿缝内，以确保患者口腔清洁。

4）操作前后注意观察口唇、口腔黏膜、舌、牙龈等处有无充血、水肿、出血、糜烂，及时采取治疗措施。

5）加强营养，增强机体抵抗力。

6）表浅溃疡可予西瓜霜喷剂喷或涂口腔。

7）溃疡较深较广者除加强护理外，应根据感染类型予相应药液和生理盐水冲洗、漱口，以加快溃疡面的修复。例如，对口腔真菌感染可选用碳酸氢钠漱口液，绿脓杆菌感染选用0.1%醋酸溶液，厌氧菌感染选用0.08%甲硝唑溶液，普通细菌感染选用0.02%呋喃西林溶液等。

8）疼痛较剧烈者可在漱口液内或局部用药中加普鲁卡因减轻疼痛。

（六）吸入性肺炎

1. 发生原因

多发生于意识障碍患者与吞咽反射差的老年人，口腔护理的清洗液和口腔内分泌物容易误入气管成为肺炎的主要原因。

2. 临床表现

主要临床表现有发热、咳嗽、咳痰、气促、胸痛等，叩诊呈浊音，听诊肺部有湿啰音，胸部X线片可见斑片状阴影。

3. 预防和处理

1）为昏迷患者与吞咽反射差的老年人进行口腔护理时，患者取仰卧位，床头抬高30°，将头偏向一侧，或取侧卧位，防止漱口液流入气道。

2）进行口腔护理的棉球要拧干，不应过湿；昏迷患者不可漱口，以免引起误吸。

3）已出现肺炎的患者，必须根据病情为其选择合适的抗生素积极抗感染治疗，并结合相应的临床表现采取对症处理。高热者可采用物理降温或用小量退热剂，气急、发绀者可给予氧气吸入，咳嗽、咳痰者可使用镇咳祛痰剂。

（甘静）

第二节 皮肤护理技术

一、淋浴与盆浴

病情较轻，能自理的患者可采用淋浴或盆浴。护士应根据患者需要与病情为其选择洗浴的方式、时间与次数，并给予适当的帮助。

（一）目的

淋浴、盆浴能清除皮肤污垢，放松肌肉，减轻疼痛，保持皮肤清洁，促进患者身心舒适。此外，还能刺激血液循环，增强皮肤排泄功能，预防皮肤感染及压疮等并发症的发生。

（二）评估

1）评估患者皮肤情况，如皮肤清洁度、颜色、温湿度、柔软度、厚度、弹性、感觉功能；有无水肿、破损、斑点、丘疹、水疱和硬结等改变。

2）评估患者病情、意识状态、肢体活动能力、自理能力。

3）评估患者的清洁习惯；患者及家属对皮肤清洁卫生知识的了解程度和要求。

（三）护理目标/评价标准

1）患者皮肤清洁卫生，感觉舒适。

2）患者无皮肤感染、损伤及并发症的发生。

3）患者养成良好的卫生习惯。

（四）用物准备

脸盆、面巾、浴巾、大毛巾、肥皂、清洁衣裤、拖鞋。

（五）操作步骤

1）向患者做好解释，取得合作。
2）将室温调节至 22～24℃。
3）携带用物，送患者入浴室，交代注意事项。
4）盆浴时，应事先将浴盆清洁好，浴水温度应在 40～43℃，放好踏板。
5）浴毕，整理浴室，取去污衣。

（六）注意事项

1）浴前应向患者交代好有关事项，如调节水温的方法、呼叫铃的应用、安全等。
2）对于患者的贵重物品如钱包、手表等，应代为保管。
3）对于体质虚弱的患者应给予必要的协助，以免患者过度劳累。
4）进餐前后 1 小时内避免淋浴。7 个半月以上孕妇禁用盆浴。

二、床上擦浴

（一）目的

1）促进卧床或不能自理患者的身体清洁。
2）维持患者关节、肌肉活动，促进肌肉松弛，增进患者的舒适感。
3）观察和评估患者的皮肤状况及病情。
4）维护患者的自尊。
5）加强患者与护理人员的沟通。

（二）用物准备

清洁衣裤、大单、被套、浴毯、橡皮单、大毛巾、指甲刀、大水壶（内盛 45～50℃热水）、便盆、屏风、脸盆、毛巾，用物放于护理车上。

（三）操作步骤

1）护士洗手、戴口罩、帽子，护理车移至患者床旁，向患者做好解释，关好门窗，调节室温，移开床头桌、凳子，用屏风遮挡患者，需要时给予便盆。
2）倒热水于脸盆中，浸湿毛巾，先为患者洗脸和颈部，注意洗净耳后。
3）松开盖被，盖好浴毯，为患者脱下衣服，将擦洗部位下铺好橡皮单及大毛巾，依次擦洗两臂、手、胸、腹、背、臀部，洗毕擦干，更换清洁衣服。
4）换水，脱去衬裤，遮挡会阴，擦洗下肢。协助患者屈膝，脸盆放于脚处，将两脚浸泡于脸盆中，洗净擦干，需要时为患者剪指/趾甲。
5）换水，擦洗外阴，洗毕更换清洁裤子，撤去橡皮单、大毛巾、浴毯，为患者盖被，整理床铺，按需要更换床单，清理用物。

（四）注意事项

1）掌握用毛巾擦洗干净的方法及顺序。

2）操作时护士两脚要分开，重心应在身体中央或稍低处。拿脸盆时脸盆要靠近身体，以减少体力消耗。

3）擦洗胸、腹部时要超过两侧腋后线，肋间凹陷处，应顺方向擦洗，注意皮肤皱襞处清洁及皮肤有无皮疹情况等。

4）保持适当水温，防止受凉。

5）在擦洗过程中要注意观察患者病情变化，动作要敏捷、轻柔，减少翻动和暴露。发现患者有面色苍白、寒战、脉速征象时，应立即停止操作及给予适当处理。

6）护士双手或患者足部及阴部有真菌感染时，应戴手套操作，防止交叉感染。

三、床上梳发

（一）目的

1）去除头皮屑及污物，使头发整齐、清洁，减少感染机会，维护患者的自尊和自信。

2）刺激局部的血液循环，促进头发的代谢。

（二）评估

主要包括以下几方面。

1）头发情况。健康的头发应该有光泽、浓密适度、分布均匀、清洁无头屑。评估时注意观察毛发的分布、颜色、密度、长度、脆性与韧性、干湿度、卫生情况等，注意毛发有无光泽、发质是否粗糙、尾端有无分叉、头发有无虱蚤，头皮有无瘙痒、抓痕、擦伤等情况。

2）患者及家属对有关头发清洁及护理知识的了解程度，患者的自理能力等。

3）患者及家属对病情及治疗情况的了解程度。

（三）护理目标/评价标准

1）患者头发整洁、美观、无异味、无虱蚤、感觉舒适。

2）患者及家属获得头发卫生的知识和头发护理的有关技巧。

（四）用物准备

梳子（患者自备）、大毛巾、纸袋、温水或30%乙醇、发夹（必要时）。

（五）操作步骤

1）给患者做好解释，争取合作。

2）将大毛巾铺于枕上，帮助患者侧卧或使头偏向一侧，如病情允许，可采用半坐卧位。

3）用温水或30%乙醇将患者头发湿润后用梳子做分股梳理，长发梳通后，可编成辫子。

4）梳理完毕，整理用物，归还原处。

（六）注意事项

梳理过程中，遇有头发打结，应慢慢梳理，避免牵拉过紧给患者造成疼痛。

四、床上洗发

（一）目的

保持患者头发清洁，使患者舒适，增进头皮血液循环。

（二）用物

热水（水温43～45℃）、面盆、大毛巾、小毛巾、橡皮单、搪瓷杯或支头架、棉球、污水桶、梳子、洗发液。

（三）操作步骤

1）将用物置于患者床旁。先向患者解释，争取合作。

2）必要时关闭门窗，将枕头垫于患者肩下，把橡皮单及大毛巾铺于床头和枕头上缘。

3）患者仰卧，头下放面盆，盆内扣置搪瓷杯或支头架，杯底用折成四折的小毛巾垫之，患者枕于其上，使头、颈、肩处同一水平位，解开衣领，颈围小毛巾，两耳塞棉球。

4）操作者站于床头左侧，用温水淋透头发，再用洗发液搓洗，最后用温水冲净，污水倒入污水桶。擦干头发及面部，取出耳内棉球，撤去颈部小毛巾及橡皮单、大毛巾，整理床铺，为患者梳理头皮。

（四）注意事项

1）注意保持室温22～24℃，水温适宜，及时擦干头发，防止患者受凉。

2）洗发时间不宜过长，以免患者疲劳。操作应轻柔、迅速。

3）防止水流入眼及耳内，避免蘸湿衣服和被单。

4）随时观察病情变化，如有异常及时处理。

五、压疮的防治技术

压疮是由于局部组织持续受压，血液循环障碍使局部持续缺血、缺氧、营养不良而致的软组织溃烂和坏死。压疮是对卧床患者威胁较大的主要并发症之一。预防压疮是一项重要的护理工作。临床实践证明，只要认真负责，做好重危患者和长期卧床患者的护理，压疮是完全可以避免的。如果护理不当，发生压疮，不但给患者增加痛苦，加重病情，还可继发感染引起败血症而危及生命。因此，预防压疮的发生就显得尤为重要。

（一）压疮发生的原因

发生压疮的原因主要是由于长时间不变换体位，使局部组织受压过久，导致血液循环障碍而发生的组织营养不良。常见于昏迷、瘫痪、极度消瘦、年老、体弱、营养不良、水肿等患者。

正常人在坐位时，坐骨结节表面皮肤的压力超过 40 kPa。而正常皮肤毛细血管的平均血压变动在 1.4 ~ 9.3 kPa，由此可见，骨突起所造成的压力足以阻滞相当范围软组织的血流，并导致受累软组织局限性缺血。虽然各组织、细胞仍继续进行正常的生理代谢，但其所产生的毒性物质却积聚于局部，加速了局部细胞的死亡。此时，如局部仍存在压力因素，则局部软组织对压力的损害更为敏感，此即为发生压疮的机制。此外，皮肤受到粗糙器械的磨损和体表皮肤分泌物或大小便污染、浸渍，又可加速压疮的发生和发展。

近年来国内外有关文献资料对压疮的病因、治疗提出了一些新的认识，认为压疮的最基本病因是受压，强调了压力是形成溃疡的主要原因，此外，摩擦力和剪切力也可引起压疮。压疮通常是 2 ~ 3 种力联合作用所致，仅一种力致压疮者较少见。

摩擦力作用于皮肤，易损害皮肤的保护性角质层，当患者在床上活动时，皮肤可受到床单的摩擦，而皮肤被擦伤后，受到汗液、尿液、血液或渗出液的浸渍时易发生压疮。同时，摩擦可使局部组织湿度增加，加快组织代谢并增加氧的需要。湿度的增高将更增加压疮的易发性。

剪切力是因两层组织相邻表面间的滑行，产生进行性相对移位所引起，是由摩擦力与压力相加而成。它与体位关系甚为密切，临床上当床头抬高而使身体滑下时可产生与皮肤相平行的摩擦力和与皮肤相垂直的压力，从而导致剪切力的产生，引起皮肤的血供障碍而发生压疮。

因此，在临床护理中，应考虑几种力的综合因素，实施恰当的护理。

（二）压疮的病理改变

压疮的病理改变主要是局部组织、细胞的坏死。

（三）压疮的易发部位

压疮多在易于受压的骨突出部位，如骶尾部、髂骨突部、肩胛骨突部、大粗隆、肘部、足跟、足内外踝、两膝盖及枕骨、耳郭等。压疮的好发部位往往因疾病不同而异，如偏瘫患者易发生在患侧骶部、肩部和足外踝等部位，脑瘤患者术后易发生在耳郭处。

（四）压疮的分期

根据压疮的发展过程、轻重程度不同，可分为 3 期。

1. 淤血红润期

此期为压疮初期。局部皮肤受压或受潮湿刺激后，开始出现红、肿、热、麻木或有触痛，有些患者也可没有肿、热。此时，如能及时去除致病原因，则可阻止压疮的发展。

2. 炎性浸润期

红肿部位如果继续受压，血液循环仍得不到改善，静脉回流受阻，局部静脉淤血；受压表面呈紫红色，皮下产生硬结，皮肤因水肿而变薄，可出现水疱。此时极易破溃，如表皮松懈、剥脱，可显露出潮湿红润的创面。此时如果仍不采取积极措施，压疮则将继续发展。

3. 溃疡期

静脉血液回流受到严重障碍，局部淤血致血栓形成，组织缺血缺氧。轻者浅层组织感染，脓液流出，形成溃疡；严重者坏死组织发黑，脓性分泌物增多，有臭味。感染向周围及深部扩展，可达骨面，甚至有细菌侵入血液循环，引起败血症。

（五）压疮的护理

压疮的护理应抓住"预防为主，立足整体，重视局部"3个主要环节。

1. 预防措施

1）避免局部长期受压

（1）鼓励和协助卧床患者经常更换卧位，使骨突出部位交替地减轻压迫。翻身时，应将患者的身体抬起，再挪动位置，避免在床上拖、拉、推等动作，以免擦破患者的皮肤。翻身时间应根据患者的病情、局部受压情况和医嘱而定，一般每2小时翻身1次，最长不超过4小时，必要时每小时翻身1次。翻身的同时，应整理床铺和进行皮肤护理。为便于了解病情与操作，可在易发生压疮患者的床头挂翻身记录单或卡片。

（2）保护骨隆突处和支持身体的空隙处。将患者安置好卧位后，可在身体的空隙处垫软枕或海绵垫，如仰卧位时可在腘窝处垫一软枕，侧卧位时可在两腿之间、后背等处垫软枕，使身体稳固，并使患者舒适。还可给患者使用海绵垫褥、气垫褥、水褥等。仍需给患者经常翻身，因为即使相当小的压力，如果时间过久，也可阻碍血流而导致组织损伤。另外，还可酌情在骨隆突处及受压部位垫以橡胶气圈或海绵垫。

（3）对使用石膏、夹板、牵引的患者，衬垫应松软适度，尤其要注意骨骼突起部位的衬垫，要仔细观察局部皮肤变化和肢端皮肤改变的情况，认真听取患者主诉，适当给予调节，如发现石膏绷带凹凸不平，应立即通知医生，及时配合修整。

2）避免潮湿、摩擦及排泄物的刺激

（1）床铺要经常保持清洁、干燥、平整、无碎屑。伤口若有分泌物，要及时更换敷料；有大小便失禁、呕吐及出汗等情况者，应及时擦洗干净，被服随湿随换，不可让患者直接卧于橡胶单或塑料布上；小儿要勤换尿布。

（2）不可使用破损的便盆，使用便盆时不可硬塞硬拉，必要时在便盆边缘上垫以软纸或布垫，以防擦伤皮肤。

3）增进局部血液循环：对容易发生压疮的患者，要经常检查受压部位，定时用

50%乙醇按摩背部及受压处。经常用温水擦澡、擦背或用湿热毛巾行局部热敷，以促进血液循环，改善局部营养状况。

4）增进营养的摄入：长期卧床者或病重者，应注意全身营养，根据病情给予高蛋白、高维生素膳食，鼓励多进食，不能自理者应及时喂食、喂水，加强饮食护理，以增强抵抗力和组织修复能力。

2. 局部处理

1）淤血红润期：应以改变体位为主，不宜按摩。通常患者仰卧1小时后背部受压部位变红，变换体位后一般可在30~40分钟褪色，不会使软组织损伤形成压疮，所以无须按摩。如持续发红，软组织已受损伤，此时按摩将导致更严重的创伤。

2）炎症浸润期：需勤换敷料，可用湿性敷料或涂有抗菌作用的油脂性软膏。研究表明，无菌湿润状态更有利于创面上皮细胞形成，促进肉芽组织生长，加速愈合。

（3）溃疡期：清除坏死组织，然后用促进肉芽组织形成、干燥伤口、促进表皮再生的药物局部治疗。对于难治性的创口，还可用高压氧疗法。

4）常用的药物

（1）碘酊：这是一种具有强大杀菌能力的化学消毒剂。它是通过卤化及氧化作用与细菌蛋白质的氨基结合而使细菌变性死亡。此消毒剂可杀死真菌、病毒及芽孢，并具有使组织脱水促进创面干燥、软化和消散硬结作用。

（2）1:5 000呋喃西林液：该消毒剂是临床使用多年的外用消毒剂，具有较强的广谱抗菌作用及引流作用。

（3）1%甲紫：如压疮表皮破溃，创面新鲜，可涂1%甲紫，以起杀菌、收敛、保护创面的作用。

（4）0.1%~0.3%雷凡诺尔：创面较大、分泌物较多时，除按外科无菌换药法处理外，可用0.1%~0.3%雷凡诺尔清洁创面或局部湿敷。

（5）甲硝唑：该药是通过厌氧菌细胞内的还原作用产生一种有活性的衍生物，对厌氧菌菌体有杀灭的特效，并能扩张血管，增强血液循环。

（6）磺胺嘧啶银：国外将此药作为压疮清创后创面的消毒剂，目的是降低创面的细菌数。国内有人将该药用于经久不愈、肉芽生长不佳的压疮创面，效果很好。方法为按外科常规对创面彻底清创，除去坏死组织，创面要用过氧化氢液冲洗至有渗血才能涂磺胺嘧啶银。通常用药后3日，新鲜肉芽组织即可开始生长。

（7）胰岛素：该药能促进细胞代谢和脂肪蛋白质的合成，有利于肉芽组织生长，从而加速创面愈合。方法：创面彻底清创，用生理盐水清洗后，选用（根据分泌物培养及药敏结果）较敏感的抗生素喷洒10余日，创面新鲜后改用胰岛素注射液1 U加生理盐水5~10 ml（用药量可根据创面适当增加）浸渍于单层纱布上，然后将纱布贴于创面，外加一层凡士林油纱布，用无菌纱布覆盖，每日换药1次，效果显著。

（8）倍他司汀：有人观察18例老年压疮患者，9例用倍他司汀，每日32 mg；9例用安慰剂治疗，连续3个月。结果，倍他司汀治疗组病情显著改善。可能是因倍他司汀能扩张周围血管，改善皮肤营养所致。

（9）多抗甲素：多抗甲素是近年用于临床的一种新型免疫增强剂。它能刺激机体免疫细胞增强免疫功能，促进创面组织修复。对创面较大者，先用无菌生理盐水清创，然后用红外线灯照射 20 分钟，创面干燥后用多抗甲素液湿敷，再用红外线照射 10 分钟，最后用灭菌紫草油纱布覆盖，对渗出液多者，每日换药 3 次。

（10）50% 乙醇：红斑未溃者，用 50% 乙醇湿敷后外扑滑石粉。

（11）云南白药：先用 3% 过氧化氢液清洗创面，后用艾条灸 10～15 分钟，再把云南白药涂在创面上，轻者隔日 1 次，重者每日 1 次，2～4 日即结痂，1 周后痂落痊愈。

（12）七厘散：有人采用疮面撒布七厘散治疗 6 例压疮获得满意的效果。方法是先清创，再将七厘散撒布于创面上，盖上凡士林纱条，每日换药 1 次，3 日后渗液即明显减少，20～30 日即能痊愈。

（13）3% 红花乙醇：局部涂擦。

（14）鸡蛋内膜：据现代化学分析证实新鲜鸡蛋内膜含有一种溶菌酶，能分解异种生物的细胞壁，杀死细菌，起破坏入侵细菌的作用，可作为消炎药和杀菌剂。同时鸡蛋内膜还含有蛋白，能使局部形成一层无色薄膜覆盖创面，防止不洁物质污染和刺激，减轻疼痛，促进炎症局限化，具有明显的收敛作用。济南部队某医院除用鸡蛋内膜外，还同时用鸡蛋清涂创面，加红外线照射，治愈老年压疮患者 103 例。

（15）蜂蜜：先用 3% 过氧化氢液或生理盐水清洗创面，待干。取蜂蜜适量直接涂于患处，外用敷料固定。每日更换 1 次。对久不愈合深达肌层的大面积溃疡，先用毛白杨树叶煎汁冲洗或湿敷后，取适量蜂蜜加入云南白药 0.5～2.0 g 调成糊状，然后填入创面，用无菌纱布块覆盖固定，隔日换药 1 次，至愈为止。溃疡一般在 2～8 周愈合。

（16）白糖：利用白糖使创面局部形成高渗环境而破坏细菌生长，减轻伤口水肿，有利于肉芽组织生长，促进伤口愈合。

（甘静）

第五章　氧气吸入技术

氧气吸入不仅是一项改善呼吸功能的护理措施，更是一项重要的急救措施。通过给氧，可提高血氧含量及动脉血氧饱和度，纠正各种原因造成的缺氧状态，促进代谢，维持机体生命活力。

一、缺氧的原因

缺氧可以说是氧的供应与消耗间的不平衡，组织细胞处于缺氧状态，一般由 4 个因素造成。

（一）动脉血氧合不全

动脉血氧合不全的原因有肺泡通气量下降、肺泡与肺毛细血管间氧的弥散不良、肺泡通气与血流灌注比值失常。

（二）血液带氧能力下降

血液带氧能力下降的原因有贫血或红细胞变性、心排血量下降或血由右向左分流。

（三）组织细胞处氧释放障碍

组织细胞处氧释放障碍包括微循环障碍、氧解离曲线左移等。

（四）组织细胞氧耗增加或组织细胞中毒

组织细胞氧耗增加或组织细胞中毒不能摄取和利用氧。

二、缺氧的症状及评估

氧是维持生命的必要物质，但人体氧的储量极少，有赖于外界环境氧的供给和通过呼吸、血液循环，不断完成氧的摄取和运输，以保证细胞生物氧化的需要。如果人体在氧的摄取、携带、运输及组织利用中的任何环节上发生障碍，都会出现缺氧。缺氧的主要症状有发绀、呼吸困难、脉搏增快、神志改变等。评估缺氧症状，并结合血气分析的结果，可判断缺氧的程度。

（一）轻度缺氧

轻度缺氧时无明显的呼吸困难，仅有轻度发绀，神志清楚。血气分析动脉血氧分压为 6.6 ~ 9.3 kPa，动脉血二氧化碳分压大于 6.6 kPa。

（二）中度缺氧

中度缺氧时发绀明显，呼吸困难，神志正常或烦躁不安。动脉血氧分压为 4.6 ~ 6.6 kPa，动脉血二氧化碳分压大于 9.3 kPa。

（三）重度缺氧

重度缺氧时显著发绀，极度呼吸困难，明显三凹征（即胸骨上窝、锁骨上窝和肋间隙凹陷），失去正常活动能力，呈昏迷或半昏迷状态。动脉血氧分压小于 4.6 kPa，动脉血二氧化碳分压大于 11.9 kPa。

三、氧气吸入的方法及操作步骤

（一）鼻导管法

鼻导管为一橡胶管，插入的一端有多个小孔。将鼻导管从患者鼻孔经鼻腔底部插入一定深度给氧的方式为鼻导管法。

1. 用物准备

治疗盘内放弯盘 1 个，内盛鼻导管 1 根；治疗碗 1 个，内盛生理盐水；棉签、胶布。

2. 操作方法

1）向患者解释吸氧的目的，简要介绍插管步骤，告诉患者插管过程中可能稍有不适，望其配合。操作者洗手，备好胶布，检查氧气筒内是否有氧气和有无漏气，并挂上安全标记。

2）安装氧气表：先打开总开关，使少量氧气流出，将气门处的灰尘吹净，随即关好，然后将氧气表向后倾斜，接入气门上，再用扳手旋紧。

3）湿化瓶内盛冷开水或蒸馏水 1/3～1/2 瓶。

4）掌握氧气开关方法（关流量表，开总开关，开流量表）。

5）连接氧气导管，检查氧气流出是否通畅，全套装置是否漏气，关闭流量表。

6）将备齐的用物和氧气筒推至床旁，向患者解释。

7）调节氧流量表，检查氧气流出是否畅通。然后用湿棉签擦清患者鼻腔，将鼻导管连接于氧气导管上。

8）鼻导管蘸水后从鼻孔轻轻插入至鼻咽部，其长度应是从鼻尖至耳垂的 2/3。双侧鼻导管给氧法是将双侧鼻导管插入鼻孔内约 1 cm。

9）观察患者有无呛咳等现象，然后用胶布将鼻导管固定于鼻翼两侧及面颊部。嘱患者不要张口呼吸，以免影响吸入氧浓度。

10）调节流量表，成人轻度缺氧者吸入氧流量 1～2 L/min，中度缺氧者 2～4 L/min，严重缺氧者 4～6 L/min；小儿 1～2 L/min。接通鼻导管给患者用氧。

3. 鼻导管法的优、缺点

1）优点：操作简便，固定较好不易脱出，适合于持续吸氧患者。可通过吸入氧流量计算吸入氧浓度。

公式为：吸入氧浓度（%）＝21＋吸入氧流量（L/min）×4。

2）缺点：鼻导管长时间放置会刺激局部黏膜，且易被鼻腔分泌物堵塞，故每 8 小时需更换鼻导管 1 次，并换另一侧鼻孔插管。另外，插管过深会引起上消化道胀气。

（二）面罩法

先检查面罩各部功能是否良好，然后将面罩边缘充气，连接呼吸囊及氧气，打开流量表，流速一般为 3～4 L/min。

（三）鼻塞法

用鼻塞代替鼻导管，鼻塞大小以恰能塞入鼻孔为宜。连接鼻塞与氧气导管，接通氧气，将鼻塞置于鼻孔，余同鼻导管法。

（四）口罩法

以漏斗代替鼻导管，连接氧气导管，调节好流量。将漏斗置于口鼻处，用绷带适当固定，以防移动。此法较简便，且无鼻导管刺激气道黏膜的缺点。但耗氧量大，一般 4～5 L/min。多用于婴幼儿及气管切开术后的患者。

（五）氧帐法

氧帐虽有能控制温度、湿度，吸入氧浓度等优点，但帐内氧浓度不易维持恒定，需定时换气，否则有二氧化碳蓄积之虑。对于高浓度氧治疗的患者，此法常不理想，因为必须给予高流量（大约 20 L/min）才能提高帐内氧浓度，且往往需要 30 分钟才能达到 60%。若氧帐漏气，氧浓度便会下降。同时护理不便，价格昂贵。目前已很少应用。

改进式的氧帐可减少耗氧量，吸入氧流量为 10～20 L/min，在患者肩部及颈部用胶布固定，使之不漏气，吸入氧氧浓度可在 60%～70%。但清醒患者不能很好地耐受，且有重复吸入、二氧化碳蓄积的缺点，临床上应用亦不广。

（六）氧枕法

以氧枕代替氧气筒，先将枕内充满氧，枕角的橡胶管连接于鼻导管，输给患者枕内的氧。适用于平时、战时短途转运中的重危患者。

（七）人工呼吸机给氧法

此法用于无自主呼吸的危重患者或极度衰竭的患者，以及虽有自主呼吸，但通气不足需要机械辅助以增大潮气量的患者。使用时须熟悉人工呼吸机的性能，掌握其使用方法。

（八）气管插管加压给氧

用于呼吸骤停或突然窒息，需紧急抢救的患者。行气管插管，连接呼吸囊或麻醉机加压给氧。

（九）氧气管道法

氧气管道法是一种用管道供氧的方法。医院设氧气总供应站，通过管道输送到各用氧单位（如急诊室、病室、手术室等）。供应站设总开关、压力表和有关装置，负责供应管理。各用氧单位必须有一般用氧装置，如病室患者用氧，病床床头设一氧气开关，通过湿化瓶，供患者用氧。用时可先打开床头氧气开关，再打开氧气流量开关，调节氧流量，接上导管供患者用氧，其余方法同鼻导管法。

四、氧气吸入治疗中的注意事项

1）要有高度的责任心，严格执行操作规程，做好四防，即防火、防热、防震、防油。

2）在用氧过程中，需调节流量时，应先分离导管或移开面罩进行调节，防止大量氧气突然冲入气道损伤肺部组织。

3）给氧一般应从低浓度开始（吸入氧流量为 1～2 L/min），尤其是肺部疾患所致的呼吸衰竭者更应注意，因其常伴有二氧化碳潴留，故在吸氧开始阶段，易引起呼吸抑制。

4）用氧过程中，要经常观察缺氧状况有无改善，氧气装置有无漏气，是否通畅。持续用氧应经常检查鼻导管管口是否被鼻腔分泌物堵塞，并每 8 小时更换鼻导管 1 次，由另一鼻孔插入，以免固定处局部黏膜因受氧的刺激而发生糜烂。

5）氧气筒内的氧气是以 150 个大气压＊灌入的，筒内压力很高，因此在搬运时切勿震动、倾倒、撞击，以免引起爆炸。使用氧气助燃时，周围应禁烟火，至少离火炉 5 m，离暖气 1 m。氧气表及螺旋口上勿涂油，也不可用带油的手拧螺旋，以免引起燃烧。

6）氧气筒内氧气不可用尽，压力表上指针降至 5 kg/cm² 时，即不可再用，以防止灰尘进入筒内，于再次充气时引起爆炸。

7）对未用或已用空的氧气筒，应分别悬挂"满"或"空"的标志，以便及时调换氧气筒，并避免急用时搬错而影响抢救速度。

8）氧气吸入是抢救患者常用的技术操作，护理人员不但要熟练掌握氧气吸入的方法，而且要了解氧气对人体的重要性和缺氧对人体的危害性，还要善于发现缺氧的早期症状，严格掌握氧气吸入的浓度、流量和时间，做到及时、准确地吸入氧气，主动积极配合治疗，才能使患者转危为安。

9）给患者氧气吸入，必须按医嘱执行，不可随意乱用，例如严重的肺源性心脏病并发肺性脑病有二氧化碳麻醉状态的患者，如大量氧气吸入则会抑制呼吸中枢而导致死亡，因此必须慎重。

五、氧气吸入技术操作并发症

（一）无效吸氧

1. 发生原因
1）中心供氧站或氧气瓶气压低，吸氧装置连接不紧密。
2）吸氧管扭曲、堵塞、脱落。
3）吸入氧流量未达到病情要求。

＊ 1 个大气压≈101 kPa。

4）气管切开患者采用鼻导管/鼻塞吸氧时，氧气从鼻套管/鼻塞溢出，未能有效进入气管及肺。

5）气管内分泌物过多，氧气不能进入气道。

2. 临床表现

1）患者自感空气不足、呼吸费力、胸闷、烦躁、不能平卧。

2）胸闷、呼吸急促、缺氧症状无改善、氧分压下降、唇及指/趾甲床发绀、鼻翼扇动等。

3）呼吸频率、节律及深浅度均发生改变。

3. 预防及处理

1）检查供氧装置、供氧压力、管道连接是否漏气，发现问题及时处理。

2）吸氧前检查氧气导管的通畅性，将氧气导管放入冷开水中，了解气泡溢出情况。妥善固定氧气导管，避免脱落、移位。吸氧过程中随时检查氧气导管有无堵塞，尤其是对使用鼻导管吸氧者，鼻导管容易被分泌物堵塞，影响吸氧效果。

3）遵医嘱或根据患者病情调节吸入氧流量。

4）对气管切开的患者，采用气管内套管供给氧气。

5）及时清除气道分泌物，保持气道通畅。

6）吸氧过程中，严密观察患者缺氧症状有无改善，并定时监测血氧饱和度。

7）查找原因，采取相应的处理措施，恢复有效的氧气供给。

8）报告医生，对症处理。

（二）气道黏膜干燥

1. 发生原因

1）氧气湿化瓶内无湿化液或湿化液不足，氧气湿化不充分，尤其是患者发热、呼吸急促或张口呼吸，导致体内水分蒸发过多，加重气道黏膜干燥。

2）吸入氧流量过大，吸入氧浓度 >60% 。

3）因氧气是一种干燥气体，长期、持续吸氧易引起气道黏膜干燥。

2. 临床表现

1）刺激性咳嗽，无痰或痰液黏稠，不易咳出。

2）部分患者有鼻出血或痰中带血。

3. 预防及处理

1）及时补充氧气湿化瓶内的湿化液。对发热患者，及时对症处理；对习惯张口呼吸的患者，做好解释工作，取得患者配合，改用鼻呼吸，利用鼻前庭黏膜对空气加温、加湿的功能，减轻气道黏膜干燥的发生；对病情严重者，可用湿纱布覆盖口腔，定时更换。

2）根据患者缺氧情况调节吸入氧流量。吸入氧浓度控制在45%以下。

3）可使用加温、加湿吸氧装置，防止气道黏膜干燥。

4）给予超声雾化吸入。

（三）氧中毒

1. 发生原因

1）氧疗中氧中毒临床上极为少见。患者在情绪波动、精神紧张、睡眠不足等情况下都能降低对高压氧的耐受性。

2）患者高热，因高热可降低机体对高压氧的耐受性。

3）吸氧持续时间超过 24 小时、吸入氧浓度高于 60%，或在高压氧环境下超过 5 小时，有可能发生氧中毒。高浓度氧进入人体后产生的过氧化氢、过氧化物基、羟基和单一态激发氧，能导致细胞酶失活和核酸损害，从而使细胞死亡。这种损伤最常作用于肺血管，早期毛细血管内膜受损，血浆逸入间质和肺泡中引起肺水肿，最后导致肺实质的改变。

2. 临床表现

氧中毒的程度主要取决于吸入氧气的氧分压及吸入时间。氧中毒的特点是肺实质改变，如肺泡壁增厚、出血。一般情况下，连续吸纯氧 6 小时后，患者即可有胸骨后灼热感、咳嗽、恶心、呕吐、烦躁不安、面色苍白、胸痛；吸纯氧 24 小时后，肺活量可减少；吸纯氧 4 天后，可发生进行性呼吸困难，有时可出现视力或精神障碍。

3. 预防及处理

1）严格掌握吸氧指征、停氧指征，选择恰当给氧方式。

2）严格控制吸入氧浓度，一般吸入氧浓度不超过 45%。根据氧疗情况，及时调整吸入氧流量、浓度和时间，避免长时间高流量吸氧。

3）吸氧过程中，经常行血气分析，动态观察氧气吸入效果。

4）立即降低吸入氧流量。

5）报告医生，对症处理。

（四）二氧化碳麻醉

1. 发生原因

1）见于 II 型呼吸衰竭者。因慢性缺氧，长期二氧化碳分压高，其呼吸中枢失去了对二氧化碳的敏感性，呼吸的调节主要靠缺氧刺激颈动脉体化学感受器，沿神经上传至呼吸中枢，反射性地引起呼吸。高浓度给氧，解除缺氧对呼吸的刺激作用，使呼吸中枢抑制加重，甚至呼吸停止，二氧化碳潴留更严重。

2）吸氧过程中，患者或家属擅自调节氧气装置，调高吸入氧浓度。

2. 临床表现

神志模糊，嗜睡，面色潮红，呼吸浅、慢、弱，皮肤湿润，情绪不稳，行为异常。

3. 预防及处理

1）对缺氧并发二氧化碳潴留者，应以低流量、低浓度持续给氧为宜。

2）对慢性呼吸衰竭患者，采用限制性给氧，吸入氧浓度 24% ~33%，吸入氧流量 1~3 L/min。

3）加强病情观察，将慢性呼吸衰竭患者用氧情况列为床旁交接内容。避免患者和家属擅自调大吸入氧流量。

4）在血气分析动态监测下调整用氧浓度，以纠正低氧血症、不升高二氧化碳分压为原则。

5）调整吸入氧流量，加强气道管理，促进二氧化碳排出。

6）经上述处理无效者，报告医生，建立人工气道进行人工通气。

（五）腹胀

1. 发生原因

1）多见于新生儿，鼻导管插入过深，因新生儿上气道相对较短，易误入食管。

2）全麻术后患者咽腔收缩、会厌活动度差、食管入口括约肌松弛，舌体后移，咽腔因插管而水肿，使气体排出不畅，咽部成为一个气体正压区。此时吸入氧流量大，正压更加明显，迫使气体进入消化道。

2. 临床表现

缺氧症状加重。患者烦躁、腹胀明显，腹壁张力大，呼吸急促表浅、胸式呼吸减弱、口唇青紫、脉搏细速，呈急性表现，严重者危及生命。

3. 预防及处理

1）正确掌握鼻导管的使用方法。插管不宜过深，成人在使用单侧鼻导管吸氧时，其插入长度为从鼻尖至耳垂的2/3；双侧鼻导管吸氧时鼻导管插入的深度以 1 cm 为宜。新生儿鼻导管吸氧时，必须准确测量长度，注意插入方法、插入鼻导管时可将患儿头部稍向后仰，避免导管进入食管，插入不可过深。

2）用鼻塞或面罩吸氧法能有效地避免此并发症的发生。

3）如发生急性腹胀，及时进行胃肠减压和肛管排气。

（六）感染

1. 发生原因

1）传统的吸氧装置由于长期频繁使用，不易消毒处理，导致吸氧管道、氧气湿化瓶、湿化瓶内湿化液等容易发生细菌生长而造成交叉感染。

2）插管动作粗暴导致鼻黏膜破损，而患者机体免疫力低下，抵抗力差，易发生感染。

3）患者鼻腔分泌物多，吸氧的鼻导管被分泌物包绕而未及时、彻底清洁。

2. 临床表现

出现局部或全身感染症状，如畏寒、发热、咳嗽、咳痰等。

3. 预防及处理

1）每天更换鼻导管、氧气湿化瓶及湿化瓶内湿化液，湿化瓶每天消毒。

2）湿化瓶内湿化液为灭菌用水。

3）每天口腔护理 2 次。

4）插管动作宜轻柔，以保护鼻黏膜的完整性，避免发生破损。

5）去除引起感染的原因。

6）应用抗菌药物抗感染治疗。

（七）鼻出血

1. 发生原因

1）部分患者鼻中隔畸形，插鼻导管动作过猛或反复操作，易导致鼻黏膜损伤。

2）鼻导管过粗或质地差。

3）长时间吸氧者，鼻导管与鼻咽部分泌物粘连、干涸，在更换鼻导管时，鼻咽部的黏膜被外力扯破导致出血。

4）长时间较高浓度吸氧，且湿化不足，导致鼻黏膜过于干燥、破裂。

5）鼻导管固定不牢，患者头部活动时牵拉鼻导管机械刺激鼻黏膜，易导致鼻黏膜损伤。

2. 临床表现

鼻黏膜干燥、出血，血液自鼻腔流出。

3. 预防及处理

1）正确掌握插管技术，插管时动作轻柔，如遇阻力，应排除鼻中隔畸形的可能，切勿强行插管，必要时改用鼻塞法吸氧或面罩法吸氧。

2）选择质地柔软、粗细合适的鼻导管。

3）长时间吸氧者，注意保持室内湿度，做好鼻腔湿化，防止鼻黏膜干燥。

4）拔除鼻导管前，如发现鼻导管与鼻黏膜粘连，应先用湿棉签或液状石蜡湿润，再轻摇鼻导管，等结痂物松脱后才拔管。

5）报告医生，进行局部止血处理，如使用血管收缩剂或局部加压止血。

6）对鼻出血量多、经上述处理无效者，请耳鼻喉科医生行后鼻孔填塞。

（八）肺组织损伤

1. 发生原因

给患者进行氧疗时，在没有调节氧流速的情况下，直接与鼻导管连接进行吸氧，导致大量高压、高流量氧气在短时间内冲入肺组织。

2. 临床表现

呛咳、咳嗽，严重者出现气胸。

3. 预防及处理

1）在调节氧流量后，再将氧气导管与鼻导管连接供患者使用。

2）原面罩吸氧患者改用鼻导管吸氧时，应及时将氧流量减低。

3）及时报告医生，对症处理。

（九）视网膜血管收缩及纤维化

1. 发生原因

新生儿，尤其是早产低体重儿、早产儿视网膜尚未发育完整，以周边部最不成熟。长时间高浓度氧气吸入，使患儿处于高氧环境下，视网膜血管收缩、阻塞，使局部缺血、缺氧，诱发视网膜血管异常增生，从而引起渗出、出血、机化等一系列改变。吸氧时间越长，发病率越高。

2. 临床表现

视网膜血管收缩，视网膜纤维化，临床上可造成视网膜变性、脱离，继发性白内障、青光眼、斜视、弱视，最后出现不可逆失明。

3. 预防及处理

1）对新生儿，尤其是早产低体重儿，勿长时间、高浓度吸氧，吸入氧浓度应小于40%。

2）对于曾长时间高浓度吸氧后出现视力障碍的患儿，应定期行眼底检查。

3）报告医生，尽早手术治疗。

（张宗伟）

第六章　吸痰技术

　　吸痰是利用机械吸引的方法，经口、鼻或人工气道将气道分泌物吸除，以保持气道通畅的一种治疗手段。适用于无力咳嗽、排痰的患者，如昏迷、新生儿、危重患者。气管切开、会厌功能不好等患者。紧急状态下可用 50～100 ml 的注射器连接吸痰管抽吸痰液，或者是口对口深吸气吸取气道分泌物。

一、吸痰技术操作规程

（一）目的

　　清除气道分泌物，保持气道通畅。

（二）操作方法

1）电动吸引器吸痰法

（1）吸引前检查吸引器的橡皮管是否接错或漏气。先接电插板再接通电源，打开开关，检查吸引器性能是否良好。连接吸痰管，用温开水或生理盐水检查吸痰管是否通畅。

（2）将患者头侧向操作者，并略向后仰。用无菌镊夹持吸痰管，插入口腔颊部、咽喉部，先将口腔、咽喉部的分泌物吸尽，另换吸痰管将气管内的分泌物吸尽。如从口腔吸痰有困难，可由鼻腔插入（颅底骨折者禁用）。如痰或分泌物的部位较深时可将吸痰管直接插入气管将痰吸出。插入吸痰管前先打开吸引器开关，控制负压，将吸痰管插入到一定深度时，再放松控制，将吸痰管自下慢慢上提，并左右旋转，以吸净痰液。每次抽吸不超过 15 秒钟，并随时将吸痰管头端插入生理盐水中吸水冲洗，以保持吸痰管的通畅。

（3）吸痰完毕，关上吸引器开关。冲洗吸痰管，将吸痰管放入治疗碗内待浸泡煮沸或高压消毒后备用。用盐水棉签清洁口腔或鼻腔，同时检查黏膜有无损伤，用纱布擦净患者面颊部分泌物。

2）注射器吸痰术：用 50～100 ml 注射器连接吸痰管，当吸痰管插入至有痰液处时，用力拉注射器筒栓，将痰液吸入注射器内。

3）口吸术：当患者生命受到严重威胁，又无吸痰设备时，可进行口对口吸痰。

4）中心吸引装置吸痰法：该装置利用管道通路到达各病室单位，应用时装上吸痰管，开动小开关即可抽吸。用物及操作方法同电动吸引器吸痰法。

（三）注意事项

1）使用前须检查电动吸引器效能是否良好，电源的电压和吸引器的电压是否相等，各管连接是否正确，吸气管和排气管不能弄错。

2）严格执行无菌操作。贮液瓶内贮液不宜过满。应及时倾倒，以免液体吸入电动机内损坏机器。

3）电动吸引器连续使用时间不宜过长，每次不可超过 2 小时。用后要清洁、消毒其管道和贮液瓶。

4）治疗盘内的吸痰用物应每日更换 1 次，气管切开所用治疗盘应保持无菌。

5）小儿吸痰时，吸痰管宜细，吸力要小些。

6）患者痰液潴留于喉或气管内，可于患者吸气时，迅速将吸痰管送入气管内进行吸痰。或用拇指指尖点压胸骨上窝天突穴处，诱发患者咳嗽，使痰液排到咽部，再用吸痰管吸痰。

二、吸痰技术操作并发症

（一）低氧血症

1. 发生原因

1）吸痰过程中供氧中断，导致缺氧或低氧血症。

2）气管黏膜受到吸痰管的直接刺激，使巨噬细胞释放炎性介质，迷走神经兴奋，以及在吸痰过程中，患者易产生剧烈咳嗽，均可导致气道痉挛，使气体经过吸痰管周围进入肺内的阻力增加而发生低氧血症。

3）吸痰中断了机械通气的正压，加之气道抽吸出现负压，将肺内富含氧的气体吸出，因此，从吸痰管周围进入肺泡气体的氧浓度远低于机械通气时或空气中的氧浓度，使肺泡内气体氧浓度降低。

4）吸痰操作使肺泡内的正压消失，肺泡萎陷而致肺容积下降，氧合面积减少。肺萎陷、肺容积减少导致通气不足，肺内分流增加，即便由于胸内负压及胸腹压差的改变，使回心血量及肺血流量增加，但亦可因通气/血流比例失调导致低氧血症。

5）患者原有肺癌、肺纤维化等影响肺换气功能的器质性疾病，以及气道肿物、慢性阻塞性肺疾病等影响肺通气功能疾病，原发病本身即易导致低氧血症，吸痰时可加重缺氧。

6）吸痰时负压过高、时间过长、吸痰管外径过粗、置管过深等均可造成低氧血症。

7）使用呼吸机的患者，在吸痰过程中脱离呼吸机的时间不宜过长。

2. 临床表现

其临床表现因缺氧程度的不同而有所差异。

1）轻度缺氧时表现为呼吸加深加快、心率加快、血压升高、肢体协调动作差等。

2）中度缺氧时表现为疲劳、精细动作失调、注意力减退、反应迟钝、思维紊乱。

3）严重缺氧时表现为头痛、发绀、眼花、恶心、呕吐、耳鸣、全身发热，不能自主运动和说话，很快出现意识丧失、心跳减弱、血压下降、抽搐、张口呼吸甚至呼吸停止，继而心脏停搏，甚至死亡。

3. 预防及处理

1）吸痰时密切观察患者心率、血压和血氧饱和度的变化，及时发现患者缺氧的症状。

2）吸痰过程中尽量避免造成患者缺氧

（1）吸痰管口径的选择要适当，使其既能够将痰液吸出，又不会阻塞气道。成人一般选用12～14号吸痰管；婴幼儿多选用10号；新生儿常选用6～8号，如从鼻腔吸引尽量选用6号。有气管插管者，可选择外径小于1/2气管插管内径的吸痰管。

（2）吸痰前后给予高浓度氧，进行机械通气的患者可给予100%纯氧5分钟，以提高血氧浓度。

（3）吸痰管不宜反复刺激气管隆嵴处，避免引起患者剧烈咳嗽；不宜深入至支气管处，否则易堵塞气道。

（4）吸痰过程中患者若有咳嗽，可暂停操作，让患者将深部痰液咳出后再继续吸痰。

（5）每次吸痰时间小于15秒钟。若痰液一次未吸净，可暂停3～5分钟再次抽吸。

3）及时吸痰，避免痰多引起气道堵塞，造成低氧血症。

4）对于出现低氧血症者，应立即停止吸痰并加大氧流量或给予面罩加压吸氧，酌情适时静脉注射阿托品、氨茶碱、地塞米松等药物，必要时进行机械通气。

（二）气道黏膜损伤

1. 发生原因

1）吸痰管选择不当。吸痰管质量差，质地僵硬、粗糙；吸痰管管径过大，容易损伤气道黏膜。

2）吸痰次数过多、过频，插管过深，增加对气管黏膜的机械性刺激。

3）吸痰次序不当。先吸气管内分泌物，后吸口腔及鼻腔分泌物，常引起呛咳，口腔及鼻咽腔分泌物呛入气道，需再次吸痰，反复吸痰会加重黏膜损伤。

4）负压调节不当。负压过小，痰液难以吸尽，需反复吸引；负压过大，吸痰管易吸附于气道，吸痰管移位时易擦破黏膜。

5）忽略痰液的黏稠度及位置。痰液越是黏稠，吸痰所需负压越大，负压越大，越易损伤气道黏膜。痰液所处位置越深，越不容易吸出，吸痰时，会加大负压，增加吸痰的频率。

6）吸痰操作动作粗暴，吸痰管移位过快，造成气道黏膜机械性损伤。

7）吸痰前未充分进行体位引流：如患者取仰卧位单纯性吸痰，无论吸痰管插入多深，都很难吸清深部痰液，加重气道黏膜损伤。

8）固有鼻腔黏膜柔嫩，血管丰富，如有炎症时充血肿胀，鼻腔更加狭窄，加上长时间吸入冷气/氧气，使鼻腔黏膜干燥，经鼻腔吸痰时易造成损伤。

9）患者不配合：烦躁不安、不合作的患者，由于头部难以固定，在插吸痰管过程中，其头部摆动过大容易刮伤气管黏膜，造成黏膜损伤。

10）患者有气道感染：病毒、支原体、真菌感染诱发气道炎症而破坏气道黏膜上皮的完整性，削弱了气道防御能力，吸痰易导致气道黏膜损伤。

2. 临床表现

1）口腔黏膜受损可见表皮破溃，甚至出血。

2）气道黏膜受损可吸出血性痰，纤维支气管镜检查可见受损处黏膜糜烂、充血肿胀、渗血甚至出血。

3. 预防及处理

1）使用优质、前端钝圆并有多个侧孔、后端有负压调节孔的吸痰管，吸引前先蘸无菌蒸馏水或生理盐水使其润滑。

2）每次吸痰前调节合适的吸引负压。一般成人 40.0 ~ 53.3 kPa，儿童 < 40.0 kPa，婴幼儿 13.3 ~ 26.6 kPa，新生儿 < 13.3 kPa。在吸引口腔分泌物时，通过手控负压孔，打开、关闭反复进行，直至吸引干净。

3）吸痰管插入的长度为患者有咳嗽或恶心反应即可，有气管插管者，则超过气管插管 1 ~ 2 cm，避免插入过深损伤黏膜。

4）插入吸痰管时应动作轻柔，特别是从鼻腔插入时，不可蛮插，不要用力过猛；禁止带负压插管；抽吸时，吸痰管必须旋转向外拉，严禁提插。

5）对于不合作的患儿，告知家属吸痰的必要性，取得家属的合作；固定好患儿的头部，避免头部摇摆。对于烦躁不安和极度不合作者，吸痰前可酌情予以镇静。

6）发现患者口腔黏膜糜烂、渗血等，可用复方氯己定含漱液或硼砂漱口液、过氧化氢液、碳酸氢钠液漱口以预防感染。发现患者牙齿松动时，应及时提醒医生处置，以防松动的牙齿脱落引起误吸。

7）鼻腔黏膜损伤者，可外涂四环素软膏。

8）发生气道黏膜损伤时，可用生理盐水加庆大霉素或阿米卡星（丁胺卡那霉素）等抗菌药物进行超声雾化吸入。

（三）感染

1. 发生原因

1）未严格执行无菌技术操作：①没有戴无菌手套。②使用的吸痰管消毒不严格或一次性吸痰管外包装破裂致使吸痰管被污染。③吸痰管和冲洗液更换不及时。④用于吸口、鼻、咽与气管内分泌物的吸痰管混用等。

2）经口腔吸痰失去了鼻腔对空气的加温作用，特别是黏膜中的海绵状血管，当冷空气流经鼻腔时发生热交换，将气流的温度提高，未加温的空气直接进入下气道，致使黏膜血管收缩，血供减少，局部抵抗力下降导致感染；失去了鼻腔对空气的清洁作用，致使空气中的细菌进入肺内；失去了鼻腔对空气的加湿作用，致使下气道分泌物黏稠，使纤毛运动障碍，分泌物不易咳出、结痂，可致下气道炎症改变。

3）吸痰存在漏吸、误吸。

4）原发呼吸系统疾病未得到有效控制，患病期间患者机体抵抗力下降。

5）前述各种导致气道黏膜损伤的原因，严重时均可引起感染。

2. 临床表现

口、鼻局部黏膜感染时，出现局部黏膜充血、肿胀、疼痛，有时有脓性分泌物；肺部感染时出现寒战、高热、痰多、黏液痰或脓痰，听诊肺部有湿啰音，X 线检查可发现散在或片状阴影，痰液培养可找到致病菌。

3. 预防及处理

1）吸痰时严格遵守无菌技术操作原则：采用无菌吸痰管，使用前认真检查有无灭菌，外包装有无破损等。准备2根吸痰管，一根用于吸口腔及鼻咽腔分泌物，一根用于吸气管内分泌物，二者不能混用。吸痰管及用物专人使用，放置有序。每次吸痰前后洗手，吸痰时戴口罩，戴无菌手套或持无菌镊子，吸痰管一次性使用，插管前后必须用生理盐水或灭菌蒸馏水冲洗吸痰管管腔，生理盐水或灭菌蒸馏水开启后注明用于口腔还是气道。冲洗液8小时更换1次。贮液瓶内吸出液不超过其高度的80%，应及时更换。

2）痰液黏稠者，可行超声雾化吸入：应用生理盐水40 ml加庆大霉素8万U加糜蛋白酶4 000 U行超声雾化吸入，每日3次，必要时根据患者的症状给予地塞米松或氨茶碱，以便稀释痰液，易于排痰或吸痰。

3）加强口腔护理：一般常规使用生理盐水和复方氯己定含漱液。当培养出致病菌时，可根据药敏试验结果选择适当的抗生素局部应用。

4）加强医护人员的责任感，防止漏吸：吸痰过程中，认真观察吸出液体的颜色、气味、性状及呼吸状况的变化，发现误插或误吸，应立即更换吸痰管再行插管。

5）积极治疗原发呼吸系统疾病，密切观察体温与血常规变化，做好痰培养，以便选择敏感抗菌药物。

6）防止气道黏膜损伤：吸痰所致的感染几乎都发生在气道黏膜损伤的基础上，所有防止气道黏膜损伤的措施均适合于防止感染。

7）发生局部感染者，给予对症处理：出现全身感染时，行血培养，做药物敏感试验，根据药物敏感试验结果选择抗生素静脉用药。

（四）心律失常

1. 发生原因

1）在吸痰过程中，吸痰管在气管导管内反复吸引时间过长，造成患者短暂性气道不完全阻塞以及肺不张，引起缺氧和二氧化碳蓄积，引起迷走神经兴奋性增强致冠状动脉痉挛。

2）吸引分泌物时吸痰管插入较深，吸痰管反复刺激气管隆嵴引起迷走神经反射，严重时致呼吸及心搏骤停。

3）吸痰的刺激使儿茶酚胺释放增多或导管插入气管刺激其感受器。

4）患者有原发心脏疾病，吸痰导致的低氧血症，加重了心肌的缺氧。

5）前述各种导致低氧血症的原因，严重时均可引起心律失常甚至心搏骤停。

2. 临床表现

1）轻者可无症状，重者可影响血流动力学而致乏力、头晕等症状。

2）原有心绞痛或心力衰竭患者可因此而诱发或加重病情。

3）听诊心律不规则，脉搏触诊呈间歇性缺如；严重者可致心搏骤停，确诊有赖于心电图检查。

3. 预防及处理

1）因吸痰所致的心律失常几乎都发生在低氧血症的基础上，所有防止低氧血症的措施均适用于预防心律失常。

2）如发生心律失常，立即停止吸痰，退出吸痰管，并给予吸氧或加大吸入氧浓度。

3）一旦发生心搏骤停，立即施行准确有效的胸外心脏按压，开放静脉通道，同时准备行静脉或心内注射肾上腺素等复苏药物。持续心电监测，准备好电除颤器、心脏起搏器，心率恢复后予以降温措施行脑复苏。

（五）阻塞性肺不张

1. 发生原因

1）吸痰管直径过大，吸引时氧气被吸出，同时进入肺内的空气过少。

2）吸痰时间过长、负压过大，导致肺泡内的正压消失，肺泡萎陷而致肺容积下降。

3）痰痂形成阻塞吸痰管，造成无效吸痰。

2. 临床表现

肺不张的临床表现轻重不一。急性大面积的肺不张，可出现咳嗽、喘鸣、咯血、咳脓痰、畏寒和发热，或因缺氧出现唇、甲发绀。X 线胸片呈按肺叶、段分布的致密影。

3. 预防及处理

1）根据患者的年龄、痰液的性质选择型号合适的吸痰管：有气管插管者，选用外径小于气管插管 1/2 内径的吸痰管，有利于空气进入肺内；成年患者用 30～38 号（7～9 mm）的气管插管，可选用 10～16 号（2～3 mm）的吸痰管，预防过高的负压而致肺不张。

2）控制气管内吸痰的持续时间：吸痰持续时间要根据分泌物的清除情况及患者对吸痰的反应和对缺氧的耐受能力。一般每次吸痰时间不超过 15 秒，间歇 3～5 分钟。可采用间歇吸引的办法：将拇指交替按压和放松吸引导管的控制口，可以减少对气道的刺激。

3）调节合适的吸引负压：调节合适的吸引负压避免压力过高。吸引管拔出应边旋转边退出，使分泌物脱离气管壁，可以减少肺不张和气道痉挛的发生。

4）插入吸痰管前检测吸痰管是否通畅，吸痰过程中也必须注意观察吸痰管是否通畅，防止无效吸痰。

5）加强肺部体疗：每 1～2 小时协助患者翻身 1 次，翻身的同时给予自下而上、自边缘而中央的叩背体疗，使痰液排出。翻身时可以按仰卧—左侧卧—仰卧—右侧卧的顺序来交替翻身，使痰液易于通过体位引流进入大气道，防止痰痂形成。还可利用超声雾化吸入法湿化气道，稀释痰液。

6）吸痰前后听诊肺部呼吸音的情况，并密切观察患者的呼吸频率、呼吸深度、血氧饱和度、血气分析结果及心率的变化。

7）对于机械通气患者，可采用膨肺吸痰法，即一名护士将储氧呼吸囊一端连接氧气管，一端与人工气道连接，然后均匀挤压呼吸囊，潮气量为患者平时潮气量的 1.5 倍，频率 10～12 次/分钟，每次送气后屏气 10～15 秒钟，呼气时以较快的速度放气，使肺内部与外部之间产生压力差，以利分泌物排出。持续 2 分钟后，另一护士按无菌操作迅速插入吸痰管吸痰。按照膨肺—吸痰—膨肺—湿化气道—膨肺—吸痰的循环过程操作，直至把痰吸完。膨肺吸痰时，缓慢吸气使通气量增加，扩张小气道，使原有塌陷萎缩的肺泡恢复正常。

8）肺不张一经明确，应根据引起的原因采取必要的措施，如及时行气管切开，以保证进行充分的气道湿化和吸痰，必要时借助纤维支气管镜对肺不张的部位进行充分灌洗、吸引，以排除气道阻塞，并嘱患者深呼吸以促进肺复张。

9）阻塞性肺不张常并发感染，需酌情应用抗生素。

（六）气道痉挛

1. 发生原因

有哮喘病史长期发作的患者，因插管刺激，使气管痉挛，加重缺氧。

2. 临床表现

气道痉挛常表现为呼吸困难、胸闷不适、喘鸣和咳嗽。

3. 预防及处理

1）为防止气道痉挛，对气道高度敏感的患者，可于吸引前用1%利多卡因少量滴入，也可给予组胺拮抗剂如氯苯那敏4 mg口服，每日3次。

2）气道痉挛发作时，应暂停气道吸引，给予β_2受体兴奋剂吸入。

（七）窒息

1. 发生原因

1）痰液过于黏稠：黏稠的痰液易形成痰痂阻塞咽喉部，吸痰时难以吸出或无效吸痰，造成窒息。

2）吸痰次序不当：口腔鼻咽部分泌物多的患者，先吸气管内分泌物，后吸口腔、鼻咽部分泌物，使口腔、鼻咽部分泌物呛入气道而引起窒息。

3）痰液黏稠患者，湿化过度：过度湿化可导致干痂分泌物湿化后突然膨胀，阻塞咽喉部引起窒息。

4）吸痰过程中造成喉头水肿：吸痰管外径过粗，吸痰时插管动作粗暴，损伤患者咽喉部造成喉头水肿，导致窒息。

2. 临床表现

躁动不安、大汗、呼吸困难、呼吸活动度大、呼吸时有很强的声音、发绀、呛咳、脉搏加快等，血氧饱和度急剧降低，严重者可致心搏骤停。

3. 预防及处理

1）加强气道湿化

（1）应用空气湿化器，以保持室内空气湿度在60%～70%，避免使用取暖器，气候干燥时室内多洒水。

（2）采用间断湿化法：先将吸痰管插入气道深处，从吸痰管中注入湿化液，以减少逆行污染，加强湿化效果，并且在吸痰后每次注入3～5 ml湿化液于气道内。

（3）使用输液泵持续气道湿化法，湿化液滴入的速度为6～8 ml/h。

（4）雾化湿化法，雾化3～4次/天，20分钟/次。

（5）对人工气道进行机械通气的患者，采用湿化疗法，湿化罐温度为 31～35℃，持续进行气道湿化，以防止痰液过于黏稠。

2）掌握吸痰的顺序：先吸口腔、鼻咽部分泌物，更换吸痰管后再吸气管内分泌物；先吸气管套管内口分泌物，再吸气管深部的分泌物，以防止口腔、鼻咽部分泌物呛入气道引起窒息。吸痰过程中必须注意观察吸痰管是否通畅，防止无效吸痰。

3）气道湿化与吸痰过程中，严密观察患者面色，呼吸频率、节律，血氧饱和度变化。

4）根据患者的年龄、痰液的性质，选择型号合适的吸痰管。

5）培训医护人员熟练掌握吸痰技术：吸痰管插入时动作轻柔，不要用力过猛。应用轻柔旋转式吸痰法。

6）备好氧气、吸引器、气管插管、呼吸机、心脏起搏器等装置。如发现患者出现窒息症状，立即清理气道，用电动吸引器吸痰法或在纤维支气管镜下将口咽部痰液吸出，必要时行紧急气管切开吸痰。给予高流量面罩吸氧，及时报告医生，进行心肺复苏抢救及必要的措施。

（八）误入食管

1. 发生原因

1）吸痰时需要经咽部至气管与支气管，但咽部是气道与消化道的共同通道。由于操作者插管技术欠熟练，易将吸痰管插入食管。

2）昏迷患者的舌根后坠，尤其是取平卧位时阻塞咽部，插管时遇阻力，易误入食管。

2. 临床表现

部分患者在插管时出现恶心、呕吐，插管后可抽吸出少量食物残渣或黄绿色胃液。

3. 预防及处理

1）加强对医护人员操作技术培训。

2）昏迷患者吸痰前，先将患者床头抬高30°，头偏向一侧。

3）吸痰过程中，认真观察吸引出的液体的颜色、气味、性质及呼吸状况的变化。发现误入食管，立即更换吸痰管再行插管。

（九）吸痰管拔出困难

1. 发生原因

气管插管患者痰液黏稠，使吸痰管在上提时被痰液黏附在气管插管内壁，吸痰管的侧孔与气管插管内壁粘在一起，由于负压吸引，加上痰液极其黏稠，使吸痰管前后壁粘在一起，吸痰管内呈真空状态，吸痰管管腔变扁平，停止负压吸引后，吸痰管管腔未能恢复原状，导致吸痰管被紧紧吸附在气管插管内壁而无法拔出。

2. 临床表现

从吸痰管内抽吸不出痰液，负压抽吸后吸痰管管腔变扁平，按常规方法不能顺利拔出吸痰管。

3. 预防及处理

1）对于气管插管痰液黏稠者，吸痰前充分湿化气道，可用生理盐水加特布他林 2.5 mg加异丙托溴铵 1 ml 雾化吸入，每 4 小时 1 次；亦可在吸痰前将 1 ml 无菌生理盐水沿气管插管内缘环形注入，并用无菌生理盐水充分湿润吸痰管后，再将吸痰管插入气管内吸痰，这样可以减少吸痰管插入气管的阻力，减少痰液与吸痰管、气管插管的黏附。还可采用间歇湿化法。

2）积极治疗原发病：根据医嘱给予呼吸机辅助通气治疗，积极抗感染、解痉、祛痰、补液等治疗。

3）如出现吸痰管拔出困难，立即报告医生。先沿气管插管内壁注入无菌生理盐水 1 ml 湿化痰液，然后给予气管插管气囊放气，气囊上的痰液松脱落入气道，刺激患者出现呛咳，吸痰管出现松动，立即边吸引边旋转将吸痰管取出。

（李英）

第七章　胃肠及排尿活动的观察与护理技术

第一节　胃活动的观察与护理技术

一、恶心、呕吐

恶心常是呕吐的先兆，是上腹部的一种不适感。呕吐是指胃及肠内容物经过食管逆流出口腔的一种反射动作。

（一）恶心、呕吐的评估

1. 恶心、呕吐的病因和机制

恶心、呕吐的病因大致可分为以下几种：

1）胃肠及腹腔脏器疾病，如急、慢性胃炎，胃黏膜脱垂，急性胰腺炎，反流性食管炎，贲门痉挛，幽门痉挛或梗阻，胃、十二指肠溃疡，食管癌，胃癌，肠梗阻，小肠缺血坏死性肠炎，肠系膜上动脉综合征等。

2）急性感染，如病毒性或细菌性急性胃肠炎、食物中毒、急性病毒性肝炎等。

3）中枢神经系统疾病，如中枢神经系统感染、脑瘤、脑出血等。

4）内分泌代谢性疾病，如糖尿病酮症酸中毒、甲亢、尿毒症等。

5）妊娠呕吐，青年妇女出现原因不明的呕吐时，首先要想到妊娠呕吐（特别是发生于晨间的呕吐），询问停经史，并采用尿妊娠试验，即可明确诊断。

6）药物引起，如氯化铵、奎宁类、水杨酸类、磺胺类、异烟肼、氨茶碱、吗啡类、呋喃类、驱虫药、洋地黄类、锑剂、抗癌药物或药物过量等，对部分敏感患者均可引起呕吐。如疑与药物有关，可停用可疑药物，予以观察，如系该药引起，停药后大多即能好转。

7）中毒性疾病，如滴滴涕（DDT）中毒，有机磷中毒，杀鼠药中毒，夹竹桃、乌头碱、毒蕈中毒，亚硝酸盐中毒及毒蛇咬伤，蟾蜍中毒，均可引起恶心、呕吐及其他系统的症状。

8）其他，如晕动病、梅尼埃病、精神性呕吐等。

2. 对患者呕吐物的观察

呕吐物为大量食物残渣者，多为幽门梗阻所致；呕吐物为酸性食物残渣者，多为消化性溃疡；食物残渣不酸者，多为胃癌或食管癌；呕吐物为黄绿色者，多为十二指肠梗阻；呕吐物含有血液者，见于消化性溃疡、肝硬化或胃癌；呕吐物为粪臭味者，多见于小肠梗阻。

3. 注意恶心、呕吐发生的时间和特点

1）晨间发生多见于尿毒症、乙醇中毒。

2）已婚妇女有停经史者考虑为早期妊娠。

3) 餐后立即发生常见于神经性呕吐。

4) 餐后少顷发生提示贲门失弛缓症。

5) 餐后 60~90 分钟发生多见于胃、十二指肠溃疡。

6) 餐后 6 小时以上发生，胃内容物为大量宿食者常见于胃潴留。

7) 喷射性呕吐多见于颅内疾病。顽固性呕吐，吐后无舒适感，甚而胃内容物排空后仍有干呕者，多见于腹膜炎、急性阑尾炎、胰腺炎、胆囊炎等。

4. 有无伴随症状

1) 伴有发热和相应部位腹痛见于急性炎症。

2) 伴发热、头痛、昏迷者，多为脑炎或脑膜炎。

3) 伴发热、腹痛、腹泻者，多见于急性胃肠炎。

4) 伴有吞咽困难者见于食管癌、贲门失弛缓症。

5) 伴眩晕、眼球震颤者多见于内耳眩晕症、急性迷路炎。

6) 剧烈呕吐伴腹部绞痛、排便排气停止者，多为肠梗阻。

7) 呕吐伴皮肤苍白、冷汗、少尿者，多见于休克。

8) 伴有其他神经症表现，发病与精神因素有关者，多见于女性的神经性呕吐。

5. 评估人体对恶心、呕吐的反应

据患者恶心、呕吐发生的方式、时间及原因评估患者发生电解质紊乱、吸入性肺炎及窒息等并发症的概率。

（二）制订护理计划

根据患者原有的恶心、呕吐的原因、诱因种类及程度等确定适合于患者的切实可行的计划。呕吐可以是将胃肠内有害物吐出的一种防御机制，因此，并不是所有的呕吐都要加以预防或治疗。所以，护理目标的设定可以是以下一种或数种。

1) 避免严重并发症，如电解质紊乱、营养不良、吸入性肺炎及窒息等发生。

2) 减少伴随症状的种类及程度。

3) 更改治疗方案，如减少用药量及用药次数。

4) 减少恶心、呕吐的次数及程度。

（三）护理措施

1. 一般护理

1) 加强心理护理，安慰、鼓励患者消除紧张情绪，创造良好环境，减少精神、心理刺激，保证充分的休息和睡眠，预防由精神心理刺激所引发的恶心、呕吐。

2) 频繁严重的恶心、呕吐患者，可暂时禁食，及时给予静脉补液，以补充营养、水和电解质。

3) 对于大量频繁呕吐患者，应每 15~30 分钟测量 1 次呼吸、血压、脉搏，如有异常，及时报告医生。准确记录 24 小时出入量。

4) 做好口腔及皮肤的护理。

2. 病情观察与护理

1）观察呕吐物的性质、颜色、气味、量及次数。呕吐物常为消化液和食物，如有大量胆汁混合呈绿色，混有时间较久的血液呈咖啡色，时间短、血量多呈鲜红色；一般的呕吐物有酸臭味，在胃内滞留过久的食物有腐臭味，肠梗阻时有粪臭味；注意伴随症状，如呕吐伴有眩晕、眼球震颤、恶心、面色苍白、冷汗、心悸、血压下降等应及时通知医生。

2）失水、酸碱失衡的患者应遵医嘱及时补充液体、电解质或静脉内高能营养；应用止吐药如硫乙拉嗪、甲氧氯普胺等，应注意止吐效果和不良反应，如乏力、口渴、心动过缓、食欲缺乏、直立性低血压等；积极配合治疗原发病，如颅内压增高、前庭功能障碍、胃神经症、胃黏膜炎症、幽门梗阻、肠梗阻等。

3. 健康教育

注意饮食卫生，积极治疗引起呕吐的原发病。

二、洗胃技术

（一）适应证与禁忌证

1. 适应证

1）清除胃内各种毒物。服毒物 6 小时以内者或服大量毒物、胃排空较慢者应洗胃，若闻及明显的毒物气味，即使服毒时间达 72 小时，也有洗胃的必要。

2）治疗完全或不完全性幽门梗阻，为胃肠道手术做准备。

3）治疗急、慢性胃扩张。

2. 禁忌证

1）腐蚀性胃炎（服入强酸或强碱）者。

2）患有食管或胃底静脉曲张、胃癌、上消化道出血者。

3）食管或贲门狭窄或梗阻者。

4）严重心肺疾患者。

5）胃穿孔或抽搐、惊厥剧烈尚未控制者。

此外，还要详细评估毒物的种类、性质，密切观察患者病情变化以及口腔、头部有无腐蚀现象，并配合医生抢救患者。

（二）用物

根据洗胃目的及毒物性质采取不同的洗胃法，采取的用物有所区别。

1. 漏斗胃管洗胃法

漏斗洗胃器、量杯、橡胶围裙及治疗巾、弯盘、液状石蜡、污物桶、注射器。洗胃液根据洗胃目的和毒物性质来选择。

2. 洗胃机洗胃法

洗胃机 1 台，胃管，开放性静脉输液器，Y 形管，夹子 2 个，5 000 ml 以上贮液瓶 1 个，瓶盖上有 2 根玻璃管及连接橡皮管。其他同漏斗胃管洗胃法。

（三）实施步骤

1. 漏斗胃管洗胃法

1）备齐用物，携至患者床旁，向患者解释清楚，以取得合作。

2）患者取坐位或半坐位，中毒较重的取左侧卧位，取橡胶围裙围于胸前，如有活动义齿应先取下，污物桶放于头部床下，置弯盘于患者口角处。

3）多采用经鼻腔插入，将涂有液状石蜡的胃管缓缓经鼻孔向内推进，至口咽部时（相当于鼻翼至同侧耳垂前长度），清醒患者嘱其做吞咽动作，及时同步插入食管；对昏迷者应取头前倾位，嘱助手固定患者，术者在患者呼气时插入。插管中如患者出现刺激性咳嗽、呼吸困难，说明误插入气管，应立即退出重插。

4）当胃管已插入 50 cm，表示胃管已进入胃内。如从胃管中抽出酸性胃内容物，或用注射器向管内快速注入空气，于胃部闻及气过水声时，胃管末端置于水中，无气泡逸出，则证明胃管已插入胃内。然后需先将胃内容物抽出，必要时留取标本送检，再行灌洗。

5）将胃管末端的漏斗提高 50 cm，注入洗胃液（500～1 000 ml）后，将漏斗放低，利用虹吸原理将胃中液体吸出。如液体流出不畅，可挤压胃管中部橡皮囊以增快流速。洗胃液一般可用 1:5 000 高锰酸钾溶液、生理盐水或清水，或根据毒物性质选用其他洗胃液。当流出量基本等于灌入量时，再抬高漏斗，重新注入洗胃液，如此反复，直到洗出液清亮为止。

2. 洗胃机洗胃法

洗胃机洗胃法是利用洗胃机的电磁泵作为动力源，通过控制自控电路，使电磁阀自动转换，分别完成向胃内冲洗药液和由胃内吸出内容物的洗胃过程。洗胃机洗胃术能迅速而有效地清除毒物，并且节省人力，准确计算洗胃的液量和避免患者的呕吐物污染衣物，防止毒物再被吸收。

1）按照自动洗胃机装置要求，备好洗胃机，携其他所需用物至患者床旁。向患者解释，取得合作。

2）按漏斗胃管洗胃法给患者做准备，并插入胃管。按胃管上的进出标记与洗胃机胃管接嘴处进出标记相配接好。

3）洗胃时，按"连续"键，机器工作，在向胃内注入洗胃液的同时，从胃内吸出污水。在洗胃过程中如发现胃管堵塞，可交替按"手冲"和"手吸"键，重复冲洗数次，直至管路畅通，按"连续"键，连续进行洗胃。

4）洗胃完毕，将胃管与药水管同时放入清水中，污水管放到下水道口，按"连续"键进行清洗。清洗完毕将机内存水排净再关机。

（四）评价

1）毒物不明的患者应选用温开水或等渗盐水洗胃，毒物明确者可采用对抗剂洗胃。

2）为腐蚀性毒物中毒者洗胃时，按医嘱给予物理性对抗剂，如牛奶、豆浆、蛋清、米汤等，以保护胃黏膜。

3）洗胃过程中应密切观察病情。患者有腹痛或吸出血性液体或有血压下降时，应立即采取有效措施，停止洗胃，通知医生紧急处理，配合抢救，并做好记录。

4）为昏迷患者洗胃应谨慎、细致，取去枕平卧位，头偏向一侧，防止分泌物或液体吸入气管而窒息。

5）每次灌入量为300～500 ml。灌入量太大可引起胃扩张，使胃内压上升，加速毒物的吸收。胃扩张又能兴奋迷走神经，引起反射性心搏骤停。

6）幽门梗阻患者洗胃应注意在饭后4小时后进行，并记录胃内潴留量。

7）电动吸引器洗胃负压保持在－16.0 kPa，注意不要损伤胃黏膜。

（五）洗胃技术操作的并发症

洗胃技术是将胃管由鼻腔或口腔插入胃内，将大量溶液灌入或注入胃内以冲洗胃的方法。临床上常用来清除胃内毒物或刺激物，避免毒物吸收，利用不同灌洗液进行中和解毒；对于幽门梗阻的患者，通过洗胃能将胃内滞留食物洗出，同时给予生理盐水冲洗，可减轻胃黏膜水肿与炎症；还可用于手术或某些检查前的准备工作。但是，消化道溃疡、食管阻塞、食管静脉曲张、胃癌等患者一般不做洗胃，昏迷患者洗胃宜谨慎。

由于洗胃法是一项侵入性操作，不论采取哪种方法洗胃，因患者自身、操作者的技术水平等原因均可产生一些并发症，如急性胃扩张、上消化道出血、窒息、吸入性肺炎、电解质紊乱、急性水中毒等。本节将分别进行叙述。

1. 急性胃扩张

1）发生原因

（1）洗胃管孔被食物残渣堵塞，造成活瓣作用，使洗胃液体只进不出，多灌少排，进液量明显大于出液量，导致急性胃扩张。

（2）患者精神紧张、疲惫或意识障碍，反复洗胃造成大量溶液潴留在胃内。

（3）洗胃过程中未及时添加洗胃液，药液吸空或药管吸头一部分甚至全部浮出药液面，使空气吸入胃内，造成急性胃扩张。

2）临床表现：腹部高度膨胀，呕吐反射消失，洗胃液吸出困难。

3）预防及处理

（1）遇餐后中毒，洗胃前应先刺激咽喉部，加速催吐，以防食物阻塞胃管。

（2）对昏迷患者，小剂量灌洗更为安全可靠。

（3）洗胃过程中，保持灌入液量与抽出液量平衡。当抽吸无液体流出时，及时判断是胃管阻塞还是胃内液体抽空。如属前者，可上下移动或转动胃管，做适当调整；应用洗胃机洗胃则关掉"自控"，打开"手冲"和"手吸"，反复几次，直至液体流出通畅。如系胃内液体抽空，及时换挡，由"手吸"改为"手冲"。严格记录出入洗胃液量。

（4）洗胃前备好足量药液，以防洗胃过程中因药液不足导致空气吸入胃内。

（5）正确掌握手术切开洗胃指征，对呕吐反射减弱或消失的昏迷患者，洗胃过程中只能灌入不能抽出者，应立即请外科会诊切开洗胃。

（6）洗胃过程中应严密观察病情变化，如神志、瞳孔、呼吸、血压及上腹部是否膨隆等。

（7）对于已发生急性胃扩张的患者，协助患者取半卧位，将头偏向一侧，并查找原因对症处理。如因洗胃管孔被食物残渣堵塞引起的急性胃扩张，应立即换管重新插入将胃内容物吸出；如为洗胃过程中空气吸入胃内引起，则应用负压吸引将空气吸出。

2. 上消化道出血

1）发生原因

（1）插管创伤。

（2）有慢性胃病经毒物刺激使胃黏膜充血、水肿、糜烂。

（3）患者剧烈呕吐造成食管黏膜撕裂。

（4）当胃内容物基本吸、排尽后，胃腔缩小，胃前后壁互相贴近，使胃管直接吸附于局部胃黏膜，极容易因洗胃机的抽吸造成胃黏膜破损和脱落而引起胃出血。

（5）烦躁、不合作的患者，强行插管引起食管、胃黏膜出血。

2）临床表现：洗出液呈淡红色或鲜红色，清醒患者主诉胃部不适、胃痛，严重者出现脉搏细弱、四肢冰凉、血压下降、呕血、黑便等。

3）预防及处理

（1）插管动作要轻柔，快捷；插管深度要适宜，成人距门齿 50 cm 左右。

（2）做好心理疏导，尽可能消除患者过度紧张的情绪，积极配合治疗，必要时加用适当镇静剂。

（3）抽吸胃内液时负压适度，洗胃机控制在正压 0.04 MPa，负压 0.03 MPa。对昏迷、年长者应选用小胃管、小液量、低压力抽吸（0.01～0.02 MPa）。

（4）如发现吸出液混有血液应暂停洗胃，经胃管灌注胃黏膜保护剂、制酸剂和止血药，严重者立即拔出胃管，肌内注射镇静剂，用生理盐水加去甲肾上腺素 8 mg 口服，静脉滴注止血药。

（5）大量出血时应及时输血，以补充血容量。

3. 窒息

1）发生原因

（1）清醒患者可因胃管或洗胃液的刺激引起呕吐反射，昏迷患者因误吸而窒息。

（2）口服毒物对咽喉部的刺激损伤造成喉头水肿，尤其是严重有机磷中毒的患者，有机磷毒物引起的毒蕈碱样症状主要表现为平滑肌痉挛及腺体分泌亢进，气道分泌物增多，流涎，容易导致气道阻塞，造成呼吸困难、缺氧。

（3）胃管的位置判断错误，洗胃液误入气管引起窒息。

2）临床表现：躁动不安、呼吸困难、发绀、呛咳，严重者可导致心搏骤停。

3）预防及处理

（1）插管前在胃管上涂一层液状石蜡，以减少对喉头的摩擦和刺激。

（2）患者取侧卧位，及时清除口腔及鼻腔分泌物，保持气道通畅。

（3）培训医务人员熟练掌握胃管置入技术，严格按照证实胃管在胃内的 3 种方法：①用注射器抽取胃内容物，用试纸检查呈酸性。②用注射器快速注入 10～20 ml 空气，同时用听诊器在胃区听到气过水声。③置管末端于水中，看到无气泡逸出。进行以上检查后，确认胃管在胃内后，方可进行洗胃操作。

（4）备好氧气、吸引器、气管插管、呼吸机、心脏起搏等装置和设备。如发生窒息，立即停止洗胃，及时报告医生，进行心肺复苏及必要的抢救措施。

4. 咽喉部、食管黏膜损伤

1）发生原因：患者在插管过程中不合作，反复拔出后强行插管，致使咽喉部及食管黏膜损伤。

2）临床表现：口腔内可见血性分泌物，洗胃后 1 天诉咽喉疼痛、吞咽困难。

3）预防及处理

（1）清醒的患者做好解释工作，尽量取得其配合。

（2）咽喉部黏膜损伤者，可给予消炎药物雾化吸入；食管黏膜损伤者可适当使用制酸剂及黏膜保护剂。

5. 吸入性肺炎

1）发生原因：轻中度昏迷患者，因意识不清，洗胃不合作，洗胃液大量注入未被吸出，引起反射性呕吐，洗胃液被吸入气道或拔除胃管时没有捏紧胃管末端，而使胃管内液体流入气管内导致吸入性肺炎。

2）临床表现：患者表现为呛咳，肺部听诊可闻及湿啰音和水泡音。

3）预防及处理

（1）洗胃时采用左侧卧位，头稍低偏向一侧。

（2）烦躁患者可适当给予镇静剂。

（3）昏迷患者洗胃前行气管插管，将气囊充气，可避免胃液吸入气道。

（4）洗胃过程中，保持灌入液量与抽出液量平衡，严密观察并记录洗胃出入液量。

（5）一旦有误吸，立即停止洗胃，取头低右侧卧位，吸出气道内吸入物，气管切开者可经气管套管内吸引。

（6）洗胃毕，协助患者多翻身、拍背，以利于痰液排出，有肺部感染迹象者及时应用抗生素。

6. 低钾血症

1）发生原因：洗胃液量大、时间长，使胃液大量丢失，钾、钠被排出，同时因脱水治疗及应用糖皮质激素和输入过多葡萄糖等，可引起和加重低血钾。

2）临床表现：低血钾患者可出现恶心、呕吐、腹胀、神志淡漠和低钾血症的心电图改变，如 T 波低平或倒置、ST 段降低、QT 间期延长、U 波出现等表现。

3）预防及处理

（1）可选用生理盐水洗胃。

（2）洗胃后常规检查血清电解质，及时补充钾、钠等。

7. 急性水中毒

临床上把脑细胞水肿、肺水肿、心肌细胞水肿统称为水中毒。

1）发生原因

（1）洗胃时，食物残渣堵塞胃管，洗胃液不容易抽出，多灌少排，导致胃内水贮存，压力增高，洗胃液进入肠内吸收，超过肾脏排泄能力，使血液稀释，渗透压下降，从而引起水中毒。

（2）洗胃导致失钠，水分过多进入体内，使机体水盐比例失调，发生水中毒。

（3）洗胃时间过长，增加了水的吸收量。

2）临床表现：早期患者出现烦躁，后转为嗜睡，重者出现球结膜水肿、呼吸困难、癫痫样抽搐、昏迷。肺水肿者出现呼吸困难、发绀、气道分泌物增多等表现。

3）预防及处理

（1）选用粗胃管，对洗胃液量大的患者常规使用脱水剂、利尿剂。

（2）对昏迷患者用小剂量灌洗更为安全。洗胃时每次灌注液为 300 ~ 500 ml，并保持灌洗出入量平衡。

（3）洗胃过程中应严密观察病情变化，如神志、瞳孔、呼吸、血压及上腹部是否饱胀等。对洗胃时间相对较长者，应在洗胃过程中常规查血电解质，并随时观察有无球结膜水肿及病情变化等，以便及时处理。

（4）在为急性中毒患者洗胃时，每次灌注液为 200 ~ 250 ml。如相应的洗胃液不容易取得，最好先用温清水洗胃后，再换为 0.9% ~ 1.0% 的温盐水洗胃至清亮无味为止，避免造成水中毒。

（5）一旦出现水中毒应及时处理，轻者经禁水可自行恢复，重者立即给予 3% ~ 5% 高渗氯化钠溶液静脉滴注，以及时纠正机体的低渗状态。

（6）如已出现脑水肿，及时应用甘露醇、地塞米松纠正。

（7）出现抽搐、昏迷者，立即用开口器、舌钳（纱布包缠）保护舌头，同时加用镇静剂，加大吸氧流量，并应用床栏保护患者，防止坠床。

（8）肺水肿严重、出现呼吸衰竭者，及时行气管插管，给予人工通气。

8. 胃肠道感染

1）发生原因：由洗胃物品、水不洁引起。

2）临床表现：洗胃后 1 天内出现恶心、呕吐、腹泻、发热。

3）预防及处理

（1）选用无菌胃管，避免细菌污染洗胃用物及洗胃液。

（2）发生胃肠炎后及时应用抗生素治疗。

9. 虚脱及寒冷反应

1）发生原因：洗胃过程中患者恐惧、躁动不安、恶心、呕吐，机械性刺激迷走神经，使其功能亢进，心动过缓，加之保温不好，洗胃液过凉等。

2）临床表现：患者面色苍白、口唇发绀、周身皮肤湿冷、寒战、脉搏细弱。

3）预防及处理

（1）清醒患者洗胃前做好心理疏导，尽可能消除患者紧张恐惧的情绪，以取得合作，必要时加用适当镇静剂。

（2）注意给患者保暖，及时更换浸湿的衣物。

（3）洗胃液温度应控制在 25 ~ 38℃。

10. 顽固性呃逆

1）发生原因：洗胃液温度过低刺激膈神经，胃部反复机械性冲吸影响膈肌功能。

2）临床表现：喉间呃呃连声，持续不断，声短而频频发作，令人不能自制。轻者数分钟或数小时，重者昼夜发作不停，严重影响患者的呼吸、休息、睡眠。

3）预防及处理

（1）洗胃液温度要适宜，以 25 ~ 38℃ 为宜。

（2）一旦发生呃逆，用拇指重按患者攒竹穴，每侧 1 分钟，多能缓解，或舌下含服硝苯地平 10 mg。

（3）如上述措施仍不能缓解，可应用盐酸氯丙嗪 25 ~ 50 mg 肌内注射。

11. 胃穿孔

1）发生原因

（1）多见于误食强酸、强碱等腐蚀性毒物而洗胃者。

（2）有活动性消化性溃疡、近期有上消化道出血、肝硬化并发食管静脉曲张等洗胃禁忌证而洗胃者。

（3）洗胃管堵塞，出入量不平衡，短时间内急性胃扩张，继续灌入液体，导致胃壁过度膨胀，造成破裂。

（4）医务人员操作不慎，大量气体被吸入胃内致胃破裂。

2）临床表现：腹部隆起，剧烈疼痛，腹肌紧张，肝浊音界消失，肠鸣音消失，脸色苍白，脉细速。腹部 X 线片可发现膈下游离气体，腹部 B 超检查可见腹腔有积液。

3）预防及处理

（1）误服腐蚀性化学品者，禁止洗胃。

（2）加强培训医务人员洗胃操作技术，在洗胃过程中，保持灌入与抽出量平衡，严格记录出入洗胃液量。

（3）洗胃前详细询问病史，有洗胃禁忌证者，一般不予洗胃。有消化性溃疡病史但不处于活动期者洗胃液应相对减少，一般一次 300 ml 左右，避免胃穿孔。

（4）电动洗胃机洗胃时负压不宜过大，应保持在 -16.0 kPa 左右。

（5）洗胃过程中应严密观察病情变化，如神志、瞳孔、呼吸、血压及上腹部是否饱胀，有无烦躁不安、腹痛等。

（6）胃穿孔者立即行手术治疗。

12. 中毒加剧

1）发生原因

（1）洗胃液选用不当，如敌百虫中毒者，应用碱性洗胃液可使敌百虫转化为毒性更强的敌敌畏。

（2）洗胃液灌入过多，造成急性胃扩张，增加胃内压力，促进毒物吸收。

（3）洗胃液过热，容易烫伤食管、胃黏膜或使血管扩张，促进毒物吸收。

2）临床表现：清醒患者意识可逐渐变模糊，昏迷患者脉搏细速、血压下降等。

3）预防及处理

（1）毒物的理化性质不明者，选用温清水洗胃。

（2）洗胃时先抽吸胃内浓缩的毒物后再灌注洗胃液，避免毒物被稀释后进入肠道内吸收。

（3）保持灌入与抽出量平衡，严格记录出入洗胃液量。

13. 急性胰腺炎

1）发生原因：大量的洗胃液能促进胰腺分泌、十二指肠乳头水肿、胆道括约肌痉挛、胰管梗阻致急性胰腺炎。

2）临床表现：中上腹疼痛，发热、恶心、呕吐，血、尿淀粉酶增高。腹部 B 超或 CT 检查可发现胰腺水肿，严重者胰腺坏死液化，有胸膜腔积液、腹腔积液。

3）预防及处理

（1）洗胃过程中，保持灌入与抽出量平衡，严格记录出入洗胃液量。

（2）如有急性胰腺炎症状者，及时给予禁食、胃肠减压，使用抑制胰腺分泌药物，如醋酸奥曲肽注射液，解痉止痛药物，如阿托品、山莨菪碱等治疗。

14. 呼吸心搏骤停

1）发生原因

（1）心脏病患者，可由于插管给患者带来痛苦、不适、呕吐，甚至挣扎，情绪紧张，心脏负荷加重，诱发心力衰竭。

（2）胃管从口腔或鼻腔插入经食管移行处时，刺激迷走神经，反射性引起呼吸心搏骤停。

（3）患者处于深昏迷、抽搐、呼吸衰竭状态，强行洗胃可导致缺氧加重引起心搏骤停。

2）临床表现：患者意识消失，大动脉搏动和心音消失，呼吸停止。

3）预防及处理

（1）昏迷及心脏病患者洗胃宜慎重。

（2）出现呼吸心搏骤停应立即拔出胃管，予人工呼吸和胸外按压等方法进行抢救。

（潘静）

第二节　大肠活动的观察与护理技术

一、对大肠排泄活动的评估

（一）影响排便因素的评估

正常的排便是一个不会造成疼痛的过程，它受很多生理和心理等因素的影响。

1. 心理因素

一个人排便形态的改变与情绪有关联。精神抑郁的人常伴有便秘，而情绪激动和神经质者则可能造成腹泻。

2. 环境因素

排便有很强的隐私性。住院的患者，由于排便的环境发生了改变，尤其是同室居有 2 个以上的患者而又必须在室内便器或便盆中排便时，因为缺乏隐私环境，很多人会尽可能避免排便或减少排便次数来降低窘迫感，从而造成排便困难或便秘。

3. 排泄习惯

在日常生活中，许多人都有自己固定的排便时间，使用某种固定的便具，排便时从事某些活动如阅读等，当这些生活习惯由于环境改变无法维持时，就可能影响正常排便。

4. 食物与液体摄入

均衡饮食与足量的液体是维持正常排便的重要条件。富含纤维的食物可提供必要的粪便容积，加速食糜通过肠道，减少水分在大肠内的再吸收，使大便柔软而能轻易排出。每日摄入足量液体，可以液化肠内容物使食物能顺利通过肠道。当摄食量过少、食物中缺少纤维或水分不足时，无法产生足够的粪便容积和液化食糜，食糜通过回肠速度减慢、时间延长，水分的再吸收增加，导致粪便变硬、排便减少而发生便秘。

5. 器质性病变

1）各种感染引起的肠炎、痢疾，直肠与肛门病变引起肛门括约肌痉挛及排便疼痛等，均可影响排便。

2）肠道肿瘤，各种原因引起的肠梗阻、肠粘连，先天性巨结肠以及腹腔或盆腔内肿瘤的压迫，均可影响排便。

3）肝、胆、胰腺疾病的影响，如胆石症。

4）全身性疾病引起的肠肌松弛或肠肌痉挛，内分泌及代谢障碍性疾病等。

6. 中枢神经系统病变或损伤

如脑和脊髓炎症、肿瘤、脊髓或马尾部损伤以及脊髓结核运动性共济失调等，因其神经传导被阻断，直肠反射功能消失，排便随意肌失去控制而引起神经性便秘。

7. 药物对中枢神经的作用

如阿片酊、吗啡等药物，可作用于肠壁平滑肌，影响肠管蠕动而引起便秘。

（二）对粪便的评估

1. 排便次数

排便是人体的基本生理需要，排便次数因人而异。一般成人每天排便 1~3 次，婴幼儿每天排便 3~5 次。每天超过 3 次（成人）或每周少于 3 次，应视为排便异常。

2. 排便量

每日排便量与膳食种类、数量、摄入液体量、大便次数及消化器官的功能有关。正常成人每天排便量为 100~300 g。进食少纤维、高蛋白质等精细食物者，粪便量少而细腻；进食大量蔬菜、水果等粗粮者，粪便量较多。当消化器官功能紊乱时，也会出现排便量的改变。

3. 粪便的颜色和性状

正常人的粪便呈黄褐色，成形，软便。异常粪便有以下几种。

1）稀糊状或稀汁样便，见于感染性或非感染性腹泻，如急性胃肠炎。

2）大量黄绿色稀汁样便且含有膜状物，可能为假膜性肠炎。

3）大量稀水样粪便，见于艾滋病患者伴有肠道隐孢子虫感染。

4）柏油样便，见于上消化道出血。上消化道出血量在 50～75 ml 时，可出现柏油样便。

5）陶土色便，见于胆管梗阻性疾病。

6）胆绿色便，见于乳儿肠炎。

7）混有新鲜血便，见于下消化道出血。

8）柱状硬便，见于习惯性便秘。

9）羊粪样硬便，见于痉挛性便秘。

10）扁平带状便，见于肛门狭窄及肛门附近新生物。

11）糊状便，见于消化不良症。

12）液体便，见于食物中毒、急性肠炎。

13）泔水样便，见于霍乱。

14）脓血便，见于菌痢、溃疡性结肠炎、局限性肠炎、结肠或直肠癌。

15）黏冻便，见于慢性结肠炎。

16）血样便，见于消化道出血。如直肠息肉、结肠癌、肛裂及痔疮等均可见鲜红色血便。

17）粪便表面有黏液，见于急性肠炎、慢性结肠炎等。

18）寄生虫虫体，肠道寄生虫病患者的粪便中有时可见成虫排出，如蛔虫、蛲虫、绦虫节片及姜片虫等。钩虫虫体需将粪便用水冲洗过筛后才能找到。驱绦虫时需注意寻找有无虫头。

4. 气味

正常粪便因含吲哚及粪臭素等故有臭味。消化不良时粪便有酸臭味，慢性胰腺炎或直肠癌时粪便可有恶臭味。

二、排便异常的护理

（一）便秘

便秘的特征是排出过于干硬的粪便。不能单纯依靠排便次数确定患者有无便秘存在，有人每日排便也可能有便秘症状，另外一些人虽每周只规律地排便 3 次但可无大便干硬、排便费力等便秘症状。

1. 促进排便的方法

1）一般方法：积极去除病因，适当地增加体力锻炼及医疗气功疗法或腹部按摩，养成良好大便习惯。保持情绪稳定，生活要有规律。多吃一些粗纤维的食物及蔬菜、水果，多饮水及服用蜂蜜等润滑之品。不宜过于依赖药物。积极治疗肛裂、痔疮、肛周感染、盆腔炎症等疾病。

2）药物疗法

（1）肛门栓剂：肛门栓剂是一种圆形或椭圆形制剂，插入肛门后在体腔温度下融化，刺激肠蠕动而排便。一般15～30分钟见效。其作用主要是软化粪便，或直接作用于黏膜神经末梢，刺激肠蠕动。使用肛门栓剂时，用手垫纱布或戴指套，捏住栓剂底部，轻轻插入肛门直肠内，抵住肛门处轻轻按揉，嘱患者忍耐5～10分钟再排便。

（2）甘油栓：适用于儿童及老人、体弱者的排便治疗。

（3）液状石蜡：不被肠道吸收，能润滑肠壁及软化粪便。用法：10～30 ml，睡前服用。适于粪便特别干结或年老体弱、排便动力减弱的患者。也可服用甘油10～30 ml。

（4）硫酸镁：硫酸镁亦称盐类泻药，系通过不容易被肠壁吸收的盐类借其在肠道的高渗作用吸住水分，引起水泻。用法：10～20 g，配成50%溶液口服。服时多饮水以稀释之，孕妇忌用。

（5）镁乳：15～30 ml，口服。

（6）酚酞片：2片，每日3次，口服。

（7）多库酯钠：多库酯钠为表面活性剂，口服在肠道内使水分和脂肪渗入粪便，促其软化，适用于排便无力及粪便干结的患者。用法：每日50～240 mg，口服。

（8）开塞露：使用时取1支将药液挤入肛门内，即可排便。

（9）牛黄解毒片：2片，每日3次，口服。

（10）温盐水：2 000～3 000 ml，或温水500～1 000 ml，或肥皂水75 ml加温开水至1 000 ml灌肠。

（11）番泻叶：3～10 g，泡茶饮。用于气虚或津液不足便秘者。

（12）麻黄25 g，白术20 g，杏仁15 g，甘草5 g。每日1剂，水煎服，一般服3剂后大便即通畅。

（13）生大黄粉3～6 g，每晚睡前用温水送服，2～4周为1个疗程，其中药量以每日可无困难排便一次为准，有较好疗效。

3）医疗气功疗法：简单的医疗气功，对部分患者往往能取得良好的效果。

（1）便前用双手食指和中指按摩迎香穴，两掌心相对，全身放松，双目轻闭，意守鼻尖和丹田。每次按摩5分钟即可。

（2）意识诱导：取盘坐式内视体内四心（两足心的涌泉穴，两手心的劳宫穴），使其有麻、热胀感。臆想口服蜂蜜随肠而下。早晚各练1次。

2. 护理措施

1）一般护理

（1）提高饮食中纤维素的含量，多给患者吃含纤维素高的饮食，粗粮如玉米面、荞麦面、豆类等，蔬菜如芹菜、洋葱、蒜苗、菠菜、萝卜、生黄瓜等，水果如香蕉、梨等，还应增加花生油、豆油、香油等油脂的摄入。

（2）每日应给予充足的饮水，至少要保证入量2 000 ml，可喝些淡盐水或蜂蜜水，可每日空腹喝一杯温水。

（3）每日进行适当的运动，长期卧床患者如身体情况允许，也可进行一定范围的活动锻炼。待病情好转后早日下床活动。

（4）培养定时排便习惯，养成良好的规律。

（5）热水坐浴，可有效地促进肠蠕动。

2）病情观察与护理

（1）观察伴随症状，了解原发病因，如便秘伴消瘦、贫血、粪便形状扁小同时便血者，结肠癌与直肠癌的可能性大。便秘伴剧烈腹痛、腹胀、呕吐或腹部肿块，需考虑肠梗阻的可能，如急性腹膜炎、肠套叠、铅中毒、血卟啉病等引起的肠梗阻。新生儿出生后就无粪便排出，即应考虑新生儿直肠闭锁或无肛门。出生后有粪便排出，而后伴发严重腹胀的便秘，多考虑先天性巨结肠症。中老年期出现进行性加重的便秘和伴有腹痛、腹泻与便秘交替出现，多考虑肠结核、结肠癌、结肠过敏等。便秘伴下肢水肿，甚至腹腔积液者，多见于肝硬化和右心衰竭。便秘伴慢性咳、痰、喘，甚至呼吸困难，应考虑为肺气肿、膈肌疲劳无力。

（2）按医嘱应用药物或灌肠，如应用上述措施无效的严重便秘，可与医生讨论治疗方案，如应用甘油栓、开塞露，临时用一次缓泻剂如通便灵胶囊、通泰等，必要时灌肠或用手指挖大便。应用缓泻剂应注意药物起作用时间，避免影响患者休息，另外，还应注意用药量因人而异，以免剂量过大造成患者腹泻。

3）健康教育

（1）向患者及家属讲明不良生活方式和饮食习惯、运动量不足、滥用药物、精神因素等与便秘的关系。

（2）教会患者观察病情。

（3）教会患者及家属简单处理便秘的方法和使用泻剂的原则。

（4）建议患者逐渐减少泻药用量，鼓励其采用其他通便措施。

（二）粪结石

1. 原因

多由于便秘未及时处理而形成。

2. 护理措施

护理措施包括预防和及时处理便秘；必要时灌肠，灌肠无效时，戴手套取出。

（三）肠胀气

胃肠道内有过量气体积聚而不能排出时称为肠胀气。

1. 原因

产生肠胀气原因有 2 种：一种是气体产生过多，如摄入过多产气食品（豆类）或吃饭、饮水时吞入大量气体；另一种是气体排出障碍，如便秘或术后麻痹性肠梗阻。

2. 护理措施

护理措施包括协助患者活动或更换体位、腹部热敷、肛管排气及灌肠等。

（四）大便失禁

1. 原因

大便失禁是由于某种器质性病变或支配肛门括约肌的神经作用失常，造成肛门括约肌的控制功能发生障碍的表现。任何引起肛门括约肌功能完整性受损的情况均可导致大便失禁。

2. 护理措施

对大便失禁患者的护理主要是予以心理支持，局部皮肤护理，并针对其原发病予以相应治疗。

三、灌肠法

灌肠法是将一定量的溶液，借助灌肠器具，由肛门经直肠灌入肠腔内的方法。根据不同目的，可将灌肠法分为不保留灌肠和保留灌肠两大类。

（一）适用范围

1. 不保留灌肠

1）大量不保留灌肠

用于：①刺激肠蠕动，软化和清除粪便，排除肠胀气，减轻腹胀。②清洁肠道，用于手术检查前或分娩前做准备。③稀释和清洁肠道内的有害物质，减轻中毒。④灌入低温溶液为高热患者降温。

2）小量不保留灌肠

用于软化粪便，排除肠内积存气体，以减轻腹胀。适用于腹部手术及盆腔手术后肠胀气及老年、小儿、孕妇、心脏病患者等。

3）清洁灌肠

彻底清除肠腔内粪便。常用于直肠、结肠检查，或手术前的准备。

2. 保留灌肠

主要是供给药物治疗肠道疾病或给予镇静剂。

（二）用物

各种灌肠法在用物准备上要做好安排。

1. 不保留灌肠

1）大量不保留灌肠

灌肠筒 1 套、肛管、弯盘、夹子（或血管钳）、润滑油、卫生纸、橡胶单、治疗巾、便盆、输液架、水温计等。溶液为 39～41℃ 清水，或 0.9% 生理盐水，或 0.5%～1.0% 肥皂水。

温度不可过高，以免损伤肠黏膜；温度过低可导致肠痉挛（降温患者除外）。降温时水温为 28～32℃，中暑患者水温为 4℃，成人用量为 500～1 000 ml，小儿用量为 200～500 ml。

2）小量不保留灌肠

治疗盘内备注射器，药杯或量杯盛医嘱指定的溶液，肛管用 14～16 号，温开水5～10 ml，弯盘，卫生纸，橡胶单、治疗巾，润滑剂，夹子（或血管钳），便盆。

常用溶液："1、2、3"溶液，即 50% 硫酸镁 30 ml，甘油 60 ml，温开水 90 ml；或甘油和水各 60～90 ml；或各种植物油 120～180 ml，溶液温度为 38℃。

3）清洁灌肠

用物同大量不保留灌肠，还应准备"Y"形管、引流管及污水桶。

2. 保留灌肠

按医嘱备药液，用物与小量不保留灌肠相同，肛管要选择更细的，药量不超过 200 ml，药液温度为 39～41℃。

（三）实施步骤

1. 不保留灌肠

1）大量不保留灌肠

（1）护士服装整洁，戴好帽子、口罩，洗手。

（2）配制溶液，如用肥皂水灌肠，则取肥皂水 1 000 ml，测温度。

（3）备齐用物，携至患者床旁，向患者说明灌肠目的，以取得合作。嘱患者排尿。关闭门窗，遮挡患者后嘱其取左侧卧位，臀下垫橡胶单与治疗巾。患者肛门括约肌失去控制能力时，可取仰卧位，臀下垫便盆。

（4）肛管前端涂润滑油后轻轻插入肛门 7～10 cm，一手固定肛管，另一手抬高灌肠筒或将筒吊挂于输液架上，使液面距肛门 50～60 cm。放开夹子，固定肛管，使液体缓缓流入肠道。如果进液受阻，可将肛管移动一下。

（5）患者有便意时，嘱患者张口深呼吸并放低灌肠筒，以降低腹压。

（6）待溶液将要灌完时，或患者不能忍受时，夹住橡皮管并拔出肛管置于弯盘内，嘱患者平卧 5～10 分钟，以利粪便软化再排便。

（7）不能下床者，给予便盆，将卫生纸放在易取处。排便后及时取出便盆。

（8）便毕，记录其结果。

2）小量不保留灌肠

（1）备齐用物，携至患者床旁，准备工作同大量不保留灌肠。

（2）灌肠液加温至 38℃。润滑肛管前端，用注射器（100 ml）抽吸灌肠液，连接肛管，排气后，用血管钳夹住肛管，轻轻插入直肠内 7～10 cm，松开血管钳，把注射器内的溶液缓缓注入（注射完毕，将肛管末端抬高，使溶液全部注入），然后灌入温水 5～10 ml，反折肛管，轻轻拔出，放于弯盘中。余同大量不保留灌肠。

（3）嘱患者尽可能 10 分钟后排便。

3）清洁灌肠

（1）操作前患者准备同大量不保留灌肠。

（2）患者取右侧卧位，使溶液能达结肠深部。

（3）先用 0.5%～1% 肥皂水 1 000 ml 按大量不保留灌肠法灌入。待排便后再用生理盐水和清水交替进行灌肠，直至排出液体清亮无粪块为止。

2. 保留灌肠

1）备齐用物，携至患者床旁。解释及准备工作如大量不保留灌肠。

2）保留灌肠前半小时先行清洁灌肠，以便药液灌入后易于吸收。药量较少时（15~20 ml），可不行清洁灌肠。

3）灌液前臀部应抬高 10 cm，使液体易于保留。

4）卧位依病情而定，如慢性痢疾，病变部位多在乙状结肠及直肠，故应采用左侧卧位；阿米巴痢疾，病变部位多位于回盲部，以采用右侧卧位为宜。

5）其他操作方法同小量不保留灌肠，但肛管插入要深，15~20 cm，推注溶液速度要慢，以便药物的保留。

6）拔出肛管后，用卫生纸在肛门处轻轻按揉，嘱患者保留 1 小时以上，以利药物吸收，并做好记录（包括药名、药量及注入时间等）。

7）行肛门、直肠、结肠等手术后的患者或大便失禁者均不宜保留灌肠。

（四）灌肠技术操作并发症

常见并发症包括肠黏膜损伤、肠穿孔、虚脱、大便失禁、肛周皮肤损伤。

1. 肠黏膜损伤

1）发生原因

（1）选用的肛管型号不合适或质地较硬，反复插管导致肠黏膜损伤。

（2）操作者插管时动作粗暴、肛管润滑不够即强行插管。

（3）插管时患者紧张，配合不好，肛门括约肌痉挛，插入困难而致损伤。

2）临床表现：肛门部位疼痛，排便时加剧，局部有压痛；损伤严重时可见肛门溢血或大便带血，局部水肿厉害可致排便困难。

3）预防及处理

（1）操作前耐心向患者做好解释，取得患者的配合；选择型号合适、质地优良的肛管，插管前充分润滑肛管前端。

（2）操作时动作要轻，顺应肠道的解剖结构，缓慢插入，尽量避免反复插管。

（3）插入深度要合适，成人插入深度 7~10 cm，小儿插入深度 4~7 cm。

（4）肛门疼痛和已发生肠出血者遵医嘱给予止痛、止血等对症治疗。

2. 肠穿孔

1）发生原因

（1）灌肠时所选肛管质地粗硬，型号不合适，反复多次插管。

（2）插管时动作粗暴、用力过猛，穿破肠壁。

（3）1 次灌入液量过多，肠道内压力过大。

2）临床表现：灌肠过程中患者突发腹痛、腹胀，查体腹部有压痛和反跳痛。

3）预防及处理

（1）选用型号适宜、质地优良的肛管。

（2）插管时动作应轻缓，遇有阻力时应调整肛管位置或变换患者的体位，避免强行插管。

（3）严格控制灌肠液流入速度，灌肠筒内液面距患者肛门高度 45～60 cm。

（4）一旦发生肠穿孔，应立即转外科行手术治疗。

3. 虚脱

1）发生原因

（1）患者年老体弱、全身营养状况差或患有严重心肺疾患。

（2）灌肠液流入过快、液量过多。

（3）灌肠液温度过低引发肠道痉挛。

2）临床表现：灌肠过程中患者突然头晕、恶心、面色苍白、全身出冷汗，甚至晕厥。

3）预防及处理

（1）灌肠液的温度要适宜，一般为 39～41℃，不可过高或过低（高热患者灌肠降温者除外）。

（2）灌肠时应根据患者的身体状况及耐受力调整合适的流速。

（3）一旦发生虚脱应立即让患者平卧休息并对症处理。

4. 大便失禁

1）发生原因

（1）灌肠时插入肛管动作粗暴，损伤了肛门括约肌或其周围的血管或神经。

（2）灌肠时患者情绪紧张，造成排便反射控制障碍。

（3）长期留置肛管，肛门括约肌反应性降低甚至永久性松弛。

2）临床表现：大便不受控制地由肛门排出。

3）预防及处理

（1）插管时动作应轻缓，避免损伤肛门括约肌及其周围组织。

（2）操作前向患者做好解释工作，消除患者的紧张情绪，鼓励患者加强意识以控制排便。

（3）需肛管排气时，一般置管不超过 20 分钟，如需要可间隔 2～3 小时重复插管排气。

（4）帮助患者重建控制排便的能力，逐步恢复肛门括约肌的控制能力，鼓励患者尽量自己排便。

（5）已发生大便失禁者应保持肛周皮肤清洁、干燥，避免破溃感染。

5. 肛周皮肤损伤

1）发生原因：长期卧床或年老体弱患者灌肠后排便次数增多，肛周皮肤长期受潮湿刺激，抵抗力降低。

2）临床表现：肛周皮肤红肿破溃。

3）预防及处理

（1）患者排便后及时清洗肛周皮肤，保持局部清洁、干燥。

（2）正确使用大小便器，防止擦伤肛周皮肤。

（3）发生肛周皮肤破溃后遵医嘱对症处理。

（王婷）

第三节 排尿活动的观察与护理技术

一、对尿液的评估

（一）正常尿液的评估

健康成人每日排尿 3~6 次，每次 200~400 ml，24 小时总尿量为 1 000~2 000 ml。尿液呈淡黄色至深褐色，且清澈透明。因尿中含挥发酸，故新鲜尿液具有特殊的芳香气味。正常尿液呈弱酸性。尿比重为 1.010~1.030。尿量受液体摄入量、饮食成分及体液排出量的影响。腹腔压力或心理因素可影响正常排尿的次数。尿的颜色因尿量的多少和深浅而不同。婴幼儿与成人相比，排尿量相对增多。

（二）异常尿液的评估

1. 次数和量
尿的次数和量都可发生改变。

1）尿频：指排尿次数增多，但每次尿量正常。全日总尿量增多，见于糖尿病、尿崩症及急性肾衰竭的多尿期等；排尿次数增多而每次尿量减少或仅有尿意并无尿液排出，为膀胱或尿道刺激症状，如膀胱炎、膀胱结核；膀胱容量减少，如膀胱癌、妊娠子宫压迫膀胱、下尿路梗阻、神经源性膀胱、精神紧张与恐惧等。另外应特别注意夜间尿频，其对诊断和治疗更有意义。如夜尿症多伴有夜间排尿次数增多，夜间排尿量等于或超过日间尿量，主要见于心脏功能不全或慢性肾病。心脏功能不全患者，在夜间安静时，由于心脏功能好转而排尿量增多；慢性肾病夜尿增多，是肾浓缩功能减退的表现。

2）多尿：指 24 小时尿量经常超过 2 500 ml。正常情况下见于饮用大量液体、妊娠时；病理情况下多由内分泌代谢障碍，肾小管浓缩功能不全引起，见于糖尿病、尿崩症、肾衰竭等患者。

3）少尿：指 24 小时尿量少于 400 ml 或每小时尿量少于 17 ml。见于发热、液体摄入过少、休克等患者体内血容量不足及心、肾、肝衰竭等。

4）无尿或尿闭：无尿或尿闭指 24 小时尿量少于 100 ml 或 12 小时内无尿者。见于严重休克、急性肾衰竭、药物中毒等。

2. 颜色
肉眼血尿呈红色或棕色，血红蛋白尿呈酱油色或浓红茶色，胆红素尿呈黄褐色，脓尿呈白色浑浊状，乳糜尿呈乳白色。

3. 透明度
尿中有脓细胞、红细胞以及大量上皮细胞、黏液、管型等，可出现尿液浑浊。

4. 气味

若新鲜尿即有氨臭味，提示泌尿道感染；糖尿病酮症酸中毒时，因尿中有丙酮，会有烂苹果样气味。

5. 膀胱刺激征

膀胱刺激征表现为每次尿量少，伴有尿频、尿痛。

二、排尿异常的护理

（一）尿潴留

尿潴留是临床工作中经常遇到的问题，情况紧急，原因很多，需要正确诊断和及时处理。

1. 病因

引起急性尿潴留的病因很多，有时是多种原因引起。

1）机械性梗阻：小儿包茎、后尿道结石或先天性后尿道瓣膜，青壮年尿道狭窄、尿道损伤，老年人前列腺增生、膀胱肿瘤等尿道和膀胱颈梗阻性疾病均可引起急性尿潴留。严重的膀胱颈和后尿道以上尿路出血、膀胱内有大量血块均可引起急性尿潴留。除肾损伤，肾、膀胱肿瘤外，膀胱和尿道的损伤也是急性尿潴留的常见原因。

2）排尿反射功能障碍：颅脑损伤或肿瘤（高级中枢）；脊椎骨折或脊髓肿瘤（脊上中枢）；腰骶部脊膜膨出（排尿中枢）；骨盆骨折（传出神经）；肛门、直肠手术后（反射性）；作用于传出神经的某些药物，如 M 胆碱受体阻滞剂；以及作用于 α 受体的拟肾上腺素药，均可影响排尿反射弧的某些环节，引起排尿功能障碍。蛛网膜下腔阻滞麻醉（简称腰麻）后尿潴留亦属排尿反射功能障碍。低血钾使逼尿肌无力，引起排尿困难或尿潴留，是排尿反射中靶细胞的功能障碍。

2. 护理

1）一般护理

（1）了解尿潴留患者的病史及病因，进行针对性护理，如区别患者是神经症性排尿困难还是反射性括约肌痉挛等引起的排尿困难。

（2）做好安抚工作，解释病因，消除不必要的焦虑和紧张，告诫患者于尿急时应立即排尿。当患者要求排尿时，注意不要催促，不能表现出不耐烦的表情，尽可能协助患者到厕所排尿。

（3）尽量采取适应于患者排尿习惯的方式和环境，如有的不习惯卧床排尿，有的必须站立时才能排尿，应训练患者在床上使用小便器。

（4）利用条件反射，诱导排尿，如让患者听流水声或让患者在排尿时双手指垂于水中的办法诱导患者排尿。

（5）在患者耻骨上区施以交替冷热敷，刺激膀胱收缩可促使尿液排出。

（6）脊髓损伤引起的尿潴留，应在膀胱尚未十分胀满时用手加压排尿，即置手于患者下腹部膀胱膨隆处，轻轻按 10 ~ 20 次，促使腹肌松弛，再用手掌自患者膀胱底部向下推移按压，注意用力均匀，逐渐加大压力，但用力不可过猛，以免膀胱破裂，用此法可减少膀胱余尿。

（7）用针灸治疗有较好效果。一般选阴陵泉、足三里、关元、膀胱俞、肾俞等穴。

2）病情观察与护理

（1）观察排尿状态，包括排尿次数、时间、尿量及尿频、尿急、尿痛、排尿困难等变化，以了解病情转归和治疗后的效果。

（2）观察有无排尿障碍所致对机体的不良影响及其程度，经治疗护理后是否改善等情况。发现异常，及时报告医生。

3）导尿及膀胱穿刺患者的护理

（1）防止感染：导尿或行耻骨上膀胱穿刺者，应严格执行无菌操作，防止感染。

（2）妥善固定：导尿管插入后应妥善固定，防止脱落，避免因导尿管脱落影响排尿而造成再次插管困难。

（3）防止虚脱：对于急性尿潴留患者，第一次放尿，量不得超过 1 000 ml，以免造成腹内压力突然降低，血液滞留在腹腔内，而使有效循环血量突然减少、血压下降引起虚脱。另外，大量放尿使膀胱内血管突然减压，可致血管破裂出血。

（4）鼓励患者多饮水，使尿量增多，起到生理性冲洗的作用，可有效地防治泌尿系感染。

（5）尿液检查，如发现血尿严重，应留小便送检。

（6）注意保暖，防止受凉。

（7）长期导尿的患者应给予抗生素预防感染，并应每日进行膀胱冲洗 2 次。

（二）尿失禁

由于膀胱括约肌损伤或神经功能障碍而丧失排尿自控能力，使尿液不自主地流出，称为尿失禁。

1. 类型

1）持续性尿失禁：指在任何时间和体位时均存在不自主漏尿。最常见于尿道瘘管。导致尿失禁最常见的瘘管类型是膀胱阴道瘘，可继发于妇科手术、放射治疗或产伤。输尿管阴道瘘为少见类型。引起持续性尿失禁的第二位病因是存在开口于尿道或女性生殖道的异位输尿管。异位输尿管常引流发育异常的肾脏上极，漏尿量可能很少，可多年被误诊为阴道分泌物。由于男性异位输尿管总是开口于膀胱颈部或靠近外括约肌的前列腺部尿道，所以男性异位输尿管从不引起尿失禁。

2）压力性尿失禁：指在咳嗽、打喷嚏、体育锻炼或其他引起腹内压增高的活动时突然出现的漏尿现象。其发生机制是腹内压暂时性超过尿道阻力。压力性尿失禁最常发生于失去阴道前壁支撑作用的经产妇或绝经后妇女，也可见于前列腺手术后尿道外括约肌受损的男性。

3）急迫性尿失禁：指伴随强烈尿意的突发性尿失禁。常为膀胱炎症、神经源性膀胱、重度膀胱出口梗阻伴有膀胱顺应性降低患者的表现。鉴别急迫性尿失禁和压力性尿失禁非常重要。首先，急迫性尿失禁通常继发于潜在性病变，原发病变如感染或膀胱出口梗阻治疗后，急迫性尿失禁可消失。其次，急迫性尿失禁通常不宜手术治疗，而以增加膀胱顺应性和（或）增加尿道阻力的药物治疗更为合适。

4）充溢性尿失禁：严重尿潴留和大量残余尿时可出现充溢性尿失禁。感染情况下患者膀胱逐渐扩大，常不能完全排空，膀胱充盈时可有少量尿液漏出。充盈性尿失禁好发于夜间。单纯依据病史和体格检查结果常难以明确诊断充溢性尿失禁，尤其是当患者肥胖叩诊膀胱不满意时。一般充溢性尿失禁的发生需要相当长的过程，患者可全然不知膀胱不能完全排空。因此，任何类型尿失禁患者都应于排尿后行膀胱残余尿测定。膀胱出口梗阻情况解除后，充溢性尿失禁可以治愈。

2. 皮肤护理

保持皮肤清洁、干燥。使用尿垫，床上铺橡胶单和中单；经常用温水清洗会阴部皮肤，勤换衣裤、床单、尿垫；根据皮肤情况，定时按摩受压部位，防止压疮的发生。

3. 外部引流

必要时应用接尿装置引流尿液。女患者可用女式尿壶紧贴外阴部接取尿液；男患者可用尿壶接尿，也可用阴茎套连接集尿袋，接取尿液。此法不宜长时间使用，每天要定时取下阴茎套和尿壶，清洗会阴部和阴茎，并将局部暴露于空气中。

4. 帮助患者有意识地控制或引起排尿

指导患者每日做阴部肌肉收缩和放松锻炼，以增强尿道括约肌的作用，并观察患者的排尿反应，及时提供便器。对尿床的患者，应掌握尿床的时间，在患者尿床前半小时提供便器。对于慢性病患者或老年人，每2～3小时提供一次便器，并逐渐延长间隔时间，刺激排尿反射，试行排尿，以恢复对排尿功能的控制。若病情允许，可采取坐位排尿，并做缓慢而有节律的前倾动作以压迫膀胱；也可以指导患者自己用手轻压膀胱并向尿道方向压迫，协助排空膀胱，每次试行排尿时间以15～20分钟为宜。

5. 留置导尿管

以上措施无效时，可采用留置导尿管的方法。

三、导尿术

导尿术是由尿道插入一导管至膀胱内，以便引流膀胱内的尿液、滴注药物至膀胱内、固定尿道及预防尿道阻塞的方法。导尿术是一种有潜在伤害的操作，除非必要，否则应尽量避免使用，必须使用时，要严格掌握无菌技术。

导尿的主要危害有以下几个方面。

1. 泌尿道感染

泌尿道感染是最常见的导尿并发症。其中以老年人、病情危重者及女性易并发。发生率与导尿管留置的时间直接相关。

2. 其他

下尿路创伤、膀胱张力丧失、膀胱痉挛及形成瘘与溃疡、皮肤完整性受损等。

（一）护理评估

了解病情及诊断，估计患者的合作程度；了解患者导尿的目的，主要有以下几种目的。

1）当其他措施无效时，导尿是解决尿潴留的最后方法。

2）下腹或骨盆手术前及术中排空膀胱，避免误伤膀胱或术后膀胱减压。

3）昏迷、尿失禁、会阴或肛门附近有伤口不宜自行排尿者，以保持局部清洁、干燥。

4）为下尿路阻塞或麻痹（神经性膀胱炎）患者提供排尿的方法。

5）膀胱内注入药物。

6）测量膀胱容量、压力以及检查残余尿容量，鉴别无尿及尿潴留。

7）抢救危重或休克患者时，正确了解尿量，以观察肾功能。

（二）用物

1. 治疗盘内用物

无菌导尿包（治疗碗2个，导尿管8号、10号各1根，血管钳2把，小药杯内盛干棉球4～6个及液状石蜡棉球瓶、洞巾、有盖标本瓶或试管各1个），弯盘1个，无菌手套1副，无菌持物钳1个，0.2%碘伏。

2. 无菌外阴消毒包

治疗碗1个、冲洗壶1个内盛冲洗液，血管钳1把、肥皂水、棉球数个、左手手套1只、量杯、无菌纱布若干、消毒小毛巾、0.2%碘伏。

3. 其他

小橡胶单、治疗巾、便盆及便盆巾、屏风、绒毯、胶布、立灯（必要时）。

（三）实施步骤

1. 女患者导尿术

女性成人尿道短，3～5 cm，富有扩张性，直径0.6 cm左右，尿道口在阴蒂下方呈矢状裂。

1）在治疗室准备好用物，洗净双手，戴帽子、口罩，治疗车推于患者床旁。

2）关闭门窗或用屏风遮挡患者，向患者解释目的，取得合作。

3）站于患者右侧，松开被尾，患者平卧屈膝，将对侧裤腿脱下，放于近侧腿上，远侧用绒毯遮挡。

4）将小橡胶单、治疗巾垫于患者臀下，放好便盆及便盆巾。

5）外阴清洗消毒，打开无菌外阴消毒包，左手戴手套，右手用血管钳夹棉球蘸肥皂水擦外阴，顺序如下：阴阜（用棉球1个）、对侧及近侧腹股沟和大小阴唇（每侧各用棉球1个），最后阴蒂、尿道口、阴道口、肛门。再以左手持冲洗壶，右手持血管钳夹棉球消毒，边冲洗边擦，依肥皂水棉球顺序（冲洗尿道口时更换另一干棉球），冲洗完毕，用纱布擦干（如患者自理程度较好，会阴冲洗，可由患者自行清洗外阴代替），再用0.2%碘伏溶液冲洗会阴部，然后移去便盆及小橡胶单，放于治疗车下层。

6）用消毒小毛巾擦手后翻一面挂于治疗车扶手上。

7）检查导尿包消毒日期，在患者两腿之间打开无菌导尿包，把外层包皮收好，将导尿包放在患者两腿之间，打开内包布，形成无菌区。

8）用无菌持物钳夹出小药杯（内有干棉球）放在无菌区一角，倒 0.2% 碘伏浸湿棉球。

9）检查手套消毒日期，戴好手套，将洞巾铺在患者外阴部，以扩大无菌区。

10）将一弯盘移至会阴下方，用液状石蜡棉球润滑导尿管前端，用血管钳夹住导尿管尾端，同时将 0.2% 碘伏棉球夹到弯盘内，把空药杯放于无菌区右尾端。

11）将无菌纱布叠放于阴唇上方，左手拇指、食指分开小阴唇，暴露尿道口，右手持血管钳夹 0.2% 碘伏棉球消毒，由内向外，分别消毒尿道口、小阴唇、大阴唇，自上而下各用一棉球擦洗消毒，尿道口消毒 2 次。每个棉球只用一次，自上而下，用后污棉球放于弯盘内。

12）右手持血管钳将导尿管对准尿道口缓缓插入 4～6 cm，见尿液流出后再插入少许，松开左手，固定导尿管，使尿液流入弯盘，若需做培养，用无菌标本瓶留尿后盖好瓶盖。将弯盘内的尿液倒入量杯，观察尿液性质。

13）导尿完毕，用纱布按在尿道口，轻轻拔出导尿管，擦净外阴，脱去手套，撤去洞巾，协助患者整理衣服被褥，安置患者休息。

14）如需留置导尿者（应先剃去阴毛），尿管末端反折，用无菌纱布包好，用胶布固定尿管。必要时记录尿量及尿液性质。

2. 男患者导尿术

男性成人尿道长 18～20 cm，有 2 个弯曲，即活动的耻骨前弯和固定的耻骨下弯，3 个狭窄部，即尿道内口、膜部和尿道外口。

1）物品准备：治疗碗内放置无菌纱布，其余同女患者导尿术。

2）操作方法

（1）助患者取仰卧位，两腿平放略分开，暴露阴部，裤腿脱至两膝上 1/3 处，盖好上半身。

（2）术者站于患者右侧，左手用无菌纱布将阴茎拉起，露出龟头用 0.2% 碘伏棉球自尿道口至冠状沟以上环行擦洗 3 次，注意洗净包皮及冠状沟处。

（3）擦洗后用另一纱布垫于阴茎下方。

（4）打开无菌导尿包，并将盖弯盘的半幅无菌巾扇形折叠于弯盘对侧，置弯盘于患者两腿上，戴好手套，铺孔巾时，一手持无菌纱布将阴茎自孔巾内提出，露出龟头。

（5）用 0.2% 碘伏棉球消毒尿道口共 3 次，插管时将阴茎提起与身体成 60° 角使尿道耻骨前弯曲变直，用血管钳夹尿管头端，另一端留在弯盘内，将尿管缓缓插入 18～20 cm，或见尿后再插入 2 cm。若插管时遇有阻力，可能系肌肉收缩所致，可稍停片刻，嘱患者做深呼吸，再徐徐插入，切忌暴力，以免损伤尿道黏膜。视病情需要，留取标本，以备送检。

（6）导尿完毕，取出导尿管，用纱布擦净尿道口，穿好衣裤，整理用物，安置患者休息。

（7）如需留置导尿管者，用蝶形胶布固定尿管，尿管末端反折，用无菌纱布包裹。

（四）注意事项

1）用物必须严格消毒灭菌，并按无菌操作进行，杜绝医源性感染。

2）保持导尿管的无菌，为女患者导尿时，如误入阴道，应更换导尿管重新插入。

3）插管时，动作要轻柔，以免损伤尿道黏膜。

4）遇尿道狭窄患者，可选用新的小号导尿管，变换方向试插，亦可用注射器自导尿管注入液状石蜡，增加润滑度，以增加成功率。尿道痉挛者，可注入 2% 普鲁卡因 2 ml，5 分钟后再行导尿。

5）膀胱高度膨胀的患者及极度衰弱者，首次放尿不应超过 1 000 ml。因大量放尿，可导致腹腔内压力突然降低，大量血液滞留于腹腔血管内，引起血压突然下降产生虚脱。另外，膀胱突然减压，可引起膀胱黏膜急剧充血，发生血尿。

6）导尿前，应向患者了解有无尿道狭窄和损伤史，并注意选择导尿管。

7）留置导尿者，应注意尿道口护理，应用抗生素，进行膀胱冲洗，减少感染的机会。

（五）导尿术操作并发症

导尿术是一项侵入性操作，由于患者自身、导尿材料及操作者的技术水平等原因可产生各种并发症，如尿道黏膜损伤、尿路感染、尿道出血、虚脱、暂时性性功能障碍等。

1. 尿道黏膜损伤

1）发生原因

（1）男性尿道长，存在弯曲和狭窄部位，也存在着个体差异，不容易掌握插管深度。

（2）操作者不熟悉气囊导尿管常识及病理情况下男性尿道解剖。

（3）患者因害羞、担心、焦虑、恐惧等不良心理，造成精神高度紧张，插导尿管时可出现尿道括约肌痉挛。

（4）下尿路有病变时，尿道解剖发生变化，如前列腺增生症，由于前列腺各腺叶有不同程度的增生，使前列腺部尿道狭窄、扭曲变形，此时插入导尿管容易致尿道损伤。

（5）患者难以忍受导尿管所致的膀胱、尿道刺激而自行拉扯导尿管，甚至强行拔管。

（6）所使用的导尿管粗细不合适或使用质地僵硬的橡胶导尿管，导尿管置入时容易引起尿道黏膜的损伤，反复插管引起尿道黏膜水肿、损伤出血。

2）临床表现：尿道外口出血，有时伴血块；尿道内疼痛，排尿时加重，伴局部压痛；部分病例有排尿困难甚至发生尿潴留；有严重损伤时，可有会阴血肿、尿外渗，甚至直肠瘘；并发感染时，出现尿道流脓或尿道周围脓肿。

3）预防及处理：为防止尿道黏膜损伤，术者除需要熟悉男性尿道解剖特点和严格按常规操作外，还需要注意以下各点。

（1）插管前常规润滑导尿管，尤其是气囊处的润滑，以减少插管时的摩擦力；操作时手法宜轻柔，插入速度要缓慢，切忌强行插管，不要来回抽插及反复插管。

（2）对于下尿路不全梗阻的患者，导尿前可先用右手取已备好的润滑止痛胶，挤出少许润滑止痛胶于软管尖端及尿道外口，再轻柔地将止痛胶尖端插入尿道，拇指用力一次性推压，促使软管内胶液进入尿道并达到尿道膜部，退出软管尖端后，以左手拇指、食指、中指3指加压关闭尿道外口1~2分钟。亦可用去除针头的注射器将润滑剂注入尿道口，或在导尿管后端接润滑剂注射器，边插边注射润滑剂，易获成功。

（3）对于前列腺增生者，遇插管有阻力时，将预先吸入注射器的灭菌液状石蜡5~10 ml，由导尿管末端快速注入，插管者用左手将阴茎提起与腹壁成60°角，右手稍用力将液状石蜡注入，同时借助其润滑作用将尿管迅速插入，即可顺利通过增生部位。

（4）选择粗细合适、质地软的导尿管。

（5）插管时延长插入长度，见尿液流出后继续前插5 cm以上，充液后再轻轻拉回至有阻力感处，一般为2~3 cm，这样可避免导尿管未进入膀胱，球囊充液膨胀而压迫、损伤后尿道。

（6）耐心解释，如患者精神过度紧张，可遵医嘱插管前肌内注射地西泮10 mg、阿托品0.5~1 mg，待患者安静后再进行插管。

（7）导尿所致的黏膜损伤，轻者无须处理或经止血镇痛等对症治疗即可痊愈。偶有严重损伤者，需要行尿路改道、尿道修补等手术治疗。

2. 尿路感染

1）发生原因

（1）术者的无菌技术不符合要求，细菌逆行侵入尿道和膀胱。

（2）导尿术作为一种侵入性操作常可导致尿道黏膜损伤，破坏了尿道黏膜的屏障作用。

（3）所采用的导尿管粗细不合适或质地太硬。

（4）技术不熟练，导尿管插入不顺利而反复多次插管。

（5）随着年龄的增加，男性常有前列腺增生，易发生尿潴留，增加了感染的机会。

（6）所采用的导尿管受细菌污染。

2）临床表现：主要症状为尿频、尿急、尿痛，当感染累及上尿道时可有寒战、发热，尿道口可有脓性分泌物。尿液检查可有红细胞、白细胞，细菌培养可见阳性结果。

3）预防及处理

（1）用物必须严格灭菌，插管时严格执行无菌操作，动作轻柔，注意会阴部消毒，可在置管前将0.2%碘伏溶液3~5 ml从尿道口注入，以消毒尿道远端，同时可以起润滑作用。

（2）尽量避免留置导尿管，尿失禁者可用吸水会阴垫或尿套。

（3）应用硅胶和乳胶材料的导尿管代替过去的橡胶导尿管。用0.1%己烯雌酚无菌棉球作润滑剂涂擦导尿管，可减轻泌尿道刺激症状；导尿管外涂上水杨酸可抑制革兰阴性杆菌，阻止细菌和酵母菌黏附到硅胶导尿管上，预防泌尿道感染。

（4）当尿路感染发生时，必须尽可能拔除导尿管，并根据病情采用合适抗菌药物进行治疗。

3. 尿道出血

1）发生原因

（1）前述各种导致尿道黏膜损伤的原因，严重时均可引起尿道出血。

（2）凝血机制障碍。

（3）药物引起尿道黏膜充血、水肿，使尿道易致机械性损伤。

（4）严重尿潴留导致膀胱内压升高的患者，如大量放尿，膀胱内突然减压，使黏膜急剧充血、出血而发生血尿。

2）临床表现：导尿术后出现肉眼血尿或镜下血尿，同时排除血尿来自上尿道，即可考虑为导尿损伤所致。

3）预防及处理

（1）因导尿所致的尿道出血几乎都发生在尿道黏膜损伤的基础上，所有防止尿道黏膜损伤的措施均适合于防止尿道出血。

（2）凝血机制严重障碍的患者，导尿术前应尽量予以纠正。

（3）对有尿道黏膜充血、水肿的患者，尽量选择口径较小的导尿管，插管前充分做好尿道润滑，操作轻柔，尽量避免损伤。

（4）插入导尿管后，放尿不宜过快，第一次放尿不超过 1 000 ml。

（5）镜下血尿一般不需要特殊处理，如血尿较为严重，可适当使用止血药。

4. 虚脱

1）发生原因：大量放尿，使腹腔内压力突然降低，血液大量滞留腹腔血管内，导致血压下降而虚脱。

2）临床表现：患者突然出现恶心、头晕、面色苍白、呼吸表浅、全身出冷汗、肌肉松弛、周身无力，往往突然瘫倒在地，有的伴有意识不清。

3）预防及处理

（1）对膀胱高度膨胀且又极度虚弱的患者，第一次放尿不应超过 1 000 ml。

（2）发现患者虚脱，应立即取平卧位或头低脚高体位。

（3）给予温开水或糖水饮用，并用手指掐压人中、内关、合谷等穴。或是针刺合谷、足三里等，都有助于急救。

（4）如经上述处理无效，应及时建立静脉通道，并立刻通知医生抢救。

5. 暂时性性功能障碍

1）发生原因

（1）患者可能有引起性功能障碍的原发病。

（2）所有其他导尿术并发症都可成为男性患者性功能障碍的原因。

（3）导尿术本身作为心理因素对男性性功能的影响。

2）临床表现：男性性功能障碍，如阳痿、早泄、不射精、逆行射精、男性性欲低下、男性性欲亢进等，均可见于导尿后，但属少见情况。

3）预防及处理

（1）导尿前反复向患者做好解释工作，使患者清楚导尿本身并不会引起性功能障碍。

（2）熟练掌握导尿技术，动作轻柔，避免发生任何其他并发症。

（3）一旦发生性功能障碍，给予心理辅导，如无效，由男科医生给予相应治疗。

6. 尿道假性通道形成

1）发生原因：多见于脊髓损伤患者，反复、间歇性插入尿管，损伤膜部尿道。

2）临床表现：尿道疼痛、尿道口溢血。尿道镜检发现假性通道形成。

3）预防及处理

（1）插入导尿管时手法要缓慢轻柔，并了解括约肌部位的阻力，当导尿管前端到达此处时，稍稍停顿，再继续插入，必要时可向尿道内注入2%利多卡因。

（2）严格掌握间歇的时间，导尿次数为4～6小时一次，每日不超过6次；避免膀胱过度充盈，每次导尿时膀胱容量不得超过500 ml。

（3）已形成假性通道者，必须进行尿道镜检查，借冲洗液的压力找到正常通道，然后向膀胱内置入一导丝，在导丝引导下将剪去头部的气囊导尿管送入膀胱，保留2～3周，待假性通道愈合后再拔除，以防尿道狭窄。

7. 误入阴道

1）发生原因：女性患者导尿通常无困难，但在老年妇女也会出现导尿失败或误入阴道的情况。老年期由于会阴部肌肉松弛，阴道肌肉萎缩牵拉，使尿道口陷于阴道前壁中，造成尿道外口异位。

2）临床表现：导尿管插入后无尿液流出，而查体患者膀胱充盈、膨胀。

3）预防及处理

（1）如为找不到尿道外口引起的导尿失败，则应仔细寻找尿道外口。寻找方法：常规消毒外阴，戴手套，左手食指、中指并拢，轻轻插入阴道1.5～2.0 cm时，将指端关节屈曲，而后将阴道前壁拉紧、外翻，在外翻的黏膜中便可找到尿道口，变异的尿道口一般不深。

（2）导尿管误入阴道，应换管重新正确插入。

四、导尿管留置法

导尿后将导尿管保留在膀胱内，以引流尿液，避免多次插管引起感染以及反复插管造成患者的痛苦。

（一）护理评估

下列情况均需留置导尿管。

1）抢救危重、休克患者时，需正确记录尿量、比重，借以观察病情。

2）盆腔脏器手术前，行导尿并留置导尿管，使膀胱空虚，有利手术并避免术中误伤膀胱。

3）某些泌尿系统的脏器手术前导尿并留置导管，便于术后持续引流和冲洗，并可减轻手术切口的张力，有利于愈合。

4）昏迷、尿失禁或会阴部有损伤者，留置导尿管，以保持会阴部清洁、干燥。

（二）用物

除导尿用物外，另备一次性无菌集尿袋/引流袋、胶布、橡胶引流管、安全别针、细绳。

（三）实施步骤

1）常规导尿法前剃去阴毛，以便于固定导尿管。

2）按导尿术导尿。

3）待尿液流尽后固定尿管。

（1）女性：为女患者固定尿管，可用宽 4 cm、长 12 cm 胶布 1 块，将长度 2/3 撕成 3 条，胶布完整的 1/3 贴在阴阜上，撕开的 3 条中间一条贴于导尿管上，两旁的两条分别交叉贴在对侧大阴唇上。

（2）男性：为男患者固定尿管可用蝶形胶布固定在阴茎两侧，再用细长胶布做环形一圈，固定于阴茎上，开口向上，在距尿道口 1 cm 处再用细绳将折叠的两条胶布扎在导尿管上，剪去过长绳头。

4）导尿管固定后将导尿管末端和玻璃接管相连，接管另一端和橡胶引流管相连，橡胶引流管末端置于无菌集尿袋中，用安全别针固定橡胶引流管于床单上，橡胶引流管须留有一定长度，防止患者翻身时将导尿管拉出。

（四）注意事项

1）指导患者注意保持尿液引流通畅，避免因导尿管脱出、受压、扭曲、堵塞等，影响尿液引流。为防止感染，可用无菌生理盐水冲洗膀胱，每日 2 次。

2）无菌集尿袋内尿液应及时倾倒，橡胶引流管和无菌集尿袋应保持清洁，定时观察和记录尿量、颜色、比重、性状，如有异常及时送检或报告医生及时处理。

3）保持尿道口清洁，防止逆行感染。每日清洁消毒 1 次，男患者尿道口周围涂抗生素药膏，女患者加强会阴部护理，固定尿管的胶布保持清洁。

4）每周更换导尿管 1 次（更换前排空膀胱，休息 4～6 小时再行插入），玻璃接管、橡胶引流管、无菌集尿袋每日更换。

5）长期留置导尿管的患者，应鼓励患者多饮水及经常更换卧位，以防产生泌尿系结石。要定时服用氯化铵、维生素 C 等，以免使尿液变为碱性。及时反映烧灼、疼痛等膀胱激惹症状，观察引流出尿液的质和量并及时记录。如男性患者尿道口有脓性分泌物时，可用手自阴茎根部向前轻轻按摩，以利尿道分泌物排出。

6）长期持续引流的患者，定时做间歇性引流夹管，预防膀胱因无尿液充盈而致痉挛，并可锻炼膀胱反射功能。

（五）留置导尿管术操作并发症

导尿管留置后由于护理和观察不当可能会发生一系列并发症，如尿路感染、后尿道损伤、尿潴留、拔除导尿管后排尿困难等。

1. 尿路感染

1）发生原因

（1）操作者的无菌观念不强，无菌技术操作不符合要求。

（2）留置导尿管期间尿道外口清洁、消毒不彻底。

（3）使用橡胶材料的、较硬的、劣质的、易老化的导尿管。

（4）引流装置的密闭性欠佳，更换无菌集尿袋/引流袋时消毒不严格。

（5）尿道黏膜损伤。

（6）导尿管留置时间与尿路感染的发生率有着密切的关系，随着留置时间的延长，发生感染的机会明显增多。

（7）机体免疫功能低下。

（8）留置导尿管既影响尿道正常的闭合状态，易逆行感染；又刺激尿道使黏膜分泌增多，且排出不畅，细菌容易繁殖。

（9）导尿管和气囊的刺激，易引起膀胱痉挛发作，造成尿液从导尿管外排出，也是诱发尿路感染的重要因素。

（10）无菌集尿袋/引流袋位置过高导致尿液反流也是造成感染的原因之一。

2）临床表现：主要症状为尿频、尿急、尿痛，当感染累及上尿道时可有寒战、发热，尿道口可有脓性分泌物。尿液检查可有红细胞、白细胞，细菌培养可呈阳性结果。

3）预防及处理

（1）尽量避免留置导尿管，尿失禁者用吸水会阴垫、阴茎套式导尿管等。必须留置导尿管时，尽量缩短留置时间。若需长时间留置，可采取耻骨上经皮穿刺置入导尿管导尿或行膀胱造瘘。

（2）严格无菌操作，动作轻柔，避免损伤尿道黏膜，保持会阴部清洁，每天 2 次用 2‰醋酸氯己定或 0.2% 碘伏清洗外阴，同时用碘伏纱布包绕导管与尿道口衔接处。尿道口分泌物多时，可用无菌生理盐水冲洗。每次大便后及时清洗会阴和尿道口，避免粪便中的细菌对尿路的污染。鼓励患者多饮水，无特殊禁忌时，每天饮水量在 2 000 ml 以上。

（3）尽量采用硅胶和乳胶材料的导尿管。采用 0.1% 己烯雌酚无菌棉球作润滑剂涂擦导尿管，可降低泌尿道刺激症状；在导尿管外涂上水杨酸可抑制革兰阴性杆菌，阻止细菌和酵母黏附到硅胶导尿管上，达到预防泌尿系感染的目的。

（4）采用抗反流密闭式引流装置，减少引流装置的更换频率，尽量避免分离尿管与集尿袋接头。

（5）保持引流尿液通畅。随时注意观察尿液颜色、尿量，注意避免尿管、引流袋弯曲受压，保持其通畅，橡胶引流管和无菌集尿袋的位置应低于耻骨联合，防止尿液反流，一旦发生尿道口污染，应进行早期局部治疗，防止细菌逆行感染。

（6）目前已生产出具有阻止细菌沿导尿管逆行功能的储尿器，初步应用认为可减少长期留置导尿管患者的尿路感染发生率，有条件者可采用。

（7）减少或避免膀胱冲洗。对留置导尿管的患者，在病情许可情况下鼓励其多饮水，通过多排尿而达到生理性膀胱冲洗的目的。每日饮水不少于 2 000 ml，平均每小时尿量 50 ml 左右。

（8）在留置导尿管过程中、拔管时、拔管后进行细菌学检查，必要时采用抗生素局部或全身用药，但不可滥用抗生素，以免细菌产生耐药性，引发更难控制的感染。环丙沙星预防与导尿有关的尿路感染效果较好。

2. 后尿道损伤

1）发生原因：多发生于前列腺增生患者，由于后尿道抬高、迂曲、变窄，导尿管不易插入膀胱，而导尿管头部至气囊的距离约有 3 cm，如果插管时见尿液流出即向气囊注水，可因气囊仍位于前列腺部尿道而导致局部撕裂、出血；非泌尿专科人员使用金属导丝插管或者操作粗暴，均可导致膜部尿道穿透伤。

2）临床表现：下腹部疼痛、血尿、尿外渗或排尿困难及尿潴留、导尿管堵塞等。

3）预防及处理

（1）尿道长短变化较大，与身高、体型、阴茎长短有关，老年前列腺肥大者后尿道延长。因此，对于老年男性患者，导尿管插入见尿后应再往前送 8～10 cm，注水后牵拉导尿管能外滑 2～3 cm 比较安全。

（2）一旦发生后尿道损伤，如所采用的是不带气囊的导尿管，应尽早重新插入气囊导尿管，以便牵拉止血或作为支架防止尿道狭窄。后尿道损伤早期，局部充血、水肿尚不明显，在尿道黏膜麻醉及充分润滑下重新插管，一般都能顺利通过。无排尿困难者，仅用抗生素预防局部感染；有排尿困难或出血者，需留置导尿管，试插导尿管失败者，可行单纯耻骨上造瘘。

3. 尿潴留

1）发生原因

（1）引流管不通畅，扭曲、打折，导致尿液无法正常引出。

（2）由于膀胱内血块或絮状沉淀物堵塞导尿管开口，导致尿液无法正常引流，引起尿潴留。

（3）气囊充盈不充分，在外力作用下导尿管容易向外滑脱离开膀胱而不能引流尿液。

2）临床表现：膀胱内充满尿液不能排出，胀痛难忍，辗转不安，有时从尿道溢出部分尿液，但不能减轻下腹部疼痛。严重时，下腹疼痛难忍，膀胱明显充盈胀大。

3）预防及处理

（1）保证引流管通畅，无扭曲、打折。

（2）对留置导尿管患者的护理，除观察尿色、尿量外，还应定时检查患者膀胱区有无膨胀情况。

（3）对尿液浑浊或有大量血尿时，用生理盐水进行持续膀胱冲洗，以稀释尿液，防止形成血块或絮状物堵塞导尿管开口。

（4）一旦患者诉有强烈尿意，应叩诊膀胱区，判断是否有浊音及大致范围。同时挤压导尿管与引流袋连接处，有时可见成团的絮状物或暗红色的血凝块引出，随即大量尿液引出，患者感觉憋尿症状缓解；如经上述处理无效，则需用 50 ml 注射器或专用膀胱冲洗注射器反复抽吸，并注入生理盐水冲洗，直至将堵塞物吸出；如果仍无法疏通导尿管，则需要更换新的导尿管，甚至在膀胱镜下清除膀胱内血块。

4. 拔除导尿管后排尿困难

1）发生原因

（1）长期留置导尿管开放引流，导致膀胱平滑肌失用性功能障碍，排尿困难。

（2）由于导尿管对尿道黏膜的压迫，导致充血、水肿、拔导尿管的过程中可能引起尿道黏膜的损伤，排尿时疼痛、括约肌敏感性增加，发生痉挛，导致导尿管拔除后出现排尿困难。

（3）泌尿系感染时，尿路刺激症状严重者，可影响排尿致尿潴留。

2）临床表现：拔导尿管后无法自主排尿，或在排尿初期由于疼痛而中断排尿。

3）预防及处理

（1）长期留置导尿管者，采用个体化放尿的方法：即根据患者的尿意和（或）膀胱充盈度决定放尿时间。

（2）尽可能早地拔除导尿管。

（3）拔除导尿管后及时做尿液分析及培养，对有菌尿或脓尿的患者使用对致病菌敏感的抗生素；对尿路刺激症状明显者，可予口服碳酸氢钠以碱化尿液。

（4）如患者 2 周后仍有排尿困难，可选用氯贝胆碱、酚苄明、α_1 受体阻滞剂（如哌唑嗪）治疗。

（5）经上述措施处理，若患者排尿困难仍无法解决者，需导尿或重新留置导尿管。

5. 导尿管拔除困难

1）发生原因

（1）气囊导尿管变性、老化致管腔阻塞，无法顺利抽空气囊。

（2）气囊及注、排气接头与埋藏于导尿管壁内的约 1.5 mm 内径的细管相连，此细小通道经常可因脱落的橡皮屑或其他沉淀物堵塞而使气囊内空气或液体排出困难，易造成拔管困难。

（3）气囊内气体或者液体没有抽净，或者是气囊嵌顿在导尿管，导致注气管道被迫关闭；注气管道发生断裂使气体或者液体不能回抽；或者是气囊内注入 0.9% 氯化钠溶液或葡萄糖注射液时间过长，液体形成结晶堵塞了气道。

（4）气囊的注、排气口是根据活瓣原理设计的，如导尿前未认真检查导尿管气囊的注、排气情况，将气囊排气不畅的导尿管插入，可造成拔管困难。

（5）患者精神极度紧张，造成尿道平滑肌痉挛。

（6）尿管周围结晶形成。长期卧床导尿的患者缺乏合理的膀胱冲洗，或饮水量不足，服用某些药物后尿液浓缩，沉淀结晶物增加，可使尿垢样物质附着于气囊表面，造成拔管困难；另外，长期留置导尿管，可引起泌尿道感染，细菌可积聚在导尿管的内外面，有些产生尿素酶的细菌如变形杆菌，产生尿素，形成氨盐，使泌尿道 pH 值升高，也可使尿中结晶形成。

（7）尿管插入过深，气囊未充气前易导致尿管在膀胱内打结，尤其是小号尿管。

2）临床表现：抽不出气囊内气体或液体，拔除导尿管时，患者感尿道疼痛，常规方法不能顺利拔出导尿管。

3）预防及处理

（1）选择硅胶或乳胶材料导尿管，导尿前认真检查气囊的注、排气情况。

（2）气囊内常规注入蒸馏水，尽量不用葡萄糖、生理盐水及加入药物的液体。

（3）女性患者可用麻醉套管针头经阴道前壁穿刺膀胱刺破气囊，拔出导尿管。男性患者则可在B超引导下经腹壁膀胱刺破气囊，然后再行拔管。

（4）因气囊腔堵塞致导尿管不能拔出者，可由导尿管尾部开始逐渐向近尿道外口处剪断导尿管，有时可去除阻塞部位，使囊内液体在气囊的压力下自动流出，但在剪断导尿管前，一定要固定好近端尿管，以防导尿管回缩入尿道。如气囊腔堵塞位于尿道口以外的尿管段，气囊内的水流出后即可顺利拔出，可通过肛门指压气囊，有助于排净气囊内水。如气囊腔因阀门作用，只能注入而不能回抽，则可强行注水胀破气囊，或在B超引导下行耻骨上膀胱穿刺，用细针刺破气囊拔出导尿管。

（5）采用尿管附带导丝或细钢丝（可用输尿管导管导丝）经气囊导管插入刺破气囊将导尿管拔出，这种丝较细，可以穿过橡皮屑堵塞部位刺破气囊壁，囊液流出而拔出尿管，在膀胱充盈状态下对膀胱无损伤。

（6）对于精神极度紧张的患者，要稳定其情绪，适当给予镇静剂，使患者尽量放松，或给予阿托品解除平滑肌痉挛后一般均能拔出。

（7）尽量让患者多饮水，每日1 500～2 500 ml；采用硅胶导尿管；每次放尿前要按摩下腹部或让患者翻身，使沉渣浮起，利于排出。还可使用超滑导尿管，减少尿垢沉积。

（8）给小儿导尿时，避免插入过深，气囊充气以前避免放尿，以免尿管打折。

6. 尿道狭窄

1）发生原因

（1）多发生于男性患者，与其球部尿道的解剖结构有关。留置导尿管后，导尿管在耻骨下弯前壁、耻骨前弯后壁压迫，可导致尿道黏膜缺血坏死；而患者休克或体外循环时，血容量降低，尿道黏膜血容量亦显著降低，此时尿道上皮细胞对插管更为敏感，即使短时间留置导尿管也极易引起尿道狭窄。

（2）导尿管过粗压迫尿道黏膜，导致尿道黏膜损伤可致尿道狭窄。

（3）尿路感染：除了导尿管的化学毒性外，细菌易附着于导尿管表面，形成逆行感染。

2）临床表现：排尿困难，尿频、尿急、排尿不尽，并逐渐出现剩余尿，最终出现尿潴留或充盈性尿失禁。

3）预防及处理

（1）长期留置导尿管应定期更换，每次留置时间不应超过3周。

（2）选择导尿管不宜过粗。

（3）患者尿道口用0.2%碘伏清洁，1～2次/天，保持引流通畅，用1:5 000呋喃西林溶液冲洗膀胱，1～2次/天。鼓励患者多饮水，增加尿量冲洗膀胱，每天更换1次引流袋，及时倒尿，观察尿液颜色、性状，发现异常及时报告医生。

（4）已出现尿道狭窄者，可行尿道扩张术，应用滚动式汽化电刀切除尿道瘢痕。

7. 引流不畅

1）发生原因

（1）导尿管引流腔堵塞。

（2）导尿管在膀胱内"打结"。

（3）导尿管折断。

（4）气囊充盈过度，压迫刺激膀胱三角区，引起膀胱痉挛，造成尿液外溢。

（5）引流袋位置过低，拉力过大，导尿管受牵拉扭曲、打折、变形，直接影响尿液引流。

2）临床表现：无尿液引出或尿液引出量减少，导致不同程度尿潴留。

3）预防及处理

（1）留置导尿管期间应指导患者适当活动，无心、肾功能不全者，应鼓励多饮水，成人饮水量每天 1 500~2 000 ml。

（2）长期留置导尿管者，每月至少更换导尿管 1 次。

（3）用导尿管附带的塑料导丝疏通引流腔，如仍不通畅，则需更换导尿管。

（4）引流袋放置不宜过低，导尿管不宜牵拉过紧，中间要有缓冲的余地。经常巡视、检查导尿管与引流袋的引流情况。

（5）导尿管在膀胱内"打结"，可在超声引导下细针刺破气囊，套结自动松解后拔出导尿管。亦可于尿道口处剪断导尿管，将残段插入膀胱，在膀胱镜下用 Wolf 硬性异物钳取出。

（6）导尿管折断者，可经尿道镜用异物钳完整取出。

（7）有膀胱痉挛者，给予溴丙胺太林或颠茄合剂等解痉药物口服。

8. 血尿

1）发生原因

（1）持续放尿使膀胱处于排空状态，增加了尿道顶端与膀胱内壁的接触，由于异物刺激，膀胱持续呈痉挛状态，造成缺血缺氧，形成应激性溃疡。

（2）留置导尿管的患者如导尿管过紧，气囊内充液少，患者翻身时导尿管过度牵拉，气囊变形嵌顿于尿道内造成尿道撕裂。

（3）长期留置导尿管，造成逆行感染。

2）临床表现：尿道疼痛，尿液外观为洗肉水样、血样或有血凝块从尿道流出或滴出；尿液显微镜检查红细胞数每高倍镜视野多于 5 个。

3）预防及处理

（1）长期留置导尿管的患者，应采取个体化、间断放尿的方法，以减少导尿管对膀胱的刺激。

（2）气囊内注入液体要适量，以 5~15 ml 为宜，防止牵拉变形进入尿道。

（3）引流管应留出足以翻身的长度，防止患者翻身时过于牵拉导尿管，致尿道内口附近黏膜及肌肉受损。

（4）定期更换导尿管和无菌集尿袋，并行膀胱冲洗及使用抗生素以预防泌尿系感染。

（5）有条件者使用具有阻止细菌沿导尿管逆行功能的储尿器，可减少长期留置导尿管患者的尿路感染发生率。

9. 膀胱结石

1）发生原因

（1）主要原因是导尿管留置时间过长导致尿路感染，尿路感染时形成的细菌团块、脓块与尿酸、草酸等容易在膀胱内形成晶体，颗粒聚集起来从而形成结石。特别是长期卧床患者更容易发生。

（2）使用劣质导尿管或注水量超过气囊所承受的容量，可导致气囊自发破裂，若有碎片残留形成结石核心，可形成膀胱结石。

2）临床表现：通常有尿流突然中断，伴剧烈疼痛，且放射至会阴部或阴茎头部，改变体位后又能继续排尿或重复出现尿流中断。排尿困难伴尿频、尿急和尿痛。继发感染时，症状加重，甚至出现脓尿。亦可伴有血尿，以终末血尿多见。

3）预防及处理

（1）长期留置导尿管应定期更换，每次留置时间不应超过 3 周，长期卧床者应多喝水并定期行膀胱冲洗，预防尿路感染。

（2）选择质量过关的导尿管，插管前仔细检查导尿管及气囊，并注水观察气囊容量。

（3）导尿管滑脱时应仔细检查气囊是否完整，以免异物残留于膀胱，形成结石核心。

（4）因留置导尿管而形成的膀胱结石，多为感染性结石，其生长速度比较快，所以比较疏松，运用各种方法碎石效果均良好。对直径较小、质地较疏松的结石可采用经尿道膀胱镜碎石术。对直径为 1～2 cm 的结石，可应用体外冲击波碎石。

（5）如结石大于 4 cm 者，可行耻骨上膀胱切开取石术。

10. 尿道瘘

1）发生原因：偶尔发生于男性截瘫患者。长期留置导尿管使具有抑菌作用的前列腺液流入尿道受阻，致尿道黏膜免疫力下降；患者在脊髓损伤后，皮肤、黏膜神经营养障碍；有些患者在骶尾部压疮修补术后长期采用俯卧位，尿道易在耻骨前弯和耻骨下弯处形成压疮，并发感染后长期不愈，终致尿道瘘。

2）临床表现：局部疼痛，尿液外渗至阴囊、皮下组织等。

3）预防及处理

（1）截瘫患者尽早采用间歇导尿以预防尿道感染和压疮的发生。

（2）对于俯卧位者，将气囊导尿管用胶布固定于下腹一侧，以避免在尿道耻骨前弯处形成压疮。

（3）已形成尿道瘘者，可采用外科手术修复。

11. 过敏反应和毒性反应

1）发生原因

（1）患者对乳胶过敏或过敏体质者。

（2）乳胶导尿管中含有一种对人体有毒的物质。

2）临床表现：全身反应有荨麻疹、鼻炎、哮喘、结膜炎、休克及支气管痉挛，局部反应表现为皮肤红斑、瘙痒、鳞屑、水疱及丘疹等。

3）预防及处理

（1）选用硅胶气囊导尿管。

（2）发生过敏者，马上拔除导尿管，并换用其他材料导尿管。给予抗过敏的药物，如氯苯那敏、氯雷他定等；出现休克者，按过敏性休克抢救。

12. 耻骨骨髓炎

1）发生原因：偶见于骨盆手术或创伤后长期留置导尿管的患者，由于细菌感染引起。

2）临床表现：全身反应表现为不明原因发热，脉搏快、乏力、食欲减退，可有寒战，严重者呈败血症表现。局部反应表现为早期患部疼痛、肿胀和压痛，骨质因炎症而变松，常伴有病理性骨折。病变部位常可发现窦道口，窦道口常有肉芽组织增生。

3）预防及处理

（1）对于需长期留置导尿管者，采用间歇导尿术。

（2）在急性期，宜早期、大剂量、联合使用抗生素。

（3）改善全身状况，静脉输液补充营养，必要时少量多次输注新鲜血，提高机体抵抗力。

（4）病灶的处理：摘除死骨，封闭无效腔，有效引流。

13. 梗阻解除后利尿

1）发生原因：导尿后梗阻解除，大量的尿液丢失，可使血容量减少，电解质失衡。

2）临床表现：偶尔发生于慢性尿潴留肾功能不全的患者，尿量明显增加，严重者可致低血压、昏迷，甚至死亡。

3）预防及处理：导尿后应严密观察尿量及生命体征，根据尿量，适当补充水、电解质，以免发生低钠、低钾及血容量不足，但不宜按出入量对等补充，以免延长利尿时间。

（宋敏）

第八章　清洁、消毒、灭菌和无菌操作技术

第一节 清洁、消毒和灭菌技术

一、概念

医院清洁、消毒、灭菌是预防与控制医院感染的重要措施之一。

清洁是指用清水、清洁剂及机械洗刷等物理方法清除物体表面的污垢、尘埃和有机物，其作用是去除和减少微生物，并非杀灭微生物。适用于医院地面、墙壁、家具、医疗护理用品等物体表面的处理，也是物品消毒、灭菌的前期步骤。

消毒是指用物理或化学方法清除或杀灭传播媒介上除芽孢以外的所有病原微生物，使其达到无害化的处理。

灭菌是指用物理或化学方法清除或杀灭传播媒介上全部微生物的处理。包括致病微生物和非致病微生物，也包括细菌芽孢和真菌孢子。

二、消毒与灭菌方法

（一）物理消毒灭菌法

1. 煮沸消毒灭菌法

煮沸消毒适用于耐热耐湿物品的消毒处理。一般用于餐具、食物、棉织物、金属和玻璃、陶瓷器皿的消毒处理。它是使用最早的消毒方法，简便易行，效果可靠。在水温达 100℃ 时，细菌繁殖体几乎立即死亡，通常水沸腾后，再煮 5~15 分钟，可达消毒目的。细菌芽孢耐热能力较强，有些芽孢需要煮沸数小时才能够杀灭。大气压对水的沸点影响较大，不同海拔地区，水的沸点有差异。高原地区水的沸点较低，因此煮沸消毒时间相应延长。在水中加入碳酸氢钠，可以提高沸点。对于不耐 100℃ 的物品，在水中加入少量增效剂，如 0.2% 甲醛或 0.01‰ 升汞，经 80℃ 处理 60 分钟，也可达到消毒灭菌目的。消毒锋利性器械，如手术刀及缝合针时，可使之锋利性受损，故应采用浸泡消毒方法。

1）方法

（1）煮沸前将物品彻底刷洗干净。不应留有血污、痰迹、脓液、分泌物与排泄物等。

（2）玻璃类器材用纱布包好，首先放入冷水或温水中，然后加热，待水沸后开始计时，煮沸 15~30 分钟。

（3）橡胶类物品用纱布包裹，待水沸后放入，煮沸 5~10 分钟。

（4）金属及搪瓷类待水沸后放入，煮沸 10~15 分钟。如加入碳酸氢钠配成 1%~2% 的浓度时，可提高沸点达 105℃，可促进芽孢死亡，增强杀菌作用，且能防锈。

（5）锐利器材，如刀、剪等，在急需情况下，可用棉花将刃面包裹后放入沸水中煮沸 3～5 分钟即可。接触肝炎的刀剪等器械，应煮沸 30 分钟。

（6）煮沸消毒达到预定时间后，用无菌持物钳将物品取出，放置于无菌容器内，并保持无菌状态。

2）注意事项

（1）煮沸时物品应完全浸没在水中，消毒物品的放置，一般不应超过消毒容器的 3/4。有轴节的器械及带盖的容器应打开，使其内面完全与水接触。相同大小的碗、盆不能重叠，必须隔开。

（2）煮沸消毒时间从水沸后开始计算。在煮沸消毒过程中如再加入物品，则应在第二次水沸后开始计时。

（3）一般的细菌在 100℃ 沸水中保持 5～10 分钟即可死亡，如疑有芽孢菌污染的器械物品则应煮沸 1～3 小时方能达灭菌目的。

（4）在消毒过程中，不能重新加入新的污染物。最好是一次放好被消毒的物品，并计算时间。如需在消毒中途加入新的污染物品，那么时间就应重新开始算起。

（5）消毒完毕应注意防止再污染消毒物品。最好是放掉煮沸消毒器中的废水，利用其余热自动将消毒物品烘干。

2. 燃烧灭菌法

利用高热，使菌体蛋白凝固变性而死亡，以达到灭菌目的。多用于耐高热、不怕燃烧的物品，如消毒急用的搪瓷容器、手术器械；或已带致病菌而又无保留价值的物品如污染的纸张，某些特殊感染的敷料（破伤风、气性坏疽等）。

1）先将容器擦干，再倒入少量 95% 乙醇，点燃后慢慢转动容器，使其内面遍布火焰；急用金属器械时，可将器械放在乙醇灯火焰上烧灼 1～2 分钟；但锐利及贵重器械禁用燃烧或烧灼灭菌法。

2）此法应注意安全，需远离易燃、易爆物品，如氧气、乙醚、汽油等。燃烧过程中不可加乙醇，以免引起烧伤或火灾。

3. 高压蒸汽灭菌法

高压蒸汽灭菌法是利用高温和高压而灭菌的，其压力可达 103.43 kPa，温度达 121.3℃，经 15～30 分钟可达灭菌目的。凡属耐高温、不怕潮湿的物品均可采用此法灭菌，如各种布类、敷料、金属器械、玻璃器械、搪瓷用品等，均可采用此法灭菌。

1）方法

（1）手提式高压蒸气灭菌器：加水 2 000 ml 至隔层器内，放入需灭菌物品，将盖旋紧，锅下加热，开排气门排尽冷空气。继续加热，待压力表升至 103.4 kPa，温度 121.3℃ 时，调节热源，维持衡压 15～30 分钟，进行排气，待压力降至"0"时，将盖慢慢打开，蒸汽散尽后取出已灭菌物品。

（2）大型高压蒸汽灭菌器：关闭所有开关，将需灭菌的物品放入锅腔内，开启蒸汽。当压力表指针上升至 6.9 kPa 时，打开放汽开关，排尽锅内冷空气，当压力表指针返回"0"时，关闭放汽开关，继续加热，使压力上升至 103.4 kPa，温度达 121.3℃ 时，即可开始计算灭菌时间。15～30 分钟停止供热，并打开放汽开关。待压力表指针回指"0"处后，再慢慢开启锅门，蒸汽散尽后，取出无菌物品。

2）注意事项

（1）详细检查高压灭菌器各部件性能是否完好；灭菌时不得随意离开，应注意防止事故。

（2）物品不宜包装过紧、过大，以免妨碍蒸汽流通；但过松易被污染。

（3）装锅不宜过满，要留有空隙，否则达不到灭菌目的。

（4）贵重仪器、绝缘塑料类，不能高压灭菌。一般尖刃器械不宜加热灭菌，以免损坏刃部。

（5）瓶内液体灭菌，应把瓶口扎紧，瓶内液体不可装满，应留有一定空隙。

（6）橡皮类物品应涂擦少量滑石粉，装锅时不使受压，以防发生粘连。

4. 干烤烤箱灭菌法

多用于耐高热而不宜湿热处理的物品，如玻璃器皿、医疗器材、油脂、粉剂等。

1）使用烤箱前先接通电源，调节好所需灭菌的温度。将灭菌物品依次放于烤箱内，关闭箱门。打开排气孔，使箱内余湿排出，当温度上升至105℃，关闭气孔。当达到要求的温度时，保持其恒温至灭菌时间，切断电源。

2）灭菌时间应由烤箱达到要求的温度算起，箱门应关紧，避免漏气。

5. 光照消毒法

1）方法

（1）日光暴晒法：日光由于其热、干燥和紫外线的作用，而具有一定的杀菌力。多用于一般被褥、床垫、毛毯、衣服等的消毒。暴晒时把物品直接放在日光下暴晒，每隔2小时翻动1次，使各面均同日光接触，一般日光直接暴晒6小时可达消毒目的。

（2）紫外线灯管消毒法：用于空气消毒，有效距离不超过2 m，照射时间30～60分钟；消毒物品时，在25～60 cm距离下，照射20～30分钟。从灯亮5～7分钟开始计时（灯管需要预热，使空气的氧电离产生臭氧，需一定时间）。

2）注意事项

（1）注意眼睛及皮肤的保护，卧床患者要戴墨镜或用纱布遮盖，叮嘱患者不要直视紫外线灯源，身体用被单遮盖，以免引起眼炎及皮肤红斑。

（2）由于紫外线的穿透性差，故被消毒的物品不可有任何遮蔽，应摊开或挂起，经常翻动，使之在直光下照射。

（3）照射前，病室应先做清洁卫生工作，因紫外线易被灰尘微粒吸收，停止走动，减少尘埃飞扬。

（4）紫外线灯管要保持清洁透亮，灯管要轻拿轻放，关灯后不应立即再开，需冷却3～4分钟再开，可以连续使用4小时，但通气散热要好，以保护灯管寿命。

（5）灯管使用期限不能超过4 000小时，应建立使用时间登记卡，达到规定时间的3/4即应更换新管。

（6）对紫外线效果要经常进行鉴定，定期进行空气培养，以检查杀菌效果。

（二）化学消毒灭菌法

利用液体或气体的化学药物渗透细胞内，使菌体蛋白凝固、变性或使细胞膜通透性改变，破坏其生理功能，从而抑制微生物生长、繁殖或杀灭微生物的方法。

1. 化学消毒剂的作用原理

1）与菌体蛋白质的氨基结合，使蛋白质变性、酶活性消失，如甲醛、碘酊。

2）与菌体蛋白质的巯基、氨基结合，使蛋白质变性，如戊二醛。

3）通过对菌体蛋白质分子的烷基化作用，干扰酶的正常代谢而杀灭微生物，如环氧乙烷。

4）抑制细菌酶活性，破坏细胞代谢导致菌体死亡，如含氯杀菌剂漂白粉、优氯净。

5）使菌体蛋白凝固变性，如70%～75%的乙醇。

6）破坏细胞膜的酶活性，使胞浆膜破裂，如氯己定。

2. 化学消毒灭菌的使用方法

1）浸泡法：将消毒物品浸泡于消毒液内。浸泡时间的长短根据物品和消毒液性质、浓度来决定。

2）喷雾法：借助喷雾器将化学消毒剂均匀喷洒，使消毒剂产生微粒气雾弥散进行空气、物体表面的消毒。

3）熏蒸法：利用消毒剂产生气体进行消毒。

4）擦拭法：选用对人体无毒性或毒性低、杀菌广谱、易溶于水、穿透力强的化学消毒剂来擦拭墙壁、桌椅等。

5）环氧乙烷气体密闭消毒法：利用灭菌剂气体，在密闭容器内进行消毒的方法，适用于不耐热、不耐潮的物品消毒。特别对不能耐受高湿热灭菌法的贵重医疗器械（呼吸器、雾化器、血压计、听诊器等）、化纤织物、书报、票证等，均无损耗和腐蚀等不良反应。

（1）投药量为0.4～0.8 kg/m^3，消毒效果和密闭时间、药物浓度以及温湿度有密切关系，灭菌所需时间8～24小时（随浓度而异），浓度越高，时间越短。湿度在30%～50%时效果最佳。

（2）操作方法：①将装有环氧乙烷的钢瓶放入40～50℃温水中，使其迅速气化。②用特制的丁基橡胶袋，袋壁有进气口，将备消毒物装入袋内，物品数量根据袋的大小决定，（一般不超过袋的1/2），要留有空隙，折叠袋口，挤出袋中空气，扎紧袋口，将环氧乙烷钢瓶的玻璃管接于橡胶袋进气口，使气体迅速进入，并充满整个消毒袋（投药量应根据体积来计算）。将橡胶袋通气口关闭，于20～30℃室温中放置8～24小时。

（3）注意事项：①环氧乙烷是一种化学性质活跃的环氧化合物，易燃烧、爆炸，应储存在阴凉通风无火源处，严禁放入电冰箱内（如瓶口漏气、气体逸出，遇电动机的火花即可引起冰箱爆炸），也不可放在日光下暴晒，以防液体受热急骤气化，膨胀增压，引起爆炸，必须注意安全。②消毒时，应注意环境的温度与相对湿度。在低温季节，如用温水加热环氧乙烷钢瓶时，必须先开钢瓶开关，加温热水温度不可超过70℃。

③每次消毒必须鉴定灭菌效果，可将毒性小、抗力强的枯草杆菌芽孢悬液接种于普通琼脂试管斜面上，随同需要消毒的物品一起置于消毒容器中，并做内外对照培养，结果阴性时，方能使用。④检测有无漏气，可用浸有硫代硫酸钠指示剂（取饱和硫代硫酸钠溶液9份加1%酚酞乙醇指示剂1份摇匀）的滤纸片，贴于可疑部位，如有漏气，滤纸片即由白色变为粉红色。⑤环氧乙烷有一定的吸附作用，因此消毒后的物品，应放置在通风环境中，待气体散发后再使用，一般需要3~7天。⑥在环氧乙烷消毒的操作过程中，如有头昏、头痛等中毒症状时，应离开现场，至通风良好处休息。

（王婷）

第二节　无菌操作技术

无菌操作是指在医疗、护理操作过程中，不使已灭菌的物品或区域受污染，避免病原微生物侵入或传播给患者的一项重要的基本操作。无菌技术及操作规程是根据科学原则制定的，每个医护人员必须遵守，以保证患者的安全。

一、基本概念

（一）无菌物品

经过物理或化学方法灭菌后，未被污染的物品。

（二）无菌区

经过物理或化学方法灭菌处理而未被污染的区域。

（三）非无菌区

未经灭菌处理或经灭菌处理后被污染的区域。

二、无菌技术操作原则

1）环境要宽敞并定期消毒，操作前半小时须停止扫地、更换床单等工作，减少走动，避免不必要的人群流动，防止尘埃飞扬。

2）无菌操作前，工作人员要衣帽整洁、洗手、戴口罩，口罩须盖住口鼻，最好用一次性口罩，一般情况下，口罩应每4~8小时更换一次，一旦潮湿，细菌易于穿透，应及时更换。

3）在无菌技术操作时首先应明确无菌区和非无菌区。无菌物品与非无菌物品应分开放置，并定期检查。无菌物品不可暴露在空气中，必须存放于无菌包或无菌容器内。如果无菌物品被非无菌物品接触过，或放置在视觉看不到的地方，或在护士的腰部以下时，则成为非无菌物品。

4）取无菌物品时，必须核对灭菌日期，使用无菌持物钳夹取，无菌物取出后虽未使用，亦不能再放回原处。进行无菌操作时，如疑有污染或已被污染，则不可使用。

5）凡未经消毒的手和物品，不可触及或跨越无菌区。

6）无菌容器及包外应注明物品名称、消毒灭菌日期，放在固定处，并保持清洁干燥。

7）执行无菌操作的地方要宽阔、平坦、干燥，以防无菌物品被污染。

8）一套无菌物品，只供一名患者或一处伤口使用，以免发生交叉感染。

9）手术室内需保持窗户遮蔽或关闭，不要向无菌区打喷嚏或咳嗽，尽量少讲话。

10）流动的空气能携带微生物，在进行无菌操作的过程中，要保证关好门、尽量减少人员流动。

三、无菌操作的基本方法

（一）目的

保持无菌物品及无菌区域不被污染，防止病原微生物侵入或传播给他人。

（二）评估

1. 操作项目及目的

如进行护理操作及各种诊疗技术等。

2. 操作环境

操作区域是否整洁、宽敞、安全；操作台是否清洁、干燥、平坦。

3. 无菌物品

无菌物品存放是否合理，无菌包或容器外标签是否清楚、有无失效。

（三）计划

1. 目标/评价标准

1）患者明确无菌操作重要性，有安全感，愿意配合。

2）无菌物品和无菌区域未被污染。

3）患者和工作人员得到保护，未见交叉感染。

2. 用物准备

1）无菌持物钳：常用无菌持物钳有三叉钳、卵圆钳和长、短镊子4种。

无菌持物钳浸泡在大口有盖容器内，容器深度与钳长度比例适合，消毒液面浸没轴节以上2~3 cm或镊子长度的1/2，每个容器只能放置一把无菌持物钳。另有干燥法保存，4~8小时更换一次。

2）无菌容器：常用的无菌容器有无菌盒、罐、盘及储槽等。无菌容器内盛治疗碗、棉球、纱布等。

3）无菌包：内包无菌治疗巾、敷料、器械等。

4）无菌溶液、启瓶器、弯盆。

5）无菌橡胶手套。

6）治疗盘、小手巾、小纸条、签字笔。

（四）实施

1. 无菌持物钳的使用

无菌持物钳是用于夹取和传递无菌物品的器械。

无菌持物钳的使用方法及注意事项：

1）无菌持物钳应打开关节浸泡在有消毒液的大口容器内，容器的底部垫以无菌纱布，消毒液浸过钳的2/3（关节上1 cm），每个容器只能放置一把无菌钳，容器应加盖。

2）无菌持物钳只能夹取无菌物品，不能触碰未经消毒的物品，也不能用以消毒或换药。如有污染或疑有污染时，应重新消毒。

3）放取持物钳时，应将钳端闭合，不可触碰容器口及边缘。

4）使用无菌持物钳时，钳端向下，不能倒转向上，以免消毒液倒流，污染钳的无菌部分。

5）如到远处夹取物品，应将容器一同搬移，用完后立即放回容器中，不可在空气中暴露过久。

6）无菌持物钳与浸泡容器每周清洁消毒一次，并更换消毒液。

7）不可用持物钳夹取油纱布，以免油污染其他无菌物品及消毒液。

2. 无菌容器使用法

无菌容器用于存放无菌物品，应保持其无菌。

1）打开无菌容器盖时，盖的内面（无菌面）朝上，置于稳妥处，用后须随时将容器盖放回、盖严，避免无菌物品在空气中暴露过久。

2）从容器中夹取物品时，无菌持物钳不可触碰容器边缘。手持无菌容器时，应托住底部，不可将手碰到容器的内面和口缘。

3）浸泡消毒器械时，应在容器盖上注明器械名称和浸泡时间，达无菌时间后，方可使用。

4）无菌容器应每周消毒1次。

3. 取用无菌溶液法

取用无菌溶液时，应注意下列事项。

1）操作前洗手，戴帽子、口罩。

2）取用无菌溶液时，先将瓶外擦净，核对标签，检查瓶盖有无松动，药液有无变质、沉淀及有效期。

3）除去铝盖，用双手拇指将瓶塞边缘向上翻起，再用拇指和食指把瓶塞拉出，用食指和中指套住瓶塞，注意手不可触及瓶口和瓶塞内面。

4）倒溶液时标签向上，先倒出少许溶液于弯盘内，以冲净瓶口，再由原处按所需量倒入容器内。如液瓶中尚余溶液，倒后即将橡胶塞对准塞紧。已打开的溶液瓶，保存24 小时。

5）如打开烧瓶装的无菌溶液时，先解开系带，手持杯口盖布外面，不可触及盖布内面及瓶口，倾倒溶液瓶方法同密封瓶。

6）不可将敷料或器械直接放入无菌溶液瓶内蘸取，以免污染；已倒出的溶液不可再倒回瓶中。

4. 无菌包的使用

无菌包应选用质厚、致密、未脱脂棉布制成的双层包布。包布内面为无菌面，外面为污染面。

1）包扎法：选用质厚、致密、未脱脂的棉布制成双层包布。将物品放置于双层包布中央，并把包布的一角盖在物品上并将角尖端反折；然后盖好左右两角，同法将角尖端反折；最后一角包好后扎紧。

2）打开方法

（1）取出无菌包时，先查看无菌包名称、消毒日期。

（2）将无菌包放在清洁、干燥、平坦处，解开系带卷放在包布下。

（3）用拇指和食指先揭开包布外角，再揭开左右两角，最后用无菌持物钳揭开内角。

（4）用无菌持物钳取出所需物品，放在事先备好的无菌区域内，如包内物品一次用不完，则按原折痕包起扎好，注明开包时间，24小时后仍未用完须重新消毒。

（5）如需要将小包内物品全部取出，可将包托在手上打开，另一手将包布四角抓住，稳妥地将包内物品放入无菌容器中或无菌区域内。

5. 无菌盘的铺法

将无菌治疗巾铺在清洁、干燥的治疗盘内，形成一个无菌区域，其中放置无菌物品，供短时间内存放无菌物品，以便无菌操作。

1）一般用半铺半盖双折治疗巾铺法。先打开无菌治疗巾包，用无菌钳取出治疗巾，放在治疗盘内。

2）双手握住治疗巾上层两角的外面，轻轻抖开，双折铺于治疗盘上（内面为无菌面，注意勿污染）。

3）双手捏住上层两角的外面，四折到对边，使无菌面朝上。

4）放置无菌物品后，边缘对齐盖好。将开口处向上翻折两次，两侧边缘向下翻折1次。

5）无菌盘不宜放置过久，有效期不超过4小时。

6. 戴无菌手套法

1）洗净擦干双手，核对无菌手套袋外的手套号码及灭菌日期。

2）打开手套袋，取滑石粉擦干双手。

3）以一手掀起手套袋处，另一手捏住手套反折部分（手套内面），取出手套，对准戴好；同法掀起手套袋另一侧开口处，已戴好手套的手指，插入另一只手套反折内，取手套以同法戴上。

4）戴好手套后可用无菌纱布擦去滑石粉，并使手套和手贴合，不可强力拉扯，以免撕破，如有破损立即更换。

5）再将手套翻转处套在工作衣袖外即可。

6）脱手套前应将其上脓、血等冲净，再自手套口端向下翻转脱下，不可强拉手套边缘或手指部分，以免损坏。

（刘贝贝）

第九章　血液净化技术

第一节 血液透析技术

一、血液透析的基本原理

血液透析（简称血透）是一种常见的肾脏替代治疗方法，用于治疗患有严重肾功能衰竭的患者。血液透析的基本原理包括以下五个方面：

（一）清除废物和毒素

血液透析通过将患者的血液引入透析器中，利用透析器中的半透膜来过滤血液，清除其中的废物和毒素。正常情况下，肾脏负责过滤血液中的废物和毒素，而在肾功能衰竭的患者中，肾脏无法有效完成这一功能，因此需要通过透析来实现清除废物和毒素的目的。

（二）平衡电解质和酸碱度

血液透析还可以通过调节透析液中的成分来平衡患者体内的电解质和酸碱度。透析液中的成分通过透析器与患者的血液发生物质交换，从而调整患者体内电解质和酸碱度使其保持平衡。

（三）调节体液量

透析过程中，可以根据患者的体液情况来调整透析液的流速和血液的抽取速度，从而控制体液的排出与补充。这样可以帮助患者维持体液平衡，防止水分过多或者过少对机体造成的不良影响。

（四）维持酸碱平衡

血液透析还可以通过调节透析液中的酸碱度来维持患者的酸碱平衡。透析液中的酸碱度可以根据患者的血液酸碱度情况进行调整，以达到酸碱平衡的目的。

（五）其他

血液透析还可以通过透析器中的滤膜来调节患者的液体平衡和血压。透析过程中，透析器中的滤膜可以调节血液中的水分和溶质的交换，从而控制患者体液的平衡和血液的体积。透析过程中还可以通过调节透析器中的超滤率来调整患者的血压，防止血压过高或过低对机体造成的不良影响。

二、血液透析装置

血液透析是根据膜平衡原理将患者血液与含一定化学成分的透析液同时引入透析器内，在透析膜两侧流过，分子透过半透膜做跨膜移动，达到动态平衡。患者体内积累的小分子有害物质得到清除，人体所需的某些物质也可由透析液得到补充，所以血液透析能部分地代替正常肾脏功能，延长患者生命。

血液透析俗称"人工肾"，即将血液与透析液分置于一人工合成的半透膜两侧，利用各自不同的浓度和渗透压互相进行扩散和渗透的治疗方法。血液透析可将患者体内多余的水及代谢废物排出体外，并从透析液中吸收机体缺乏的电解质及碱基，以达到纠正水、电解质及酸碱平衡的目的。

（一）透析机

1. 基本构造

由于透析机的基本功能是把血液从体内引出来，通过体外循环在透析器内与透析液进行物质交换，然后将血液输入体内，故其基本结构就分为两大部分，体外循环系统和透析液系统。为了保证透析过程中患者的安全，两个系统均附加多种精密的监控装置，致使透析机变得复杂及专业化。

1) 体外循环系统：包括血泵、肝素泵、血流量表、动脉压表、静脉压表和空气探测器。主要配件是透析器和动、静脉血液管道。

2) 透析液系统：包括比例泵、透析液流量计、加温装置、漏血探测器、负压泵和电导度计。

2. 体外监护报警装置

即动脉压报警、静脉压报警、漏血报警、空气报警、透析液温度报警、透析液浓度报警和负压报警等7种报警装置组成了透析机的监护系统。这7种报警装置预先定好上限和下限，超过限度即自动发生报警，产生视觉和听觉信号，报警未排除，机器会自动不再继续进行透析。

3. 体外循环系统

血透的体外循环从动脉（实际是扩张的静脉远心端）穿刺针开始，通过血液管道与透析器相连，再从透析器通过血液管道回到静脉穿刺针。透析器前的部分称动脉血路；透析器后的部分称静脉血路。动脉血路上的第一个侧管通动脉压测量器；接着是血泵。第二个侧管通肝素泵。动脉血路进透析器之前有一个除泡器；透析器后的静脉血路上还有一个大的除泡器，可以收集空气；并引出3个侧支，其作用：①测量静脉压；②注射或输液通道；③调节液面。静脉除泡器之后，有空气探测器和钳夹装置，最后在静脉穿刺针处结束体外循环。

1) 血泵：普通内瘘动、静脉压差很小，因此需要血泵为动力，以达到有效透析所必需的血流量 200～300 ml/min（范围 0～400 ml/min）。

2) 血流量测定：小分子物质的清除率与血流量有关，因此，其测量有重要意义。

3) 体外循环的压力：体外循环的压力在血泵前是负的；在血泵后是正的。

（1）动脉压：动脉压在血泵前测量，故为负压，它取决于血泵速度，动脉血流量，动脉针在血管内的位置、长度和内径。负压应尽可能小，以避免将血管壁抽进穿刺针管腔内，并且避免空气进入管道系统。

（2）静脉压：静脉压在血泵后测量，故为正压，它取决于血泵速度及回流血液在透析器、静脉针和血管内的阻力。血液通过透析器时压力下降，但使用平板型和空心纤维透析器，压力仅轻度下降。静脉压如缓慢升高则是由于肝素化不足，除泡器滤网被纤维素阻塞；突然升高是静脉血路受压扭曲。静脉压缓慢下降见于血压下降；突然下降见于动脉血流减少或阻断。

4）空气探测器：空气栓塞的发生率为 0.05%，原因为泵前输液或透析时关闭了空气报警。以超声空气探测器最为灵敏而少误差。

4. 透析液系统

1）透析液供给装置：现代化透析液供给装置均采用自动混合装置，分为中央式透析液供给系统或单机透析液混合装置，前者通过管道把混合好的透析液供给每架机器，但透析液成分不能个体化，还易污染；后者可根据患者需要改变透析液成分，一旦失灵，只影响一位患者，可用备用机器随时替换。由活塞式比例泵或电导度控制混合系统将净化水与浓缩透析液按比例混合制成透析液。由电导度监护装置控制，防止不合比例的透析液进入透析器。

2）电导度：溶液电导度是由它的总离子浓度和温度决定的。电导度的校准是用 Na^+ 和 Cl^- 的含量（mmol/L）来设置的，且必须严格，如超过规定值的 ±5% 则报警。

3）流量控制器：流量控制器由一个阈门构成，预先调好的流量是 500 ml/min。

4）加温器：透析液应维持在 37℃，温度显示器的精确度要求 ±1℃，报警界限不要超过 41℃。热消毒水温约 90℃。

5）除气装置：除气装置是利用加温和负压除去透析液中的溶解气体，以免其透过半透膜进入血液侧，形成泡沫或堵塞部分透析器。

6）漏血探测器：漏血探测器是利用光度计持续监视透析器流出的透析液，如透析膜破裂，血液进入透析液，则光密度增加，发生报警。

7）透析液负压：为增加超滤以清除水分，可在透析液流出侧安装一个负压泵，使透析液侧产生负压，通过调节负压来调节超滤。现代化透析液供给装置尚可仅产生负压，而不让透析液进入透析器，以进行单纯超滤。

（二）影响透析效能的因素

1. 透析器性能

透析器性能包括膜面积、膜材料、膜厚度、溶质清除率、超滤系数等。

2. 血液和透析液的流量

在一定范围内血流量和透析液流量越高，清除率也越高。当常规血液透析时血流量 200～300 ml/min，透析液流量为 500 ml/min，此时溶质清除率已接近最大，如进一步增加血流量和透析液流量，溶质清除量增加较少。如采用高效透析器和高通量透析器，则血流量和透析液流量可分别增加到 300～400 ml/min 和 600～800 ml/min。

3. 透析时间

在一定范围内透析时间越长，溶质清除量也越大，但随着透析的进行，溶质血浓度逐渐降低，且透析膜表面也不断有纤维蛋白等黏着而影响透析膜清除效率，故一般常规血液透析的时间为每次 4～6 小时。由于常规血液透析对中、高分子溶质清除效率不如小分子溶质，故透析时间的延长对中、高分子溶质清除量增加较为明显。

4. 跨膜压

跨膜压（TMP）越大，则水清除越多，经对流作用清除的溶质也越多。一般最高 TMP 不超过 550 mmHg，以防止透析膜破裂。由于透析过程中小分子溶质主要靠弥散清除，而中、大分子溶质清除更多依赖于对流作用。故超滤量的增加主要提高中、大分子溶质清除量。如不伴超滤时，尿素和维生素 B_{12} 的清除率分别为 150 ml/min 和 20 ml/mim，伴超滤时，两者的清除率分别为 152.5 ml/min 和 29 ml/min，尿素清除率仅升高 1.67%，而维生素 B_{12} 清除率则升高了 45%。

5. 溶质分子量

在弥散过程中溶质清除量与溶质分子量有关，溶质分子量越小则清除率越高。因为扩散是溶质布朗运动的结果，分子量越小，运动速度越快，与半透膜撞击次数越多，清除量也越大。而在对流过程中溶质清除量与分子量无关，在膜截留分子量以下溶质的清除取决于溶液转运速率。一般分子量 35 000 u 以上溶质不能被清除。

三、血管通路的建立

血管通路指体外循环血液引出和回流的通路。对血管通路方式的选择主要依据肾衰竭的类型（即估计透析时间的长短）、透析的紧急性、患者自身血管条件等因素。理想的血管通路要求有充足的血流量，一般在 250～400 ml/min。不同血液净化技术对血流量的要求不同。

（一）动静脉内瘘

适用于慢性肾衰竭维持性血液透析患者。由动脉与邻近静脉吻合而成，最常选用桡动脉和头静脉，因为该部位易于反复穿刺及维护。动静脉内瘘吻合术后数周，静脉管壁由于压力的作用而增厚，可耐受反复穿刺。一般内瘘成熟需 6～8 周。当邻近血管条件差时，可进行自身血管移植或选用人造血管。动静脉内瘘引起动静脉短路，使心脏负荷增加 1/100～1/5，应尽可能在透析前择期做动静脉内瘘，时机选择在内生肌酐清除率（Ccr）低于 25 ml/min，预计 1 年内将做血液透析治疗者。

（二）中心静脉插管

适用于急性肾衰竭等需紧急透析、慢性肾衰竭动静脉内瘘术前或内瘘堵塞等引起内瘘失功能时。常选择股静脉、颈内静脉和锁骨下静脉做中心静脉插管。操作简便，不易出血，不加重心脏负荷，对血流动力学影响小。一般保留 2～3 周。常见的并发症为血栓形成、血流量不足和感染。

由于血管条件所限，又需做长期透析者，也可选择颈内静脉或锁骨下静脉穿刺，体外段导管埋置于皮下隧道。这种方法的感染并发症显著低于一般的中心静脉插管，可留置数月至数年。

四、适应证和禁忌证

（一）适应证

1. 急性肾功能衰竭

凡有下列指标之一者，即可进行透析：

1）无尿或少尿 2 天以上。

2）尿素氮（BUN）＞35.7 mmol/L 或每日上升＞8.92 mmol/L 的高分解代谢者或肌酐（Scr）＞880 μmol/L。

3）血 K^+ ＞6.0 mmol/L。

4）CO_2CP ＞13.4 mmol/L，或碱储备＜15 mmol/L。

5）有严重水肿、肺水肿、脑水肿。

6）输血或其他原因所致溶血、游离血红蛋白＞12.4 mmol/L。

7）临床出现明显尿毒症症状者。

2. 慢性肾功能衰竭

临床出现恶心、呕吐、肾性贫血、重症高血压、体液潴留、心功能不全及有神经系统症状者，如有下述指标之一者即可进行透析：

1）Ccr＜10 ml/min。

2）BUN＞28.6 mmol/L。

3）Scr＞707.2 μmol/L。

3. 急性药物或毒物中毒

应用血液透析治疗急性中毒的主要条件是：

1）毒物能够通过透析膜而被透出，即毒物是小分子，不与蛋白结合，在体内分布比较均匀，而未固定局限于某一部位。

2）毒性作用时间不能太快，否则来不及准备透析。

3）透析时间应争取在服毒后 16 小时。

透析能有效去除的中毒药物：

1）镇痛剂：水杨酸盐、对乙酰氨基酚。

2）醇类：乙醇、甲醇。

3）镇静剂：巴比妥盐、格鲁米特、安宁、丙咪嗪。

4）抗生素、青霉素、半合成青霉素、磺胺药、氯霉素、四环素、异烟肼。

5）其他：地高辛、环磷酰胺、氨甲蝶呤。

以上是可由透析去除的药物，但并不是说这些药物中毒时非得用透析治疗。上述任一种药物透析时因药物进入透析液则达不到有效的治疗浓度。

4. 其他

1）顽固性、全身性水肿。

2）高血钾及其他电解质紊乱。

3）急性左心衰竭、肺水肿。

4）银屑病。

5）精神分裂症。

6）肝性脑病。

（二）禁忌证

1. 严重的心功能不全及严重心律失常

有时可因腹膜透析过度。

2. 高热

体温在39℃以上需降温后方可进行透析。

3. 休克

需纠正休克后方可进行透析。

4. 严重的出血倾向

可因腹膜透析过度，如病情需要也可用体外肝素化来进行血液透析。

5. 其他

尿毒症终末期已出现不可逆性并发症。年龄大于70岁者，应慎重。

五、操作技术与疗效

（一）操作技术

1. 透析器的选择

多数选用空心纤维透析器及多层平板透析器。

2. 透析液的选择

急性肾功能衰竭病例，选用碳酸氢盐进行常规透析较好。优点为从代谢观点看是比较符合生理的治疗，对心血管功能稳定性较好，血压控制较好，减少透析中及两次透析间的症状；缺点为透析液制备比较麻烦，需要新的附加设备，花费较大。碳酸氢盐透析适用于透析前有严重代谢性酸中毒，老年或心血管不稳定者，肝功能不全，存在与肺功能不全有关的缺氧症时。

3. 肝素化方法

通常有全身肝素化及局部肝素化两种方法。

1）全身肝素化：本法较简单，为常用的肝素化法，透析前按每千克体重 1～1.5 mg 计算，静脉内 1 次注入。透析器预充液内加肝素 10 mg，透析开始后每小时加入肝素 10 mg。这种方法适用于没有出血倾向和手术创面的患者。根据病情可略加大或减少肝素用量。如在透析中静脉压增高，气泡驱除器中气泡增加，提示肝素用量不足，即将出现凝血现象，此时应立即在透析器中加肝素 10 mg，透析结束前 1 小时停止使用肝素。

2）体外肝素化：在透析开始即从透析器的动脉端连续注入肝素，使透析器内凝血时间维持在 40~60 分钟；与此同时，在透析器的静脉端注入鱼精蛋白，以中和肝素，使体内凝血时间维持在 15 分钟以内。这样，既可防止透析器中凝血，又可防止肝素过多进入人体内引起出凝血障碍。体外肝素化发生透析器内凝血或透析后肝素反跳等并发症的机会较全身肝素化法高。

3）小剂量肝素化：对于有出血倾向和曾经有过出血病史的患者，是一种安全、有效的肝素化方法。在透析开始时首次注入小剂量肝素 5~10 mg，后每小时注入 5~10 mg，使体内凝血时间维持在 20~30 分钟。

由于在透析过程中，有众多的因素影响着凝血过程，因此，肝素的应用必须考虑到以下两个方面：

1）每个患者对于肝素的敏感性以及肝素在每个患者体内的代谢速率都不尽相同，因此，无论是负荷量肝素还是维持量的肝素都应做到个体化。

2）除了患者的个体因素外，在透析过程中，透析器及其管道的血相容性程度以及血流量大小对于凝血过程也有相当大的影响。譬如：同样的肝素用量，在血流量为 200 ml/min 的情况下有满意的抗凝效果，而当血流量降低到 100 ml/min 时则可能出现透析器内凝血。反之，如果透析器的血相容性相当好而血流量又能在 300 ml/min 以上的话，甚至可以不用肝素而完成 3~4 小时的血液透析。

（二）疗效

1. 急性肾衰竭

对于急性肾衰竭患者，血液透析可有效维持水、电解质和酸碱平衡，纠正高钾血症、水钠潴留和代谢性酸中毒，并为抗生素、营养疗法的实施和原发病的治疗创造条件。目前在透析患者，急性肾衰竭患者的死亡原因主要为严重的原发病和并发症，而死于急性肾衰竭直接相关并发症如水钠潴留引起的急性左心衰竭、高钾血症和代谢性酸中毒者很少。

2. 慢性肾衰竭

影响血液透析治疗慢性肾衰竭疗效的因素较多。剩余肾功能较好、无明显其他脏器病变、营养状态较好者，预后较好。与透析本身的因素主要是透析剂量和实施方法。目前已有部分患者依赖血液透析存活 20 年以上。

（三）透析充分性

透析充分性是指在摄入一定量蛋白质的情况下，使血中毒素清除适量，并在透析间期使之保持在一定的低水平值，充分纠正酸碱和电解质失衡状态，透析后患者感到舒服和满意。

（四）透析剂量及处方

透析处方指为达到设定的溶质和水清除目标所制订的各项透析方案。包括透析器的选择、血流量和透析液流量、脱水量和速度、抗凝剂应用、透析频率和每次透析时间。一般每周透析 3 次，每次 4~6 小时，每周透析时间为 12~15 小时。体重高、食欲好、残余肾功能差时，应选用较大透析膜面积的透析器，并提高血流量和透析液流量。透析脱水量和速度的设定主要根据透析间期体重的增长、心功能和血压等。一般单次透析脱水量为干体重的 3%，不超过 5%。

六、透析故障及处理

（一）血流量

血流量 ≤100 ml/min 为流量不足，其原因为：①动静脉管道不通畅；②血容量不足而致低血压；③肝素量不足；④透析器或透析液温度过低。可做相应处理诸如监察管道、补充血容量、增加肝素用量和调节温度等。

（二）透析液流量不足

常见原因为负压泵功率小，流量计阻塞和透析液管道或平板阻塞等。查出原因后做相应处理。

（三）负压升高

透析时负压升高，常见于透析液管道折叠、阻塞、流量下降，以至破膜，应及时处理。

（四）静脉压异常

静脉压力过高系指静脉压力超过 8.00 kPa，如 ≥13.3 kPa 则有凝血危险。常见原因为患者心功能不佳、肝素不足或血液高凝状态、透析管道内纤维蛋白析出阻塞滤网，应定时检查及时排除故障。静脉压力降低而血流不畅，常因患者血压下降、动静脉瘘不畅所致。

（五）机器性故障

常见原因：

1. 电源断电

停电时需停止透析，将手摇曲柄置于血泵轴上，用手转动，使血液返回体内。

2. 透析器破膜

负压过大或静脉端阻塞，跨膜压力超过 66.5 kPa 即可引起透析膜破裂。此时透析液呈血色，可见血液自空心纤维喷出，透析液出现泡沫。所有现代化透析器均有高度敏感的漏血探测器，通过光电管监测，发出警报，自动停止透析。更换透析器后再行透析。

3. 加温异常

温度过低可致凝血（≤35℃），过高可致溶血（≥43℃），前者常由于控制热敏电阻损坏、加热器失灵或加热棒表面有沉淀物所致，应及时处理，后者应立即停止加温。

4. 透析液浓度异常

透析液浓度由电导度计控制，偏离≤3%不报警，≥10%可引起致死性高钠血症和严重的低钠血症。随着备有电导度监护装置的现代化透析器问世，这种并发症已极少出现。

七、并发症的处理

（一）透析膜破裂

需换用新的透析器。

（二）透析液温度过高

立即停止透析，透析器内血液不能输回体内，病重者则需要输新鲜红细胞。

（三）硬水综合征

此征的发生主要是血压不稳定，皮肤刺激征及有明显的胃肠道症状，由于对人体内环境的稳定干扰很大，一旦发生须立即中断治疗，以防造成不良后果。

（四）失衡综合征

失衡综合征是在透析中或透析结束后数小时出现的暂时性中枢神经系统及骨骼系统的急性医源性症状的总称。其原因目前普遍认为主要是由于血液中溶质浓度（主要是尿素）急速降低，使血液和脑组织间产生渗透压差，低钠透析液造成的钠平衡失调和透析液碱化剂的组成，血液 pH 值的变化和 HCO_3^- 在血液与脑脊液间的浓度差也是不可忽视的原因。此外，高效能透析器的使用，超滤量过大、过快等，故需要继续治疗者应适当输血以及平时加强营养，特别注意高效价动物蛋白的摄入量。静脉点滴高张葡萄糖液，提高透析中葡萄糖含量，以防止该征的发生。

（五）出血

动脉外瘘管脱落，连续血路及穿刺针松脱，都可产生出血。

（六）凝血与溶血

此与肝素量、透析液温度及透析时间有关。故在透析过程中，要严密观察血流情况与温度的控制。

（七）心血管方面意外

在血液透析过程中患者发生血压下降、虚脱、休克，其主要原因是动静脉瘘管增加了心脏负担，循环血量的改变以及输血所致的热原反应，透析液成分误差，血容量突然增加等原因造成。故要严密观察患者的体温、脉搏、呼吸及面色等情况的变化，并及时纠正出入血量的失衡，立即采取急救措施。

八、危急情况的处理

（一）失血

透析的过程也是一种体外循环的过程。由于透析器以及管道系统接头众多，加之血流量较大，所以，任何部位发生滑脱都可以造成大出血而使患者在数分钟内迅速死亡。在透析过程中一旦发现有上述危急情况出现时应迅速用血管钳阻断血流。随之关闭血泵，只要处理及时，患者可望脱险。

（二）空气栓塞

在透析过程中由于输液时操作不慎，或结束回血时操作不慎，可致空气逸入静脉内而造成栓塞。如发现有空气逸入静脉，应立即用血管钳阻断静脉管道。如大量空气逸入，患者可迅即死亡。如逸入量不多患者可出现呼吸困难、胸闷、烦躁、心动过速等症。此时可立即将患者置于头低足高位，左侧卧位，以防脑栓塞，并按急性心力衰竭处理。

（三）溶血

常由以下原因造成：①透析液配制失误，浓度低于正常。甚至有误用纯水透析的。②透析液温度过高，甚至超过50℃。在透析过程中，如果发现静脉管道中的血流变成半透明状，或者成为红葡萄酒样。则应高度怀疑溶血。此时应立即阻断血液，停止透析。患者可望得救。如证实为溶血，除立即去除直接因素外，还应输新鲜血并给予5%碳酸氢钠静脉滴注。

（四）心搏骤停

在透析过程中，如出现心力衰竭、严重心律失常、休克等情况时可发生心搏骤停。一旦出现心搏骤停这一危急情况，应立即按复苏术进行抢救，其次才是停止透析、回血。

九、血透患者的护理

（一）透析前护理

1）在开始血液透析治疗前，护士应详细了解患者病情及有关化验检查，如是否有透析指征，根据不同病情选择不同的透析器、透析液及不同的透析方式。

2）告知患者及家属血液透析治疗的目的、并发症及注意事项。解除患者顾虑，同时需经患者及家属签字同意。

3）做好透析准备工作，监测透析机，预冲透析管路，测量患者透析前的血压、心率、呼吸、体温。

（二）血液透析中的监测和护理

1. 血液透析的监测

1）密切观察患者的生命体征和意识状态，每小时记录一次血压、脉搏、呼吸。

2）及时发现透析中低血压、失衡综合征等紧急并发症，报告医生，并及时处理。

3）观察穿刺处或置管处有无肿胀、渗血，管路有无扭曲、受压，及时发现及时处理。

4）处理透析机各种报警。

5）一般在透析前和透析结束前各测量体温 1 次，并记录于血液透析护理记录单上。脉搏、血压和呼吸。在监测生命体征变化中，血压监测尤为重要。了解引起低血压原因，应尽量避免，及时发现及时处理。

6）患者出现高血压时遵医嘱给药。收缩压超过 200 mmHg，口服降压药无效者可使用硝普钠持续静脉滴注，特别严重的患者要终止透析。患者出现烦躁不安、头痛、视物模糊、嗜睡、昏迷等多与透析失衡综合征、空气栓塞、低血糖、低血压、严重心律失常或心血管意外等并发症有关。此外，超滤过快、过多也易发生上述情况。应严密观察并做好护理记录。

2. 血管通路的监护

1）上机后，妥善固定穿刺针和深静脉置管，防止脱落和移位。

2）每 30~60 分钟观察穿刺和置管处有无出血、肿胀，一旦发现，要立即关闭血泵，重新穿刺后继续透析。

3）重症患者神志不清、躁动不能配合者，可派专人守护或适当约束或夹板固定，防止脱出造成大出血。

4）向患者做好宣教工作，说明保持肢体制动的重要性。

3. 体外循环血路的监护

1）引血到体外循环血路时观察管路是否有漏气、漏血现象。

2）每 30~60 分钟观察血路各连接处是否衔接紧密，防止接头松脱导致大量出血。

3）当出现透析器或静脉壶血液颜色变深，有血泡沫，静脉压逐渐增高，应立即夹住动脉管路始端，用 0.9% 氯化钠注射液快速从泵前侧管冲洗透析器和管路，并轻轻敲打，必要时更换透析器和管路。

4）加强专业知识的学习，应对各种机器报警，能立即判断报警原因并及时处理，安慰患者，避免紧张恐惧心理。

4. 透析液路的监测

1）准确配置浓缩液，充分摇匀，两人核对。正确连接 A、B 液管路接头。

2）每 30~60 分钟检查浓缩液是否用完，管道是否漏气或扭曲，滤网是否阻塞，观察浓缩液吸管是否有效吸液。

3）正确预冲透析器和管路，按操作规程复用透析器，出现透析器漏血报警，立即将"透析治疗"状态调到"旁路"状态。漏血严重时，应废弃透析器和管路中的血液，更换透析器及管路。

4）透析中心应配备专业技术人员，每星期检修一次透析设备。

5）检查脱水量、透析时间、透析模式、肝素用量。检查基础钠浓度设置是否正确。

6）检查透析机透析液温度及流量。观察动、静脉压及跨膜压是否正常，每小时记录一次。

（三）透析后护理

1）遵医嘱留取血液标本送检，以观察透析疗效。

2）下机后复测患者体重并记录，检查实际脱水量。

3）指导透析患者优质蛋白、低盐低钾饮食，控制饮水量，两次透析之间的体重变化不超过 2～3 kg，避免透析时加重心脏负荷。

4）交代好患者透析后注意事项

（1）直接动、静脉穿刺的患者告知穿刺部位应用弹力绷带压迫 30～60 分钟或以上。

（2）深静脉留置导管患者：①保持插管部位清洁干燥，清洗皮肤时避免弄湿敷料。②密切观察敷料有无渗血、渗液。③患者切勿自行将包扎敷料的胶布撕开避免手碰触置管处。④股静脉插管的患者应避免久坐。如长时间保持端坐位可使留置的导管折叠，影响透析时的血流量。

（3）内瘘穿刺透析的患者，透析完毕，穿刺部位以无菌棉球或无菌纱布团按压，力度以不出血为准，避免形成血肿或渗血，影响内瘘寿命。压迫 30～60 分钟视情况松解止血纱布或棉球。

（4）告知患者遵照医嘱按时接受透析，不可随意停止透析，以免加重病情。

5）指导患者正确用药和观察药物副作用。

6）注意保暖，防止受凉，劳逸结合，增强机体免疫力。

（四）动静脉内瘘的使用及护理

动静脉内瘘是指动、静脉在皮下吻合建立的血管通道，它的出现推动了血液净化的发展，延长了患者的生命。故称之为透析患者的"生命线"。内瘘的穿刺力求准确，争取一次成功。并尽量不用止血带。穿刺点离吻合口 3 cm 以上，动静脉穿刺点的距离应大于 6 cm，以减少血液再循环，提高透析效果。首次使用动静脉内瘘应慎重，最好由有经验的专业护士操作，以确保"一针见血"。穿刺部位忌定点穿刺，宜选用绳梯式或线式穿刺，使整条瘘管受力匀等，血管粗细均匀。严格无菌技术操作规程，防止动静脉内瘘医源性感染。正确的指压止血方法，透析结束后，以拇指用无菌纱布团或棉球轻轻压迫皮肤穿刺点及血管进针点，用弹力绷带包扎。加压止血力度及绷带包扎以不渗血且能扪及震颤或听到血管杂音为宜。

（五）日常护理

1）透析完毕当日穿刺部位不沾水。密切观察穿刺处有无渗血、肿胀，发现渗血、肿胀应立即压迫止血，力度以不再渗血又能扪及震颤或听到血管杂音为宜。有肿胀时给予冰袋冷敷，24 小时内忌热敷，24 小时后确认不再渗血时可热敷消肿。动静脉内瘘处如有硬结或血管硬化，可局部每日热敷数次或涂搽喜疗妥2次并按摩15分钟。

2）保持瘘侧肢体清洁，切勿抓伤、碰伤皮肤。有动脉瘤者，可采用弹性绷带或护腕加以保护，避免继续扩张及意外破裂，但松紧应适度，以保持瘘管通畅。

3）血液透析间期体重不宜过度增加，以2~3 kg为宜，防止血液透析时大量脱水、过度超滤，使血液浓缩黏稠形成血栓或发生低血压造成动静脉内瘘闭塞。

4）严禁在有瘘侧肢体测血压、抽血、静脉注射、输血等操作，以免造成内瘘闭塞。

5）嘱患者做适当的肢体运动，不要从事过重的体力劳动，睡眠时避免有瘘肢体受损伤。

（六）深静脉留置导管的护理

1. 密切观察

1）注意观察留置导管处皮肤有无渗血，有无红肿、渗液等感染迹象。检查导管是否固定稳妥，导管夹是否夹紧。

2）防止感染：严格无菌操作，定期换药，一般2~3次/周，如发现敷料渗血、渗液或污染时应随时更换；血液透析过程中，导管口尽量不敞开，避免与空气长时间接触；遇到血流量不足时，应消毒后再调整导管的位置；遇到导管不完全滑脱或皮肤出口有脓性分泌物时应拔管。防止导管血栓形成：每次血液透析完毕均应在动静脉导管内各注入0.9%氯化钠注射液5~10 ml，保证导管内无血液后再正压封管。目前常规采用尿激酶2万U溶于0.9%氯化钠注射液4 ml注入动、静脉留置导管腔内各2 ml，每月封管一次，减少了导管血栓发生率。

3）防止导管脱落：置管成功后，用缝线将导管双翼妥善固定于皮肤上，发现缝线老化或断脱，应及时给予缝合，以防导管脱出。

4）血流量不足的处理：关闭血泵，泵前输入0.9%氯化钠注射液20~30 ml，解除因血流量不足抽吸时的负压；消毒导管和穿刺处皮肤后仔细调整导管位置或改变患者体位，有时血流量可恢复。双腔导管动脉侧引血不足时，可在通畅的静脉侧引血，用周围静脉回血。不能将动、静脉导管进行交换反接，否则再循环将达到60%以上。

5）专管专用：血液透析患者的深静脉留置导管，一般只供血液透析使用，不宜另作他用，如抽血、静脉注射、输液、输血等。如必须使用时，应先抽出导管腔内抗凝剂，使用完毕按要求封管。

6）自我护理指导

（1）留置导管期间，患者应养成良好的卫生习惯。保持导管周围清洁干燥，避免污染。淋浴时，留置导管及皮肤处用3M胶布密封。

（2）每日测量体温。有体温升高或插管皮肤有红肿、发热、疼痛等导管感染迹象时，应及时就诊。

（3）观察插管处有无渗血，一旦发生渗血，应轻压局部30分钟，若仍然不止，应及时就医。

（4）妥善保护导管：嘱患者不抓扯导管。颈部留置导管的患者睡眠时尽量仰卧或向对侧卧；避免颈部过度活动；应尽量穿开胸上衣，以免脱衣时将导管拔出。股静脉留置导管患者不宜过多活动，穿脱裤子时避免将导管拉出。一旦导管脱出，应立即按压局部止血，及时通知医务人员。

（七）血液灌流的护理常规

血液灌流（HP）是将患者的血液引出体外并经过血液灌流器，通过吸附的方法来清除人体内源性和外源性的毒性物质，最后将净化后的血液回输给患者，达到血液净化的目的的一种治疗方法。

1. 观察要点

1）严密观察生命体征情况。

2）观察灌流器及管路有无凝血倾向。

3）观察和处理出血征象。

2. 护理措施

1）生命体征的监护：在灌流治疗过程中应密切观察患者的血压、脉搏等生命体征，如发现血压下降，应立即减慢血泵速度，保持患者头低脚高位，扩充血容量，必要时加用升压药。对于由心功能不全、重度休克等引起的低血压，若经相应处理没有好转，应及时停止灌流，改用其他方法治疗。

2）保持体外循环通畅：导管加以固定，对躁动不安的患者应当给予约束，必要时给予镇静剂，防止因剧烈活动使留置导管受挤压变形、折断、脱出。管道的各个接头须紧密连接，防止滑脱出血或空气进入导管引起空气栓塞。严密观察肝素抗凝情况，若发现灌流器内血色变暗、动脉和静脉壶内有血凝块，则应调整肝素用量，必要时更换灌流器及管路。

3）系统监测：对于用机器进行 HP 的患者，应注意管路动脉压和静脉压的观察。对没有监护装置的 HP，更应密切观察是否有血流量不足和灌流器凝血。另外，气泡的监测也非常重要。

4）并发症的处理：在灌流治疗过程中应注意观察患者有无寒战、发热、胸闷及呼吸困难的出现。灌流前及开始后 1 小时最好对患者进行一次白细胞及血小板计数的检查。如在开始治疗后 $0.5\sim1.0$ 小时患者出现寒战、发热及血小板、白细胞下降，提示吸附剂生物相容性差或致热原反应的出现，可静脉推注地塞米松，一般不中断血流，除非反应很重，出现低血压、休克。如患者出现明显胸闷、呼吸困难，应考虑到是否有炭粒栓塞的可能。一旦出现栓塞，应立即停止灌流，并给患者吸氧及采取其他一些相应的抢救措施。

5）维持性血液透析：患者合并急性药物或毒物需联合应用血液透析和血液灌流时，灌流器应置于透析器之前，以免经透析器脱水后血液浓缩，使血液灌流阻力增大，致灌流器凝血。另外有利于血液的加温。

6）观察和处理出血征象：患者有出血倾向时应注意肝素的用法，或用 APTT 和 ACT 为指标调节肝素量，使 APTT 和 ACT 时间延长限制在 20% 以内。若患者血小板 $<70\times10^9/L$，可先输新鲜血或浓缩血小板。

7）观察反跳现象：血液灌流只是清除了血中的毒物，而脂肪、肌肉等组织已吸收的毒物的不断释放、肠道中残留毒物的再吸收，都会使血中毒物浓度再次升高而引起患者的再度昏迷。因此，对脂溶性药物中毒，如有需要，应继续多次灌流，直至病情稳定为止。如有条件，应在灌流前后采血做毒物、药物浓度测定。

8）使用特异性解毒药：血液灌流只能清除毒物本身，不能纠正毒物已经引起的病理生理的改变，故中毒时一定要使用特异性的解毒药。

9）根据病情采取相应的治疗措施：如洗胃、导泻、吸氧、呼吸兴奋药、强心、升压、纠正酸中毒、抗感染等。

10）心理护理：多数药物中毒患者都是因对生活失去信心或与家庭成员、同事发生矛盾而服药，故当患者神志清醒时，护士要耐心劝解、开导、化解矛盾，使患者情绪稳定，从而积极配合治疗。

3. 健康教育

1）出现皮下瘀斑，留置导管处渗血或其他部位出血，及时告知医务人员。

2）进食清淡、易消化食物，卧床休息。

（八）血液滤过及血液透析滤过的护理常规

血液滤过（HF）是一种不同于血液透析的血液净化技术。它模拟正常人肾小球的滤过原理，以对流的方式滤过清除血液中的水分和尿毒症毒素。在血液滤过对流清除中分子物质基础上，为结合血液透析弥散清除小分子物质的特点的一种新技术为血液透析滤过（HDF）。

1. 观察要点

严密观察生命体征的变化。

2. 护理措施

1）治疗前准备

（1）患者准备：了解患者病情，称体重、测量生命体征，了解是否有出血倾向。若上首次接受血液滤过或血液透析滤过治疗，应向患者解释治疗的目的，以减轻其思想负担，积极配合治疗。

（2）置换液准备：不同品牌及不同型号的血液滤过机器有不同透析液配方，在开机前和患者上机前，必须经过两个人核对，以免发生错误。

（3）滤过器的选择：滤过清除溶质的效果取决于血流量、滤过器面积、滤过膜筛选系数、超滤率和每次治疗时置换液总量，因此滤过器选择和技术参数的设置都必须符合要求，以达到理想效果。

2）治疗中的护理机器监测：密切监视机器运转情况及动脉压、静脉压、跨膜压和血流量的变化。血液滤过时需补充大量置换液，如果液体平衡有误，则会导致患者发生危及生命的容量性循环衰竭，因而特别要注意机器液体出入量的动态显示是否正常，确保患者液体出入量的平衡。所有的治疗参数与临床情况应每小时详细记录一次。严密观察患者的意识、血压、脉搏、呼吸、体温的变化。生命体征的波动与变化往往是急性并发症的先兆，护士在巡视中要密切注意患者的临床反应，如有无恶心、呕吐、心慌、寒战和高热等症状。

3. 并发症的处理

1）发热反应

（1）严格执行置换液配置过程中的无菌操作。

（2）置换液的储存与搬运过程需小心谨慎，防止破损。

（3）使用前必须严格检查置换液的包装与有效使用日期，检查置换液的颜色与透明度。

（4）在置换液的输入通道上连接一微滤器过滤，微滤器及其管道不应重复使用。

（5）如需重复使用，应根据国家有关复用规定实施。

（6）出现发热者，在排除有其他感染的可能因素后，可同时做血液和置换液的培养。

（7）抗生素治疗。

2）丢失综合征

（1）注意补充蛋白质，加强饮食指导。

（2）置换液中离子浓度应与正常血浆相似，并根据体内的丢失情况做相应调整。

（3）应定期做有关检查，及时补充所丢失的物质。

3）低血压

（1）治疗前应严格检查测试血液滤过器的液体平衡装置。

（2）心血管功能不稳定的老年患者或初次 HF 治疗的患者，不宜选用大面积的高效血滤过器。

（3）发生血压降低时，应将血流速度适当减慢和跨模压适当减低，快速输入葡萄糖或 0.9% 氯化钠注射液，必要时给予输血。

（4）饮食指导：血液滤过或血液透析滤过在大量清除液体的同时，会丢失大量蛋白质、氨基酸、维生素和激素，如得不到及时补充，患者就有可能发生因血液滤过治疗而引起的丢失综合征。因此，患者应增加优质蛋白质的摄入并多食富含维生素的蔬菜。护士可以帮助患者制订合理的食谱，同时指导患者记录每日的饮食。患者来院治疗时，护士可从患者的饮食日记中了解患者每日蛋白质、热量以及其他营养物质摄入情况，并可根据食物成分含量表计算出患者饮食中的营养成分，然后通过蛋白质摄入量和白蛋白、总蛋白、氮平衡等指标评估患者的营养状况。

（刘美凤）

第二节　血液滤过技术

HF 是模拟肾小球的滤过功能而设计的，即将患者的动脉血引入具有良好通透性并与肾小球滤过膜面积相当的半透膜滤器中，使血液中的水分、氮质、中分子物质等被滤出，从而达到清除体内过多水分，排除氮质、中分子物质和酸性产物的目的。由于流经滤器的血流量仅为 200 ~ 300 ml/min（为正常肾血流量的 1/6 ~ 1/4），故在动脉端用血泵加压，并在半透膜对侧造成负压，从而扩大跨膜压（≤66.5 kPa），使流过滤器的 35% ~ 45% 的血浆液体（无蛋白质）被滤出，滤过率为 60 ~ 90 ml/min（为正常肾小球滤过率的 1/2 ~ 3/4）。滤过率的大小取决于血流量、跨膜压、滤过膜面积和筛过系数。HF 1 次的滤液总量约为 20 L，为了保持机体内环境的平衡，在滤器前（后）补回置换液约 18 L。现已研究模拟肾小管重吸收功能，超滤液经过处理（除去有害物质等）后重新输回体内，以免丢失蛋白质、氨基酸和生物活性物质。

一、血液滤过机

血液滤过机主要由血泵、负压泵、输液泵组成，用以保持和调整超滤液和置换液的平衡。其他诸如肝素泵、空气探测器、漏血探测器和各种压力监护器、加温装置与血透机相同。

二、滤器

基本结构与透析器相同，分空心纤维型和小型积层平板型。滤过膜是用高分子聚合材料制成的非对称膜（即微孔基础结构所支持的超薄膜），中、小分子的清除率相差不多，具备如下特点：①制备材料无毒、无致热源、与血液生物相容性好；②截留分子量明确，使小、中分子顺利通过，而大分子物质（如蛋白质等）不丢失；③高通透性和高滤过率；④蛋白质不易黏着其上，避免形成覆盖膜，影响滤过率；⑤物理性能高度稳定，能耐受一定压力。常用材料诸如赛璐珞醋酸纤维（A）、聚丙烯腈（PAN）、聚酰胺（PA）、聚甲基丙烯酸甲酯（PMMA）、聚砜（PS）和聚碳酸酯（PC）等。

三、置换液（平衡液）

基本配方为钠 140 ~ 150 mmol/L，钾 0 ~ 2 mmol/L，氯 104 ~ 118 mmol/L，钙 1.875 ~ 2.125 mmol/L，镁 0.5 ~ 1 mmol/L，乳酸钠 40 ~ 45 mmol/L（或醋酸钠 35 ~ 40 mmol/L），葡萄糖 0 ~ 11.1 mmol/L。

由于 HF 清除小分子物质（如尿素氮、肌酐）比 HD 差，故需要滤出相当量的超滤液才能达到治疗目的。但究竟需要滤出多少为宜，可采用下述方法确定。

（一）标准固定量

每次 20 L，每周 3 次。

（二）尿素动力学计算法

$$每周交换量（L）＝ \frac{每日蛋白质摄入量（g）\times 0.12 \times 7}{0.7（g/L）}$$

0.12 为每克蛋白质产生尿素氮克数；7 为每周天数；0.7 为超滤液中平均尿素氮浓度。

每周交换量除以 3 即为每次交换量。

（三）体重计算法

$$V/2 = 0.47 \times BW - 3.03$$

V/2 为血尿素氮降低 50% 时，每次治疗的超滤量；BW 为体重（kg）。

（四）残余肾功能计算法

HF 的目的是使患者的血浆清除率最少在 5 ml/min。每日的超滤液应为 7.2 L（5 ml×60×24），否则不能达到上述要求（指患者残余肾功能为零者）。每周的超滤量至少为 50.4 L，一般按 60 L 计。置换液与超滤液的比例为 1:1，故置换液的最少用量为 60 L，可按每周 3 次，每次 20 L。

四、方式

（一）前稀释法

将置换液在滤器前输入。虽由于血液进入滤器前经置换液稀释，使血流阻力小，滤过量稳定，不易在滤过膜上形成蛋白覆盖层，但由于血液稀释后清除率低，要输入大量的置换液（50~70 L/次），目前已少用或不用。

（二）后稀释法

将置换液在滤器后输入。减少了置换液用量（20~35 L/次），提高了血浆清除率，目前采用此法为多。

（三）连续动静脉血液滤过（CAVH）

不用血泵和血滤机，将滤器直接与患者动静脉接通，利用动静脉血流压力差和重力作用进行持续超滤，超滤量和清除率不高，但由于长时间连续进行，可达到一定的疗效，血管稳定性好、病情重者最为适合。

五、适应证

基本上与血透相同，但对下列情况优于血透。

（一）高血容量所致的心力衰竭

由于 HF 能迅速等渗地清除体内过多的水分，故其既能有效减轻心脏的前负荷，又能维持血压稳定，对强心、利尿剂反应不佳的上述患者疗效甚佳。

（二）顽固性高血压

可能和有效地清除体内过多水分、加压物质有关，至少由于 HF 进行时能保持心血管系统和细胞外液容量的相对稳定，从而避免了对肾素—血管紧张素系统的激惹。

（三）低血压和严重水钠潴留

HF 与血透过程中低血压的发生率分别为 5% 与 25% ~ 50%，其原因：①能保持细胞外液的钠略高于细胞内，使细胞内水分向细胞外转移，故清除水分的同时仍维持细胞外液容量的稳定；②减少过高的血容量的同时去甲肾上腺素浓度升高，周围血管阻力增加，保持血压稳定；③低氧血症轻于 HD；④避免醋酸盐的不良反应；⑤血浆渗透压稳定；⑥返回体内的血液温度低，可刺激加压反射；⑦滤器的滤过膜较透析器的滤过膜的生物相容性好。

（四）尿毒症性心包炎

由于对中分子物质及水分的清除较血透为佳，故治疗心包炎的疗效较血透为佳。HF 治疗中并发心包炎者未见报告。

（五）周围神经病变

由于中分子物质的排除，左下肢腓总神经传导速度，可经 HF 治疗明显改善，且 HF 治疗中周围神经病变发病率低。

（六）高脂血症

其增高幅度较血透为低，可能是中分子量的脂蛋白酶抑制因子能被 HF 清除之故。

（七）急性肾衰竭

CAVH 除了具备 HF 的优点外，且由于在床边进行，故对心血管功能不稳定、多脏器功能衰竭和病情危重的老年患者有独特的优点。

六、并发症

均由于输入大量置换液和产生大量超滤液所致。如置换液污染而致的热源反应和败血症；置换液中含铝等微量元素及钙浓度低等分别引起的铝中毒和透析骨病；超滤液中虽仅含微量蛋白，但长期大量的丢失，其量也甚可观，加之氨基酸和激素的丢失也应引起注意。

（刘美凤）

第三节　腹膜透析技术

腹膜透析（简称腹透）自 1923 年应用于临床后，曾因感染难以控制而一度被废用。后来由于抗生素的发现，加之操作技术上的逐步提高，腹透又广泛用于治疗尿毒症。近年来发现腹膜对中分子尿毒素的清除率比人工膜为佳，纠正水、电解质平衡安全有效，且可辅助血液透析之不足。

一、腹透的原理

腹透是利用腹膜作为透析膜，向腹腔内注入透析液，借助膜两侧的毛细血管内血浆及腹腔内的透析液中的溶质浓度梯度和渗透梯度，通过弥散和渗透原理以清除机体代谢废物和过多的水分。透出液中的代谢废物和水分随透析液排出体外，同时由腹透液中补充必要的物质。不断更换新鲜腹透液反复透析，则可达到清除毒素、脱水、纠正酸中毒和电解质紊乱的治疗目的。目前腹透已成为肾脏替代疗法的一个重要组成部分。

二、腹透的优点

保存残余肾功能；心血管功能稳定，丢失血少；操作简单、方便；减少跑医院时间；饮食控制较血透少；费用相对低；对小儿及青少年的生长发育影响较血透小，移植肾功能恢复较好，无须肝素化。

三、腹透开始指征

1. 下列情况经保守治疗效果差时可考虑腹透
1）容量负荷过多。
2）高钾血症。
3）代谢性酸中毒。
4）营养状况恶化。
5）尿毒症影响患者生活质量。
2. 达到如下指标可纳入慢性肾衰竭管理
1）Ccr < 30 ml/min，进入腹透前教育计划。
2）Ccr < 15 ml/min，有症状可考虑低剂量透析。
3）Ccr < 10 ml/min，建议透析。若无症状可考虑皮下埋置透析管，密切观察营养状况。
4）糖尿病患者开始透析指征应放宽。

四、腹透手术方式

选择最适当的腹透植管点，准确地将腹透导管末端置于直肠膀胱陷凹（男性）或直肠子宫陷凹（女性）。

五、透析前准备

（一）准备腹透管

近来均采用小孔硅胶管，分成两大类：

1. 临时性腹透管

长 30 ~ 35 cm，管外径 4.9 mm，末端 7 ~ 9 cm 处的侧壁上有 4 行直径 0.9 mm 的小孔，孔间距 5 mm。此类腹透管用于急性短时间的腹透。

2. 永久性腹透管

以 Tenkhoff 管为代表，在管上增加 1 个或 2 个涤纶套，一个套置于皮下，另一个位于腹膜外，结缔组织长入涤纶套内，从而使腹透管固定牢固，并可阻止细菌进入腹腔。腹透管使用前要消毒，并消毒 Y 形接管、地瓶、穿刺套管针等。

（二）准备透析液

目前有袋装的商品透析液，其中每升含 Na^+ 131.8 mmol，Cl^- 99.1 mmol，Ca^{2+} 2 mmol，Mg^{2+} 0.75 mmol，醋酸盐 36.7 mmol，葡萄糖 20g，总渗透压 374.3 mOsm/L。当无现成的商品透析液而又急需透析时，可以用输液制剂临时配制：5% 葡萄糖盐水 500 ml，5% 葡萄糖溶液 250 ml，等渗盐水 250 ml，5% 氯化钙 5 ml，10% 氯化钠 3 ml，4% 碳酸氢钠 60 ml，其中含 Na^+ 144 mmol/L，K^+ 4 mmol/L，Cl^- 122.9 mmol/L，Ca^{2+} 1.7 mmol/L，HCO_3^- 28.5 mmol/L，葡萄糖 37.5 g/L。

（三）患者准备

嘱患者排空膀胱，灌肠，准备腹部皮肤。

六、操作方法

（一）置管法

在手术室植入或在床边用套管针穿刺置入。

1. 穿刺法

局麻下用特殊的套针进行。穿刺前应先将 1 000 ~ 2 000 ml 腹透液注入腹腔，可以减少穿刺时损伤腹腔脏器的机会。如原有腹水者可不注入。穿刺点以腹直肌外缘处穿刺较好。操作步骤为：在脐下 3 cm 处局麻，用尖刀做 0.5 cm 皮肤切口，然后用套针向腹腔内垂直刺入，并令患者鼓起腹部，经两次落空感（第 1 次为白线筋膜，第 2 次为腹膜）后进入腹腔，拔出针芯即可见透析液（或腹水）流出。随即将装有导丝的腹透管放入套针并送向直肠子宫陷凹，待腹透管末端进入该腔，患者常诉有排尿或排便感，此时伸出导丝，在腹壁打一皮下隧道，将腹透管皮外段从隧道内穿出，缝合原切口，即可开始透析。此方法可在床旁进行。

2. 切开法

切口选择在正中线或正中旁线脐下 3 cm 处，长 2 ~ 4 cm；也可选择右下腹麦氏点或左下腹相应位置。在局麻下切开皮肤，钝性分离皮下组织。剪开腹直肌前鞘，用直角钩牵开腹肌，剪开腹直肌后鞘，将腹膜做一小切口，以仅能通过透析管为度，并在其周围做荷包缝线，暂不结扎。

导管植入前，以少量肝素溶液冲洗管腔、向腹腔内灌入透析液 500 ~ 1 000 ml（有腹水者例外）用金属管芯插入导管管腔内，以助腹透管从手术口向直肠膀胱陷凹（女性为直肠子宫陷凹）徐徐放入。插入腹腔内的长度，约相当于脐至耻骨联合的距离。如导管位置恰当，则患者感便意而无痛苦，且回抽通畅。此时便可以收紧腹膜的荷包缝线，结扎腹膜切口，然后缝合腹直肌鞘，固定涤纶套于腹直肌鞘前。在皮下脂肪层做一隧道，至原皮肤切口的外上方（隧道长 5~7 cm），在此处做第二切口（0.5 cm），将导管皮外段从此口拉出。第 2 个涤纶环放在距皮肤出口 2 cm 处，然后缝合皮肤。此法比较安全，尤其适用于肠麻痹患者。但操作较复杂，对患者损伤亦较大，应在手术室进行。

3. 腹腔镜法

自 1981 年此法应用于临床以来，和其他两种插管方法比较，腹腔镜法早期透析效率最高，插管并发症发生率最低，尤其在发出流出道梗阻和漏液方面，优于穿刺法和切开法。

（二）腹透液的配制

腹透液有市售的袋装透析液，也可自制。分别为等渗、高渗、含钾、无钾、乳酸盐及醋酸盐等多种类型。

1. 透析液的处方原则

1）电解质的组成和浓度与正常血浆相近。

2）渗透压稍高于血浆。

3）根据病情适当地加入药物，如抗生素、肝素等。

4）高压消毒，无内毒素、无致热原。

2. 透析液的基本配方

标准腹透液成分见表 9 - 1。

表 9 - 1 标准腹透液成分

葡萄糖	1.5~4.25 g/L
钠	132~141 mmol/L
氯化物	95~102 mmol/L
镁	0.25~0.75 mmol/L
钙	1.25~2.5 mmol/L
醋酸、乳酸根或碳酸氢根	35~40 mmol/L
渗透压	340~390 mOsm/L
pH 值	5.0~7.0

醋酸透析液有扩血管作用，抑制心肌收缩，且对腹膜刺激较大，可引起纤维性腹膜炎，降低超滤率。乳酸盐对腹膜刺激小，没有醋酸盐的不良反应，但有肝损害者不宜用。碳酸氢钠需临时加入，以防止发生碳酸钙结晶而堵管或引起化学性腹膜炎，适用于肝损伤者。

在紧急情况下，若无现成透析液，可用静脉注射液配制，见表 9 - 2。

表 9 - 2　静脉注射液配制腹透液配方

透析液	用量/ml
5% 葡萄糖盐水	500
5% 葡萄糖	250
0.9% 氯化钠	250
4% 碳酸氢钠	60
10% 氯化钾	3
5% 氯化钙	5
	1 068

（三）腹透方法

目前使用的腹透方法有 4 种，1 种为急性腹透，3 种为慢性腹透。

1. 急性腹透（APD）

每 30 分钟到 2 小时，腹透液被灌入和排出腹腔，通常治疗时间为 48～72 小时。

2. 持续性不卧床腹透（CAPD）

每次灌入透析液 2 000 ml，白天每次在腹腔保留 4～6 小时，交换 3 次，夜间保留一夜，24 小时共交换 4 次。透析总量为 8 000 ml。

CAPD 的标准治疗方案是，每天交换透析液 4 次，每次 2 L（8 L/d）。交换时间，上午 8 点，中午 12 点，下午 5 点，就寝时（晚 10 点）。透析液的选择，白天 3 次用含糖 1.5%，晚间 1 次用含糖 4.25% 的透析液。也可以按患者的具体情况选用。

CAPD 不论在医院、家庭或外出旅行时均可进行，是当今慢性肾衰竭患者首选的腹透方法。其优点具有简单、方便、价格低、不依赖机器等优点，是肾衰竭患者家庭最常用的方法。其缺点是腹膜炎的发生率稍高于间歇性腹透和持续循环式腹透。现代的 CAPD 连接器，其他连接辅助装置和较好的技术，已减少了 CAPD 的缺点。

3. 持续循环式腹透（CCPD）

是一种借助于机器进行腹透的方法。患者白天腹腔保留透析液，睡前与透析机连接，进行 4～5 次透析。翌晨，把最后一袋透析液留在腹腔中，然后脱离透析机自由从事日常活动。

CCPD 标准方案，每天交换透析液 5 次，每次 2 L（共 10 L）。交换时间，晚 10 点开始，翌晨 8 点关机，夜间每 2.5 小时交换 1 次，共 4 次，进液 10 分钟，留置 2 小时，放液 20 分钟，白天保留 14 小时。透析液的选择，夜间各次均用含糖 1.5% 的，白天用含糖 4.25% 的透析液。

CCPD 的优点是夜间进行治疗，不影响白天活动，连续次数较少，减少了腹腔感染的机会。在透析前将透析处方的参数输入机器中，不需额外操作，保证患者夜间睡眠不受干扰。另外，CCPD 治疗腹疝和导管周围漏液的发生率低于 CAPD，可能与白天交换液量少、腹腔压力低有关。

CCPD 的缺点是治疗费用高于 CAPD。

4. 间歇性腹膜透析（IPD）

每次灌入透析液 1 000 ~ 2 000 ml，在腹腔保留 45 ~ 60 分钟，然后将液体放出，丢弃，再放入透析液，一天共透析 8 ~ 12 L。夜间不做。

IPD 的优点是减少透析日数（3 ~ 4 透析日/周），只需 36 ~ 45 小时/周，患者不易感到疲劳。腹膜炎的发生率相对较低。腹疝和导管周围漏液的发生率也较低。

IPD 的缺点是溶质的清除受限，在透析最初的数月至数年，透析不充分的现象可不明显。当最终肾功能完全丧失时，患者就会表现出透析不充分的症状、体征。此外，IPD 如用腹透机价格昂贵，也需要大量一次性循环管道。IPD 适用于卧床不起的行动不便或需家庭护理的患者。

（四）透析过程管理

1）各种管道连接需严格遵守无菌操作。

2）透析室每日用紫外线照射及来苏水拖地 2 次。

3）透析液加温到 38℃左右。

4）输液皮条、地瓶、管道每日更换消毒。

5）记录透析液进出量。

6）每日第一次腹腔流出液做血常规、细胞计数、涂片检查及细菌培养。

7）每日查血尿素氮、肌酐、血电解质、血糖、血渗透压。

8）每日观察血压、体重、体温、患者症状。

七、透析并发症

（一）腹痛

腹痛发生原因有灌注或排出液体过快，透析液温度过低；腹腔感染；应用高渗性透析液；腹腔灌注量过多等。处理方法是去除病因，可在透析液中加入 2% 利多卡因 3 ~ 5 ml/L。无效时酌情减少透析次数。

（二）腹膜炎

腹膜炎发生原因有透析管道内及管道周围操作时污染，细菌由管道内及管道周围进入腹腔；透析液污染；远处感染灶经血液播散至腹腔；阴道内细菌上升性感染等。腹膜炎诊断标准为：①透析液混浊；②腹部疼痛及压痛；③透析液细菌培养阳性，具有以上两条即可诊断。处理方法是进行腹腔冲洗，腹腔内快速注入含 1.5% 葡萄糖的透析液，快速引流出，每次 1 ~ 2 L，加肝素 1 000 U，腹水转清后可加入抗生素，保留 1 ~ 3 小时，然后恢复正常透析。

（三）水、电解质紊乱

可发生水潴留及肺水肿、高张性脱水、低血钾和高血钾、高氯性酸中毒、代谢性碱中毒等。应注意电解质测定，调节透析液中各种电解质及葡萄糖的含量。

（四）肥胖、高脂血症

肥胖、高脂血症是由于腹透液中葡萄糖吸收造成。应用乳酸盐透析液代替醋酸盐透析液可减少肥胖和高脂血症的发生。

（五）其他并发症

有透析性骨病、心血管并发症、肺部并发症、腰背部痛等。

八、腹透的护理

1）腹透患者较血透患者丢失更多的蛋白质、氨基酸及水溶性维生素，故应指导患者用高热量、高生物效价、优质蛋白、高维生素、低钠低钾饮食。

2）反复示教腹膜透析管道的护理方法、操作方法及注意事项，使患者出院后能顺利进行自我透析。如保持室内环境清洁，正确的洗手技术，操作时戴帽子、口罩，检查透析液有效期、葡萄糖含量、有无渗漏和杂质。按正确步骤进行腹透，夹闭管道或打开透析液时要执行无菌操作技术。

3）根据病情适当限制液体入量：尽量集中静脉给药，以减少液体摄入量。抬高水肿肢体，增加静脉回流、减轻水肿。建议患者穿宽松的衣服，避免穿紧身衣裤，防止静脉淤血。经常变换体位以利引流，抬高床头并协助患者翻身，引流不完全可引起膈肌上升导致肺部并发症。长期腹透者应定期查血尿素氮、肌酐和电解质、肝功能、血常规等，如出现低血钾应中断腹透报告医生。

4）当患者出现体液不足症状时提醒医生注意透析液浓度，输入低渗透析液，以免患者出现严重脱水；如患者体重增加 1 kg 以上，明显水肿，出现肺水肿或脑水肿症状，提示水分过多，需增加透析液渗透压。

5）腹透全过程需严格无菌操作，腹透室要严格消毒。保持引流袋低于腹部，以防引流液倒流。透析液在腹腔内停留期间，要夹闭透析管道。腹透管的出口部位和相关切口应当按外科手术伤口护理。保持透析管皮肤出口处清洁干燥，用无菌纱布覆盖，并注意消毒。向患者讲解感染的诱发因素及其症状、体征。告诉患者出现感染症状时及时就医。怀疑有腹腔感染时，遵医嘱应用敏感抗生素加肝素做腹膜腔灌洗；如果应用氨基苷类抗生素，应监测血浓度，注意其肾毒性及耳毒性。

6）对腹痛患者，在床旁透析时，注意排净空气，以免空气进入腹膜腔，引起不适；保持透析液适当的温度，凉的透析液易引起痉挛性疼痛。

7）重视家庭腹透患者的指导和随访。CAPD 的主要优点之一在于它能适应家庭透析的需要。目前，我国在这方面还不够重视，对患者进行家庭透析的训练不够充分，满足于在医院的透析治疗效果，而忽视家庭透析的质量。随着 CAPD 的进一步发展，家庭透析将成为 CAPD 的主流。

（刘美凤）

第四节　其他血液净化方法技术

一、单纯超滤

是模拟肾小球的滤过功能而设计的，即将血液引入透析器后，不用透析液，单纯依赖负压，扩大跨膜压，以超滤方式达到清除体内水分的目的。其优点是在短期内可脱去大量水分而不发生低血压现象，故其既能有效减轻心脏的前负荷，又能维持血压稳定，对强心、利尿剂反应不佳的上述患者疗效甚佳。其缺点是对尿毒症毒物清除很少，不能调节电解质及酸碱平衡。主要用于治疗体内水过多的各种情况。

二、序贯透析

在单纯超滤前或后进行血液透析。它具有既清除了过多水分，又清除尿毒症毒物的双重优点。

三、连续动静脉血液滤过

这是一种简单的血液滤过方法。其特点是不用机器，利用动静脉压力差使血液通过高通透性的小型滤器，除去体内过多水分；同时以对流方式清除溶质。可按需要补充部分置换液；是治疗水潴留和急性肾衰竭的一个简易方法。

四、血液透析滤过

这是血液透析和血液滤过的结合，也就是弥散和对流同时进行。故在单位时间内对中、小分子的清除优于弥散血透和血液滤过，具有治疗时间短、效果好及耐受性良好之优点。换句话说，血液透析滤过除兼有血液透析和血液滤过两者的优点外，并由于血液透析滤过的总清除率比单独的血液透析和血液滤过均高，而属短时、高效透析的一种形式。但它需要高流量特殊滤器、大量置换液及有电脑控制的容量超滤及液体平衡装置；且价格昂贵。

五、血液灌流

借助体外循环，通过具有广谱解毒效应的吸附装置，清除血液中外源性或内源性毒物，达到血液净化的一种治疗方法。血液灌流对抢救药物中毒等的患者有良好的效果。由于能吸附某些中分子物质及尿酸、肌酐等，因此，对尿毒症心包炎具独特的治疗作用。但不能排出水分，不能调节电解质平衡，消除尿毒症的作用亦小，如与血透合并使用有提高疗效、缩短治疗时间、延长透析间隔的作用。有时血液灌流器还可以与血流滤过串联使用。最新的发展之一是其吸附剂具免疫吸附作用，从而可以应用于治疗某些免疫性疾病。

六、血浆置换术

该术是 1975 年以后进入临床使用的血液净化技术。其原理是让血液通过血浆分离滤器或离心器，将血细胞与血浆分离，弃去有毒血浆，将有形成分与新鲜血浆或冰冻血浆、白蛋白等置换液一起输回人体。

（一）适应证

①抗—基膜抗体介导的肾炎；②非抗—基膜介导的新月体性肾炎；③其他类型的肾小球肾炎，诸如 IgA 肾病、Ⅱ型膜增殖型肾炎；④狼疮性肾炎；⑤韦格内肉芽肿；⑥多动脉炎；⑦溶血尿毒症综合征；⑧血栓性血小板减少性紫癜；⑨多发性骨髓瘤性肾病；⑩肾移植，移植前可用以清除多种白细胞抗原的淋巴毒抗体，移植后用以治疗急性和慢性排异和移植肾复发性肾炎；⑪重症肌无力；⑫银屑病等。

（二）血浆置换量

每一次循环，最大体外血循环量应控制在全身血容量的 15% 以内。若一次量过多，可影响有效循环血容量甚至发生休克。每次治疗，循环次数以 6~10 次为宜，最终换出血浆量 1.5~2 L。目前对血浆置换量的多少尚无一致意见。Berkman 认为，一般病例一次换出一个血浆容量约 40 ml/kg，这样可降低血浆成分的 65% 左右。国内学者认为置换一个血浆容量的血浆后，可使血液所含的异常物质浓度降到原浓度的 30%。第二次置换一个血浆容量的血浆，则可降到原浓度的 10%，由此可见，第一个血浆容量去除的异常物质最高。

患者的基础疾病不同，耐受情况各异，所以，在决定血浆置换量时应注意个体差异。

（三）置换液的选择

置换液的种类很多，常见的有以下几种：

1. 晶体液、生理盐水、平衡液

晶体液、生理盐水、平衡液可以在短时间内维持一定的血容量，价格较便宜。但晶体液缺乏胶体渗透压，对有效循环血容量的维持不持久。故只适用于做少量置换时选用。在做血浆置换时，晶体液的总量应小于置换总量的 30%。

2. 血浆增容剂

6% 羟乙基淀粉、右旋糖酐有暂时性维持胶体渗透压的作用，价格适中。但多量使用可以影响凝血机制。

3. 白蛋白

白蛋白可以维持胶体渗透压，具有不传播疾病，几无过敏反应的优点，是较为理想的置换液。白蛋白溶液不含凝血因子，其价格昂贵，不宜大量使用。

4. 新鲜冰冻血浆

新鲜冰冻血浆含有凝血因子及白蛋白，是最理想的胶体液。但在输注中，易发生过敏反应。所以应尽可能地输注同型血浆，以减少过敏反应的发生。如置换中输入大量的血浆，因其中富含枸橼酸钠，可引起代谢性碱中毒、低钙抽搐，并有传播肝炎的危险。

各种置换液都有优缺点。所以可将晶体、胶体液结合使用。根据国内学者的实践，建议将胶体液血浆及白蛋白的量控制在总补充液的 40%～50%，既可达到维持胶体液的目的，同时也减少了输注胶体液的不良反应，降低了成本。

（四）并发症

①低血压；②过敏反应；③血管舒张反应；④肝素不良反应；⑤感染；⑥凝血因子异常；⑦血浆胆碱酯酶下降。

（刘美凤）

第十章 呼吸系统疾病患者的护理

第一节 急性上气道感染

急性上气道感染是指鼻腔、咽或喉部急性炎症的概称。是气道最常见的一种传染病。常见病因为病毒，少数由细菌引起。

一、病因和发病机制

全年皆可发病，但冬春季节多发，可通过含有病毒的飞沫或被污染的手和用具传播，多为散发，但可在气候突变时流行。由于病毒的类型较多，人体对各种病毒感染后产生的免疫力较弱且短暂，并无交叉免疫，同时在健康人群中有病毒携带者，故一个人一年内可有多次发病。

急性上气道感染有70%～80%由病毒引起。细菌感染可直接或继发于病毒感染之后发生，以溶血性链球菌为多见，其次为流感嗜血杆菌、肺炎链球菌和葡萄球菌等。当有受凉、淋雨、过度疲劳等诱发因素，使全身或气道局部防御功能降低时，原已存在于上气道或从外界侵入的病毒或细菌可迅速繁殖，引起本病，尤其是老幼体弱或有慢性气道疾病如鼻窦炎、扁桃体炎者更易罹患。

二、护理评估

（一）病史

主要询问发病前有否受凉、淋雨等诱因或与感冒患者接触史。

（二）身体状况

急性上气道感染可见下列几种类型，但各型之间并无明显界限。

1. 普通感冒

俗称"伤风"，又称急性鼻炎，以鼻咽部卡他症状为主要表现。成人大多数为鼻病毒引起，次为副流感病毒、气道合胞病毒、埃可病毒、柯萨奇病毒等引起。常见于秋、冬、春季。起病较急，初期咽部干痒或灼热感、喷嚏、鼻塞、流涕，2～3天变稠，可伴有咽痛、低热、头痛不适。检查可见鼻黏膜充血、水肿，有较多的分泌物，咽部轻度充血，如无并发症，一般经5～7天痊愈。

2. 病毒性咽炎和喉炎

亦称急性气道疾病。成人常由腺病毒、副流感病毒、气道合胞病毒等引起。常发生于冬春季。主要症状有咽痛、声嘶、轻度干咳、发热（39℃）、全身酸痛不适。病程1周左右。检查可见咽充血，有灰白色点状渗出物，咽后壁淋巴滤泡增生，颌下淋巴结肿大，肺部无异常体征。此外，柯萨奇病毒和埃可病毒亦可引起急性气道疾病，但症状较轻，常发生在夏季，称为"夏季流感"，多见于儿童。

3. 疱疹性咽峡炎

多由柯萨奇病毒 A 引起，多见于儿童，多于夏季发生，有明显咽痛、发热，病程约 1 周。检查可见咽充血，软腭、悬雍垂、咽及扁桃体表面有灰白色丘疱疹及浅表溃疡，周围有红晕。

4. 咽—结膜热

主要由腺病毒、柯萨奇病毒、流感病毒等引起。多见于儿童。有发热、咽痛、流泪、畏光、咽及结膜明显充血，病程 4～6 天。常发生于夏季。游泳池是常见的传播场所。

5. 细菌性咽—扁桃体炎

多由溶血性链球菌、肺炎球菌、葡萄球菌等引起。起病急，有明显咽痛、畏寒、发热，体温 39℃以上。检查可见咽明显充血，扁桃体肿大、充血，表面有黄色点状渗出物，颌下淋巴结肿大、压痛，肺部无异常体征。

（三）实验室检查

1. 血常规

病毒感染时白细胞计数偏低或正常，分类以淋巴细胞高为主；细菌感染时白细胞计数增高，白细胞分类以中性粒细胞增高为主，严重感染时可出现核左移及中毒颗粒。

2. 病毒抗原测定

有免疫荧光法、酶联免疫吸附检测法、血清学诊断法等。必要时做病毒分离和鉴定。

3. 细菌培养

必要时做细菌培养及药物敏感试验，以判断细菌类型及选用抗生素。

三、护理目标

1）体温降至正常。
2）头痛、咽痛等症状减轻或消失。
3）无并发症发生。

四、护理措施

（一）一般护理

1. 环境和休息

保持室内适宜温、湿度和空气流通，患者以休息为主。

2. 饮食护理

给予清淡、高热量、丰富维生素、易消化食物，鼓励患者每天保持足够的饮水量，避免刺激性食物，戒烟、酒。

3. 口腔护理

进食后漱口或给予口腔护理，防止口腔感染。

4. **防止交叉感染**

注意隔离患者，减少探视，避免交叉感染。患者咳嗽或打喷嚏时应避免对着他人。患者使用的餐具、痰盂等用具应按规定消毒，或用一次性器具，回收后焚烧弃去。

（二）病情观察与护理

1）密切观察病情变化，有发热及伴有其他症状时，应按时测量体温。如体温过高伴有全身不适、头痛等，按发热护理，给予物理降温或酌情药物降温，对年老体弱者，应用退热药物时，应注意适当减量，以免体温骤降或因出汗过多而引起脱水或虚脱。服用该药物时，应嘱患者多饮水。

2）发现患者鼻涕为黄色脓样，鼻塞，前额或两面颊部疼痛、发热等。则应考虑为鼻窦炎，应及时报告医生，按医嘱应用抗生素治疗。

3）发现患者退热后又复升，呈不规则热，咳嗽、气急，全身乏力，脉搏快而弱或不规则，检查有心律不齐，第一心音降低，应注意心肌炎的发生。应及时报告医生并协助进行详细检查，给予相应处理。护士应嘱患者卧床休息，及时测量血压、脉搏、呼吸等。

五、健康指导

1）平时应加强体育锻炼，增强体质，提高抗病能力。

2）避免受凉、淋雨及与感冒患者接触。感冒流行期间，外出要戴口罩，勿去公共场所，防止交叉感染。室内应经常开窗通风及进行空气消毒。

3）室内用食醋 $5 \sim 10$ ml/m^3 加等量水稀释，关闭门窗加热熏蒸，每日 1 次，连用 3 次。

4）流感疫苗行鼻腔喷雾；也可用贯众、板蓝根、野菊花、桑叶等中草药熬汤饮用。

5）恢复期若出现眼睑水肿、心悸、关节痛等症状，应及时诊治。

（王净）

第二节 急性气管支气管炎

急性气管支气管炎是由病毒、细菌感染，物理、化学刺激或过敏等因素引起的气管支气管黏膜的急性炎症。临床主要症状为咳嗽和咯痰，大都与感冒同时发病，起病较急。

一、病因和发病机制

本病由病毒感染（鼻病毒、副流感病毒等）、细菌感染（流感嗜血杆菌、肺炎链球菌、葡萄球菌等），或变态反应原（花粉、粉尘等）引起气管支气管呈现炎症性反应。一些刺激性气体（过冷空气、二氧化硫、烟雾等）也可诱发支气管急性炎症。

本病往往在过度疲乏、受凉、寒冷季节气候突变、机体免疫力相对低下时发病。原发性病毒感染和理化因素引起的损害，多因继发细菌感染而转变成细菌性炎症。气管、支气管黏膜呈现充血、水肿，继而纤毛上皮细胞受损、脱落，白细胞浸润到黏膜下层，腺体分泌黏性或黏液性脓性分泌物。

病理表现主要是气管、支气管黏膜充血、水肿，纤毛上皮细胞的损伤脱落，黏膜腺体肥大、分泌增多，以及黏膜下的白细胞浸润等。一旦炎症消退，则完全恢复正常。

二、护理评估

（一）病史

主要询问发病前有无上气道感染史、寄生虫感染史，有无物理、化学因素的刺激，有无过敏等因素存在等。

（二）身体状况

1）早期痰量不多，但痰液不易咳出，2~3日痰液可由黏液性转为黏液脓性。如受凉、吸入冷空气或刺激性气体可使咳嗽加剧或诱发咳嗽。晨起时或夜间咳嗽常常较为显著。咳嗽也可为阵发性，有时呈持久性咳嗽。咳嗽剧烈时伴有恶心、呕吐及胸部、腹部肌肉疼痛。如伴有支气管痉挛，可有哮鸣和气急。

2）病程有一定的自限性，全身症状可在4~5天消退，但咳嗽有时可延长数周。

3）严重并发症较为少见，只有相当少的患者会发生肺炎。偶尔严重的咳嗽可造成肋骨骨折，有时会发生晕厥、呕吐、尿失禁和肌酸磷酸激酶的升高。

4）查体有时可发现干性啰音，咳嗽后消失；肺底部偶可听到湿性啰音，伴有支气管痉挛时，可听到哮鸣音。

（三）实验室及其他检查

白细胞计数和分类大多正常，细菌感染时可有白细胞计数及中性粒细胞增高。痰涂片或培养有致病菌。X线胸部检查大多数正常或肺纹理增粗。

三、护理目标

1）表现出有效的咳嗽、痰液排出顺利，呼吸音正常。
2）体温逐渐降至正常范围。

四、护理措施

（一）一般护理

1）发热、咳嗽期间应注意休息，多饮开水。老年、幼儿及体弱的患者应延长休息时间。

2）饮食宜清淡，忌食辛辣香燥炙烤肥腻的食物。

3）保持病室内合适的温度及湿度，避免干燥，空气要新鲜，防止受凉。有吸烟习惯者应劝其戒烟。

（二）病情观察与护理

1）观察痰的颜色、性状、量、气味，有变化时及时与医生联系，对于咳嗽剧烈、胸闷憋气者，给予雾化吸入，使咽喉部湿润以减轻症状。干咳时口服棕色合剂等，痰多给远志合剂。声音嘶哑时注意休息，减少交谈。辅助叩背排痰，痰液黏稠不易咳出时，除给 α－糜蛋白酶和庆大霉素、激素、超声雾化吸入湿化痰液外，每日应补给适量液体（不应少于 3 000 ml），以利咳出。

2）观察体温、脉搏、呼吸变化，及时、准确按医嘱予以抗生素、祛痰药及平喘药物，注意观察药物的不良反应。

五、健康指导

1）加强心理指导，使患者情绪稳定，克服不安心理。

2）饮食以高热量、高蛋白、易消化饮食为宜。

3）嘱患者生活要有规律，避免过度劳累，保证充足的睡眠和休息，活动量以不引起疲劳为宜。

4）出院后指导患者注意保暖，预防感冒。

5）平时应加强耐寒锻炼，适当参加体育活动，如体操、医疗气功等，增强机体抗病能力。

6）改善劳动和生活环境，减少空气污染，避免接触有害气体或吸入过敏原。

7）给患者提供有关出院药物的书面材料，指导患者正确用药。

8）指导患者门诊随访知识，如两周后症状持续及时就诊。

（王净）

第三节　慢性支气管炎

慢性支气管炎（简称慢支）是指气管、支气管黏膜及其周围组织的慢性非特异性炎症。临床上以咳嗽、咳痰或伴有喘息及反复发作的慢性过程为特征。病情若缓慢进展，常并发阻塞性肺气肿，甚至肺动脉高压、肺源性心脏病。它是一种严重危害人民健康的常见病，尤以老年人多见。

一、病因和发病机制

慢支的病因尚不完全清楚，但与下列因素有关。

（一）吸烟

国内外的研究均证明吸烟与慢性阻塞性肺疾病的发生有密切关系。吸烟时间愈长，烟量愈大，患病率愈高，戒烟后可使病情减轻。

（二）感染因素

感染是慢性阻塞性肺疾病发生、发展的重要因素。主要为病毒和细菌感染，鼻病毒、黏液病毒、腺病毒和气道合胞病毒多见。在病毒等感染基础上继发细菌感染。细菌感染以流感嗜血杆菌、肺炎球菌、甲型链球菌和肺炎奈瑟球菌为多见。

（三）理化因素

刺激性烟雾、粉尘、大气污染（如二氧化硫、二氧化氮、氯气、臭氧等）的慢性刺激，常为慢性支气管炎的诱发因素之一。接触工业刺激性粉尘和有害气体的工人，慢性支气管炎患病率远较不接触者高。

（四）气候

寒冷为慢性支气管炎发作的重要原因和诱因。尤其是气候突变时，冷空气能引起黏液分泌物增加，支气管纤毛运动减弱，气道防御功能降低，导致慢性阻塞性肺疾病发生。

（五）过敏因素

喘息型慢支往往有过敏史，对多种抗原激发的皮肤试验阳性率较高，在患者痰液中嗜酸性粒细胞数量与组胺含量都有增高。过敏反应可使支气管收缩或痉挛、组织损害和炎症反应，继而发生慢支。

（六）其他

除上述主要因素外，尚有机体内在因素参与慢支的发生。①自主神经功能失调，气道反应性比正常人高；②由于老年人气道防御功能下降，慢支的发病率增加；③营养因素与慢支的发病也有一定关系；④遗传因素也可能是慢支的易患因素。

二、护理评估

（一）病史

询问有无吸烟、感染、理化刺激、过敏等相关发病因素；有无自主神经功能失调、气道防御功能降低、营养因素缺乏、遗传等易患因素。有无过劳、感冒、接触有害气体等诱发因素。

（二）身体状况

缓慢起病，病程长，反复急性发作而病情加重。

1. 主要症状

为咳嗽、咳痰，或伴有喘息。

1）咳嗽：一般以晨起咳嗽为主，晚间睡前有阵咳或排痰。咳嗽严重程度视病情而不同。

2）咳痰：多与咳嗽同时出现，一般为白色泡沫痰或黏痰；合并感染时，痰量增多、色黄而黏，或出现脓痰。

3）喘息：喘息型慢支的患者在咳嗽、咯痰的同时，可伴有不同程度的气短、喘息，甚至呼吸困难。

2. 体征

平时缺乏明显体征。急性发作期可出现肺部干、湿性啰音或伴有哮鸣音，并发肺气肿、肺心病时，可出现相应体征。

3. 分型及分期

1）分型：①单纯型，以咳嗽、咳痰为主；②喘息型，除单纯型症状外还具有喘息症状，并伴有哮鸣音。

2）分期：根据病情可分为 3 期。

（1）急性发作期：指在 1 周内出现脓性或黏液脓性痰，痰量明显增多，伴有发热等炎症表现，或咳、痰量等明显增多，伴有发热等炎症表现，或咳、痰、喘症状任何一项明显加剧。

2）慢性迁延期：咳、痰、喘症状迁延 1 个月以上。

3）临床缓解期：症状基本消失或偶有轻咳和少量痰液保持两个月以上。

（三）实验室及其他检查

1. X 线检查

病变反复发作患者，可有肺纹理增多、增粗、模糊，呈网状或条索状，延伸至肺野周围。继发感染时，可出现不规则斑点阴影，以下肺野较明显。

2. 呼吸功能检查

常规检查多无异常，闭合气量可增加，病情发展出现阻塞性通气功能障碍时，表现为第一秒用力呼气量（FEV_1）占用力肺活量的比值减少（<70%），最大通气量（MVV）减少（<预计值的 80%）；最大呼气流速—容量曲线图形异常，流速降低明显。

3. 血液检查

急性发作期或并发感染时，白细胞计数及中性粒细胞增多。喘息性慢性支气管炎患者，嗜酸性粒细胞可增多。

4. 痰液检查

痰液涂片或培养可见肺炎链球菌、流感嗜血杆菌等，涂片还可见大量中性粒细胞、已破坏的杯状细胞。

5. 支气管镜检查

根据病情轻重、病程长短，可见支气管黏膜呈不同程度的充血、发红、肥厚，分泌物增多。

三、护理目标

1）患者学会有效咳嗽，痰液能顺利排出。
2）学会有效的呼吸技术，通气指标在正常范围内。
3）咳嗽、呼吸困难减轻或消失，能得到充分的休息。
4）食欲增进、摄入的热量能满足机体需要。
5）缺氧有所改善，血气分析恢复正常，活动后无不良反应。
6）病情好转，能得到家人及社会的支持，焦虑减轻或消失，情绪稳定。

四、护理措施

（一）一般护理

1）病情重，病程长或年老体弱者，应鼓励患者动静结合，避免长期卧床，以利痰的排出。由于慢性支气管炎病程长，常影响食欲、睡眠等，而使患者产生忧虑、焦急等心理，护士应热情、耐心安慰患者，向患者及其家属介绍慢性支气管炎的防治知识，并给予患者心理支持，以增加其治疗信心。

2）饮食上给予营养丰富、高蛋白、多种维生素、易消化而清淡的食物，食物应多样化。

3）室内应注意卫生，阳光充足，空气新鲜。天冷时，应注意按时开窗通风。室内温度应适宜。一般室内温度保持在 18～20℃，温度在 50%～60%，并定时用 0.05% 新洁尔灭或 0.01%～0.05% 过氧乙酸溶液进行空气消毒，每周一次。

4）慢性支气管炎急性发作患者常有通气功能损伤，因此，要注意保持气道通畅。痰多咳嗽者，应鼓励患者将痰咳出，有助于疾病的好转。痰多者，可让患者取健侧卧位，经常更换体位，使痰易咳出。痰液黏稠者可给予雾化吸入，使痰液稀释，利于排出。呼吸困难者，让患者取半坐位，必要时给氧。痰多咳嗽无力者，要注意防止气道堵塞而发生窒息，随时准备好吸痰器，以备急用。

5）缓解期的患者应加强体质锻炼，增强呼吸肌的代偿能力，指导患者行腹式呼吸，因腹式呼吸可使膈肌的活动度增加，肺的舒缩力增强，肺组织可以得到充分松弛，肺泡的膨胀度也可以恢复，使气体交换量增加，残气量减少，同时也促进了心脏的血液循环，从而改善了心肺功能。

（二）病情观察与护理

1. 观察咳嗽、咳痰量及性质变化

频繁咳嗽可影响休息与睡眠，剧烈咳嗽对人体有害，当发现患者剧烈咳嗽，咳痰量不多，痰黏稠时，可按医嘱给予祛痰剂，若效果不佳，可根据医嘱给予超声雾化吸入治疗。如发现患者咳痰量增多，呈黄色脓性，伴发热，则应考虑有继发感染。应及时报告医生进行处理。同时护理人员应详细准确记录痰量和颜色的变化，以判断治疗效果并及时留取痰液做培养。

2. 观察是否有呼吸困难

包括呼吸频率、节律、深度和用力情况，若发现患者突然一侧剧烈胸痛，出现呼吸困难、刺激性咳嗽，不敢呼吸，不能平卧，患侧有气胸体征，要注意自发性气胸的发生，应立即报告医生，并协助医生进行抢救治疗。若呼吸浅慢，伴神志不清，常提示肺性脑病，应及时处理。

3. 观察神志情况

尤其是重症伴有呼吸衰竭的患者，观察神志情况极为重要，早期表现为睡眠形态紊乱，白天嗜睡，夜间兴奋，谵妄，神志恍惚，后期表现为嗜睡、昏迷。呼吸衰竭的早期兴奋与血中氧浓度降低，二氧化碳浓度增高有关，易与普通的睡眠障碍相混淆，应注意观察。

4. 观察发绀情况

重症患者由于缺氧致血中还原血红蛋白增多，使皮肤、黏膜呈现弥漫性青紫色，口唇、甲床、鼻尖、耳垂、颊部等处易观察。但应注意，贫血患者由于血红蛋白过低，可使还原血红蛋白达不到产生发绀的浓度而不出现发绀。

（三）控制性氧疗的护理

1. 吸氧装置

为防止医源性感染，湿化瓶每天应进行消毒，更换无菌蒸馏水。吸氧导管采用一次性的专人专用。

2. 氧浓度

氧流量应调节为 1~2 L/min，必须坚持 24 小时持续吸入，氧浓度必须小于 35%，氧疗疗程不少于 3 周。应注意向患者及其家属解释低流量吸氧的意义及高浓度吸氧的危害，嘱切勿自行调节流量。

3. 氧疗撤离

当患者神志、精神好转，呼吸平稳，发绀消失，$PaO_2 > 8$ kPa，$PaCO_2 < 6.67$ kPa，即可考虑撤氧。撤氧前应间断吸氧 7~8 天，每日吸氧 12~18 小时，并注意观察血气变化。

（四）并发症的护理

慢性支气管炎晚期常并发阻塞性肺气肿，由于肺功能降低而出现气促，应酌情进行氧疗，适当休息。指导患者进行腹式呼吸锻炼，改善通气功能。也可选择免疫治疗，防止肺部感染。慢性支气管炎延及肺泡可并发支气管肺炎，出现发热、咳嗽咳痰加重，部分患者咳脓性痰，肺内可闻及干、湿性啰音。X 线检查见两下肺野有小片阴影。此时应加强抗感染治疗，酌情氧疗。对于原肺功能差者，应注意预防出现呼吸衰竭。

五、健康指导

1）向患者宣传慢支治疗是一个长期过程，要树立治疗信心，主动配合，坚持治疗，并督促患者按医嘱服药争取病情的缓解。

2）指导患者适当休息，避免过度疲劳，注意营养的摄入，与患者及家属共同制订休息和营养摄入计划。

3）鼓励患者，特别是缓解期患者坚持锻炼以加强耐寒能力与机体抵抗力，注意保暖，避免受凉，预防感冒。

4）向吸烟者宣传吸烟易引起支气管黏膜纤毛上皮鳞状化生，纤毛运动减弱，局部抵抗力下降，易于感染和发病，应积极戒烟。同时注意改善环境卫生，做好个人劳动保护，尽量避免烟雾、粉尘和刺激性气体等诱发因素对气道的影响。

（王净）

第四节 支气管哮喘

支气管哮喘（简称哮喘），是由多种细胞（如嗜酸性粒细胞、肥大细胞、T 淋巴细胞、中性粒细胞、气道上皮细胞等）和细胞组分参与的气道慢性炎症性疾病。这种慢性炎症与气道高反应性相关，通常出现广泛多变的可逆性气流受限，并引起反复发作性的喘息、气急、胸闷或咳嗽等症状，多数患者可自行缓解或治疗后缓解。支气管哮喘如诊治不及时，随病程的延长可产生气道不可逆性狭窄和气道重塑。因此，合理的防治至关重要。世界各国的哮喘防治专家共同起草并不断更新的全球哮喘防治倡议（GINA）已成为防治哮喘的重要指南。

哮喘是常见的慢性气道疾病之一，全球约有1.6亿哮喘患者，我国哮喘患者超过1 500万。哮喘患病率随国家和地区不同而异，我国五大城市的资料显示儿童的哮喘患病率为3%~5%。一般儿童患病率高于青壮年，老年人群的患病率有增高趋势。成人男女患病率相近，发达国家高于发展中国家，城市高于农村，约40%的患者有家族史。

一、病因和发病机制

哮喘的病因复杂，其形成与发作与很多因素有关。

（一）遗传因素

哮喘患者及其家庭成员的哮喘、婴儿湿疹、过敏性鼻炎等过敏反应较群体为高。但哮喘并非都具有过敏素质的遗传。近年来讨论到哮喘的病因学时，对迷走神经功能的亢进、β肾上腺素能受体功能低下或减少、α肾上腺素能受体功能亢进或其中某两者同时存在，作为哮喘的重要内因。

（二）环境因素

主要为哮喘的激发因素，包括①吸入性变应原：如尘螨、花粉、真菌、动物毛屑、二氧化硫、氨气等各种特异性吸入物；②感染：如细菌、病毒、原虫、寄生虫等；③食物：如鱼、虾、蟹、蛋类、牛奶等；④药物：如普萘洛尔（心得安）、阿司匹林等；⑤其他：气候改变、运动、妊娠等。

多数认为特异性体质患者，吸入或接触过敏原后，可产生多量的特异性抗体——免疫球蛋白E（IgE）。IgE与支气管黏膜下的肥大细胞相结合，当再次接触过敏原时，则发生过敏反应。使肥大细胞破坏，释放过敏慢性反应物质（SRS-A）、5-羟色胺等生物活性物质，导致支气管黏膜充血水肿，平滑肌痉挛与腺体分泌增加而发生所谓外源性哮喘，属第Ⅰ型变态反应。此外，反复上气道或肺部感染，使B淋巴细胞产生抗体—免疫球蛋白M（IgM），组成抗原—抗体复合物，沉积于支气管黏膜下微血管，在补体参与下也可发生过敏反应，产生内源性哮喘。

本病病理变化，早期有支气管黏膜嗜酸粒细胞浸润，支气管平滑肌肥厚，黏膜充血水肿，腺体分泌增加，肺泡膨胀。哮喘缓解后即可恢复。严重病变可见阻塞性肺气肿，大小支气管壁增厚，管腔内常含有多量稠痰。最终可导致慢性肺源性心脏病的形成。

支气管哮喘的主要临床表现为发作性胸闷、咳嗽，多呈带有哮鸣音的呼气性呼吸困难。典型患者在发作前有先兆症状，如鼻、咽、眼发痒和咳嗽、打喷嚏、流鼻涕等。如不及时处理，可因支气管阻塞加重而发生哮喘。发作常在夜间和（或）清晨加重。病情严重的患者常被迫采取坐位或端坐呼吸，两臂前撑、两肩耸起、全身大汗淋漓，面色苍白、四肢厥冷、脉细速、发绀，甚至发生呼吸衰竭、意识丧失。多数患者哮喘发作持续数分钟或数小时自行缓解或经治疗缓解，重症患者可持续发作数日或数周，称为哮喘持续状态。

二、护理评估

(一) 病史

详细询问与哮喘有关的病因和诱因，以及家族中有无类似发病的患者；了解患者的生活起居情况、家庭环境和生活习惯，有无过敏史等。

(二) 身体状况

1. 哮喘的特性

突发性，多在夜间猝然发作，呈呼气性呼吸困难，伴有哮鸣音，或发作性胸闷和咳嗽，严重者被迫采取坐位或呈端坐呼吸，干咳或咳大量白色泡沫样痰，甚至出现发绀等。哮喘症状可在数分钟内发作，经数小时至数天，用支气管舒张药或自行缓解。

2. 体检

发作时胸部呈过度充气状态，有广泛哮鸣音，呼气音延长。患者可有口唇发绀、窦性心动过速及节律改变，严重时出现奇脉。

(三) 实验室及其他检查

1. 血液检查

发作时嗜酸性粒细胞可增高。如并发感染时白细胞数增多。外源性哮喘患者血清 IgE 含量增加。

2. 痰液检查

可见较多嗜酸粒细胞、尖棱结晶、黏液栓等。如并发气道感染时，痰涂片镜检、培养及药物敏感试验，有助病原菌诊断及指导治疗。

3. 血气分析

哮喘发作时，如有缺氧，可有 PaO_2 降低，但 $PaCO_2$ 在轻度或中度哮喘时，由于过度通气，可使 $PaCO_2$ 下降，pH 值上升，表现呼吸性碱中毒。如哮喘持续状态，气道阻塞严重，可使 CO_2 潴留，$PaCO_2$ 上升，表现呼吸性酸中毒。如缺氧明显，可并发代谢性酸中毒。

4. 肺功能检查

表现为可逆性阻塞性通气功能障碍，使用支气管解痉剂后，通气功能明显改善是其特点。

5. X 线检查

早期在哮喘发作时可见两肺透亮度增加，呈过度充气状态，在缓解期多无明显异常。如并发有气道—肺感染时可见肺纹理增强及炎性浸润阴影。

6. 皮肤敏感试验

用可疑的过敏原做皮肤划痕或皮内试验，有条件的做吸入激发试验，可做出过敏原诊断。但应注意高度敏感的患者有时可能诱发哮喘和全身反应，甚至出现过敏性休克。须密切观察，及时采取相应措施。

三、护理目标

1）去除诱发因素。

2）维持最佳呼吸形态，表现为呼吸频率/形态正常和呼吸平稳。

3）保持气道无过多分泌物，表现为呼吸音正常或改善，血气分析值正常无脱水征的出现，尿量 > 30 ml/h。

4）焦虑减轻，可与医护人员配合。

四、护理措施

（一）一般护理

1）患者对气体的温度和气味很敏感，应保持室内空气新鲜、流通、没有刺激性气味，温度保持在 18 ~ 22℃，湿度维持在 50% ~ 70% 为宜。室内物品应简单，不要装修，不铺地毯，不放花草、避免烟雾、油烟污染空气；不要使用陈旧被褥及羽绒、丝织品、狗皮褥子等。湿式扫除，最好使用吸尘器，避免房间尘埃飞扬及刺激性气味。发作时，协助患者采取合适体位，半卧位或坐位，并设置跨床小桌，以减少体力消耗。

2）发作期，忌食易过敏及油腻食物，如鱼、虾、蟹、蛋类、牛奶等，给予营养丰富、高维生素的流质或半流质饮食。多饮水，避免体液不足及保持大便通畅。

3）哮喘患者发作严重时呈张口呼吸，易导致口腔黏膜干燥、细菌繁殖而引起口腔炎、口腔黏膜溃疡等，因此应及时给予漱口、口腔擦洗等。

4）心理护理：加强精神护理，哮喘患者神志清楚时，往往精神高度紧张，焦虑，烦躁不安，有死亡的恐怖感，可加重支气管痉挛，给治疗带来困难。因此，医护人员对患者要特别关心体贴，随时了解患者的心理活动，发病情绪激动或精神紧张时，做好劝导工作。当患者由于呼吸困难，喘憋严重，甚至有窒息感时，此时不能用抑制呼吸的镇静剂，要安慰患者，减轻紧张情绪。

（二）病情观察与护理

1. 神志情况

哮喘发作期患者一般神志是清楚的，重度、重度发作常伴有呼吸衰竭，患者可出现嗜睡、意识模糊，甚至浅、深昏迷，神志情况是判断哮喘发作程度的指标之一。

2. 呼吸情况

应密切观察患者呼吸频率、节律、深浅度和用力情况。哮喘患者由于小气道广泛痉挛、狭窄，表现为呼气性呼吸困难、呼气时间延长，并伴有喘鸣，重度发作的患者喘鸣音反而减弱乃至消失、呼吸变浅、神志改变，常提示病情危笃，应及时处理。

3. 发绀情况

由于低氧血症致血中还原血红蛋白增多，使皮肤、黏膜呈现青紫色，称为发绀。应在皮肤薄、色素少而血流丰富的部位如口唇、齿龈、甲床、耳垂等处观察。并发贫血的患者因血红蛋白过低，致使还原血红蛋白达不到发绀的浓度而不出现发绀，病情观察时应予注意。

4. 血气分析

血气分析是反映肺的通、换气功能和酸碱平衡的重要指标，亦是判断呼吸衰竭及其分型的依据，哮喘患者发生Ⅱ型呼吸衰竭表明病情危重，应立即采取有效治疗措施，挽救患者生命。

5. 药物反应

注意观察药物反应及疗效，加强心脏的监护，如患者出现心悸、心动过速、心律失常、血压下降、震颤、恶心、呕吐等反应，要及时报告医生，给予相应处理。

（三）氧疗

给氧时要根据患者缺氧情况调整氧流量，一般每分钟吸入 3～5 L。输氧方式的选择最好能不增加患者的焦虑，应选择鼻导管或鼻塞吸氧。输氧时应做湿化，勿给患者未经湿化的氧气，以免气道黏膜干裂，痰液黏稠不易咳出。当哮喘得到控制，患者神志、精神好转，呼吸平稳，发绀消失，血氧分压大于 8 kPa，二氧化碳分压小于 6.67 kPa，即可考虑撤氧观察血气变化。氧疗对于患者的病情控制、存活期的延长和生活质量的提高有着重要的意义，因此，近年来越来越多的患者的氧疗由医院转入家庭。家庭氧疗时应注意氧流量的调节，严禁烟火，防止火灾。

（四）哮喘持续状态的护理

1. 给氧

患者有缺氧情况，应及时给氧，以纠正缺氧，改善通气和防止肺性脑病的发生，一般用低流量 1～3 L/min 鼻导管给氧。吸氧时注意气道的湿化、保温和通畅。

2. 迅速建立静脉通道

迅速建立静脉通道并保持通畅，以保证解痉及抗感染药物等的有效治疗。遵医嘱准确及时地给予药物，常用氨茶碱及激素静脉点滴。应适当补充液体防止失水。在无心功能不全的情况下补液量每天可达 4 000 ml，滴速 40～50 滴/分钟。静脉滴注氨茶碱时要保持恒速，以 0.2～0.8 mg/（kg·h）维持，注意观察有无恶心、呕吐、心动过速等不良反应，及时与医生联系。

3. 促进排痰，保持气道通畅

痰液易使气道阻塞，使气体分布不均，引起肺泡通气血流比例失调，影响通气和换气功能。因此，要定时协助患者更换体位、拍背，鼓励患者用力咳嗽，将痰咳出，也可采用雾化吸入，必要时吸痰。痰液稠厚排出不畅或出现呼吸衰竭的患者，要做好气管插管、气管切开的准备。

4. 做好生活护理

鼓励患者多饮水，患者大量出汗时要及时擦拭，并更换内衣，以保证其舒适。

5. 做好心理护理

对情绪过度紧张的患者，给予支持与关心，耐心解释，以解除其心理压力。

五、健康指导

1）通过耐心、细致的交流，评估患者对疾病知识的了解程度，确认妨碍治疗的因素。指导患者和家属认识长期防治哮喘的重要性，解释通过长期、适当、充分的治疗，完全可以有效地控制哮喘发作，使患者建立战胜疾病的信心。

2）避免哮喘的诱发因素，避免摄入引起过敏的食物；室内不种花草、不养宠物；经常打扫房间，清洗床上用品；在打扫和喷洒杀虫剂时，保证患者离开现场等，尽可能控制、消除症状和防止复发。

3）帮助患者理解哮喘发病机制及其本质、发作先兆、症状等，指导患者掌握峰速仪的使用方法，自我监测症状，预防发作。通过定期肺功能监测，客观评价哮喘发作的程度。

4）按照医嘱正确合理用药，积极配合治疗。哮喘患者应了解自己所用的每一种药的药名、用法及使用时的注意事项，了解药物的主要不良反应及如何采取相应的措施来避免、减少不良反应。一般先用支气管扩张剂，后用抗炎气雾剂。患者应与医生共同制订有效、可行的个人治疗计划。教会其正确掌握用药技术，尤其是吸入治疗技术，对医生处方的每种吸入器，医务人员要通过演示、反复指导，使患者正确使用吸入装置进行吸入治疗。

5）自我监测病情，识别哮喘加重的早期情况，做好哮喘日记。哮喘日记除记录每日症状、用药情况外，有条件时应利用峰速仪来监测自我的 PEFR 值，峰速仪可帮助患者发现气道是否狭窄，争取早期用药（在有症状前），避免哮喘的严重发作，并了解治疗反应，因此在日记中应记录 PEFR 值。判断哮喘加重的指标包括症状、吸入 β_2 激动剂控制症状的需要量和自我监测的 PEFR 值下降。

6）加强出院指导

（1）保持情绪稳定，多参加文娱活动，调整紧张情绪。

（2）在冬季或气候多变期，预防感冒，以减少发病的次数。

（3）坚持医生、护士建议的合理化饮食。

（4）生活规律化，保证充足的睡眠和休息。

（5）鼓励患者参加力所能及的体育锻炼，如太极拳、医疗气功等。增强机体抗病能力。

（6）正确使用药物，教会患者气雾剂的吸入方法，以免过度使用而发生反弹性支气管痉挛。

（7）在医生指导下，坚持进行脱敏疗法。

（刘炳玉）

第五节 肺 炎

肺炎是指终末气道、肺泡和肺间质的炎症，可由病原微生物、理化因素、免疫损伤、过敏及药物所致。细菌性肺炎是最常见的肺炎，也是最常见的感染性疾病之一。在抗生素应用以前，细菌性肺炎对儿童及老年人的健康威胁极大，抗生素的出现及发展曾一度使肺炎病死率明显下降。但近年来，尽管应用强力的抗生素和有效的疫苗，肺炎总的病死率不再降低，甚至有所上升。

正常的气道防御机制使气管隆嵴以下的气道保持无菌。是否发生肺炎决定于两个因素：病原体和宿主因素。如果病原体数量多，毒力强和（或）宿主气道局部和全身免疫防御系统损害，即可发生肺炎。病原体可通过下列途径引起社区获得性肺炎：①空气吸入；②血流播散；③邻近感染部位蔓延；④上气道定植菌的误吸。医院获得性肺炎还可通过误吸胃肠道的定植菌（胃食管反流）和通过人工气道吸入环境中的致病菌引起。病原体直接抵达下气道，滋生繁殖，引起肺泡毛细血管充血、水肿，肺泡内纤维蛋白渗出及细胞浸润。除了金黄色葡萄球菌、铜绿假单胞菌和肺炎克雷伯杆菌等可引起肺组织的坏死性病变易形成空洞外，肺炎治愈后多不遗留瘢痕，肺的结构与功能均可恢复。

一、病因和发病机制

肺炎可以由多种病原微生物引起，最常见的是肺炎链球菌、金黄色葡萄球菌、溶血性链球菌，近年革兰阴性杆菌引起的重症肺炎有增加趋势。

（一）肺炎链球菌肺炎

发病以冬春季多见，肺炎链球菌为革兰染色阳性球菌，不产生毒素，不引起原发组织坏死或形成空洞，其致病力是由于含有高分子多糖体的荚膜对组织的侵袭作用。

（二）葡萄球菌肺炎

多见于幼儿和老年人，特别易发于体质虚弱、免疫缺陷、气道疾病、糖尿病，恶性肿瘤及应用激素、抗癌药物等其他免疫抑制治疗者，长期应用广谱抗生素者。葡萄球菌属革兰阳性球菌，包括金黄色葡萄球菌和表皮葡萄球菌，能产生多种外毒素和酶，如血浆凝固酶、溶血毒素、肠毒素、杀白细胞素、溶菌酶等，其致病性强，可引起肺的化脓性病变。

（三）肺炎克雷伯菌肺炎

多见于中老年、免疫功能受损人群；某些侵入性检查、创伤性治疗和手术、使用污染的呼吸器和雾化器等都有导致感染发病的可能。肺炎克雷伯菌为革兰染色阴性杆菌，不活动，有荚膜，成对或呈短链。根据荚膜抗原成分不同，肺炎杆菌可分75个亚型，引起肺炎者以1~6型为主，能很快适应宿主环境而长期生存，对各种抗生素易产生耐药性。

（四）流感嗜血杆菌肺炎

流感嗜血杆菌为革兰阴性杆菌，为无动力、无芽孢、缺乏某些酶类的革兰阴性小杆菌，它可分为荚膜型与无荚膜型两类。流感嗜血杆菌产生的内毒素在致病过程中起重要作用。侵袭性感染中，有荚膜的B型流感杆菌，选择性黏附于气道上皮细胞，避免局部的黏液纤毛清除作用，促进细菌增生。

（五）铜绿假单胞菌肺炎

铜绿假单胞菌为假单胞菌属中对人类致病的主要致病菌，为革兰阴性杆菌。该菌虽为需氧菌，但在厌氧条件下可生长，在25~37℃生长良好，对高浓度盐酸、消毒剂及一般抗生素均能耐受，故其为医院内感染的主要病原体。90%的铜绿假单胞菌可产生细胞外蛋白酶，导致出血、坏死性病变。该菌所产生的A毒素具有最强毒力，对易感细胞可抑制其蛋白质的合成。

（六）军团菌肺炎

军团菌是一种特殊营养的革兰阴性需氧菌，含多种外毒素与内毒素，几种毒素共同作用才引起疾病。肺部病变发生机制与以下因素有关：①军团菌产生毒性因子引起肺实质和白细胞改变。②军团菌释放趋化因子，具有肽性质，对白细胞具有趋化作用，能使其释放出溶酶体，引起肺的持续性损害。③军团菌能释放蛋白裂解酶，产生C3或C5，引起炎性反应。

病原体的分布规律大体是：①仍以肺炎链球菌为主；②老年人，特别是吸烟者流感嗜血杆菌比例增加，其他革兰阴性杆菌亦较多见；③军团菌可以是相当常见的病原体；④有慢性肺部疾病者革兰阴性杆菌包括铜绿假单胞菌的感染率增加；⑤免疫抑制宿主特殊病原体比例明显增高。

侵入肺实质的病原微生物及其代谢产物可引起：①中毒性心肌炎而影响心排出量；②激活人体交感—肾上腺髓质系统、补体系统、激肽系统、凝血与纤溶系统等产生各种生物活性物质；③通过垂体—肾上腺皮质系统，引起肾上腺皮质功能不全。所有这些均可使心排出量下降，有效循环血容量降低，引起微循环功能障碍，造成细胞损伤和重要脏器功能损害。

二、护理评估

肺炎的表现多种多样，取决于感染的程度、病程、致病菌的类型。

（一）病史

1）近期有气道感染。

2）因与外界接触而生病（受凉淋雨等），有过度疲乏、醉酒、精神刺激、病毒感染史。

（二）身体状况

起病突然，出现寒战、高热、咳嗽、胸痛、咳铁锈色痰、呼吸困难等。

每个症状发生的强度因不同病例而差异较大，其前驱症状及伴随症状亦因病原体及其毒力的不同而不同。肺炎链球菌肺炎常是完全健康的人突然寒战而起病，如未及时治疗则呈持续发展状态，并产生剧烈咳嗽、咳红色或铁锈色痰、心慌、胸痛、大汗，可出现鼻翼扇动，高热。当细菌毒素进入血液循环可发生中毒性休克等典型重度症状。较多见的肺炎表现为较缓慢进行性的低热或中度发热，在老年人或体弱患者可完全不发热。支原体肺炎常表现为反复咳嗽，刺激性干咳而无痰。军团菌肺炎临床表现为支气管肺炎，并伴有消化道、肾脏及中枢神经系统症状，其预后不良，死亡率高达20%。大叶性肺炎发热前常伴寒战，继而出现口唇疱疹，伴胸痛等，非典型肺炎发热不伴寒战。物理体检，大叶性肺炎呼吸音减低，语颤增强，可闻及支气管呼吸音以及胸膜摩擦音，消散期可听到湿啰音。非典型肺炎的体征较少甚至无。

（三）实验室及其他检查

1. 血常规

白细胞计数在（20.0～30.0）×10⁹/L，中性粒细胞在0.8以上，并有核左移现象或胞质内毒素颗粒。年老、体弱的严重感染和毒血症患者，白细胞计数可减低，但中性粒细胞增加和核左移。

2. 痰和血的细菌检查

早期和一些严重感染伴菌血症者，可在血液中培养出致病菌。痰涂片和培养可发现肺炎链球菌。

3. X线检查

早期肺部仅见肺纹理增多的充血征象或局限于一肺段的淡薄、均匀阴影；X线肺部炎症在数日后开始消散，一般3周后完全消散。少数病例演变为机化性肺炎，X线表现病灶外界不整齐，内容不均匀致密阴影，可伴有胸膜增厚。

三、护理目标

1）体温恢复至正常范围。
2）咳嗽、咳痰症状减轻，气道通畅。
3）患者疼痛减轻，舒适感增加。
4）乏氧状态减轻或消失。
5）患者及家属了解疾病的过程及相关治疗知识。
6）患者口腔卫生，无口腔炎等并发症发生。
7）能摄取足够的营养和体液，无并发症发生。

四、护理措施

（一）一般护理

1）患者应卧床休息，保持环境安静、阳光充足、空气新鲜，室温为 18～20℃，湿度 55%～60%，注意保暖，避免受凉。

2）及时补充营养和水分，提供高热量、高蛋白、富含维生素、易消化的流质或半流质饮食，鼓励患者多饮水或选择喜欢的饮料（2～3 L/d）。重症者可遵医嘱静脉补液，心脏病或老年人应注意补液速度，过快易致急性肺水肿。

3）协助患者取半坐卧位，胸痛时嘱患者取患侧卧位，以增强肺通气量，减轻呼吸困难。

4）鼓励患者经常漱口，口唇疱疹者局部涂液状石蜡或抗病毒软膏，防止继发感染。

5）出汗后及时擦干汗液，更换潮湿衣服及被褥。协助患者满足生活需要。

6）向患者讲解胸痛的病因，鼓励患者讲述疼痛的部位、程度、性质等。

（二）病情观察与护理

1）严密观察患者体温、脉搏、呼吸、血压等变化。尤其对老年体弱患者，应定时进行检查，这具有重要的临床意义。高热时给予物理降温，在头部、腋下与腹股沟等大血管处放置冰袋，或采用 32～36℃ 的温水擦浴也可采用 30%～50% 乙醇擦浴，降温后半小时测体温，注意降温效果并记录于体温单上。寒战时可增加盖被或用热水袋使全身保暖，并饮用较热开水。气急、发绀时应予以氧气吸入，同时给予半坐位。如发现患者面色苍白、烦躁不安、四肢厥冷、末梢发绀、脉搏细速、血压下降等，应考虑为休克型肺炎，应及时通知医生，按休克型肺炎进行处理。若发现患者体温下降后又复升，则应考虑是否有并发症出现，应立即通知医生，并协助做必要的处理。

2）观察患者的咳嗽、咳痰，痰的颜色、性状、量、气味，并及时汇报异常改变。患者入院后应迅速留取痰标本送检痰涂片或细菌培养。鼓励患者进行有效的咳痰，如无力咳嗽或痰液黏稠时，应协助患者排痰，采取更换体位、叩背，按医嘱服用祛痰止咳剂、痰液黏稠给予蒸汽吸入或超声雾化吸入等，以稀释痰液，利于咳出。

3）观察患者是否有胸痛、腹胀、烦躁不安、谵妄、失眠等症状。胸痛时可让患者向患侧卧位，疼痛剧烈时可用胶布固定，以减少胸廓活动，减轻疼痛，必要时应按医嘱服用止痛片。腹胀时可给予腹部热敷或肛管排气。烦躁不安、失眠时，可按医嘱给予水合氯醛口服或保留灌肠。

（三）休克型肺炎的治疗与护理

1）首先将患者安置在安静的抢救室内，有专人护理。患者取休克卧位，注意保暖，禁用热水袋，室内温、湿度应适宜。休克患者病情危急，应注意做好保护性医疗。

2）迅速建立两条静脉通路，一条快速滴注扩充血容量液体，可加入糖皮质激素及抗生素；另一条先滴注碳酸氢钠液，后再加入平衡液及血管活性药物。按输液顺序输入所需液体。在快速扩容过程中应注意观察脉率、呼吸次数、肺底啰音及出入量等，避免发生肺水肿。

3）氧气吸入。一般采用鼻导管法给氧，氧流量 2 ~ 4 L/min。如患者发绀明显或发生抽搐时需加大吸氧浓度，4 ~ 6 L/min。给氧前应注意清除气道分泌物，保证气道通畅，以达到有效吸氧。

4）按医嘱给予血管活性药物时，应根据血压调整滴数，切勿使药液漏出血管，以免发生局部组织坏死。

5）密切观察病情变化，持续心电及生命体征监测

（1）神志状态：早期表现为精神紧张、烦躁不安等交感神经兴奋症状。当休克加重时，脑血流减少，患者表情淡漠、意识模糊，甚至昏迷。神志、意识反映感染性休克时体内血液重新分配，脑部血液灌注情况及脑组织缺氧程度。

（2）血压：早期血压下降，脉压小，提示严重感染引起毛细血管通透性增加，周围循环阻力增加，心排出量减少，有效血容量不足，病情严重。

（3）脉搏的强度和频率：是观察休克症状的重要依据。脉搏快而弱，随后出现血压下降，脉搏细弱不规则或不易触及，表示血容量不足或心力衰竭。

（4）呼吸：早期呼吸浅促，后期出现呼吸不规则，呼吸衰竭，因肺微循环灌注不足，肺表面活性物质减少，发生肺萎缩或肺不张而造成。

（5）体温：可为高热、过高热或体温不升，若高热骤降在常温以下示休克先兆。

（6）皮肤黏膜及温湿度：反映皮肤血液灌流情况，如面、唇、甲床苍白和四肢厥冷，表示血液灌注不足。

（7）出血倾向：皮肤黏膜出现出血点、紫癜或输血针头极易发生阻塞，表示有弥散性血管内凝血（DIC）之可能。

（8）尿量：常出现少尿或无尿，常见肾缺血或肾小管坏死所致。必要时留置尿管导尿，准确测量。

6）注意观察用药后的反应，观察用药后血压、脉搏、呼吸、尿量等变化，如发现血压上升、四肢温暖、尿量增多、面色红润，说明疗效好。

五、健康指导

1）针对患者缺乏知识情况予以疾病知识的宣传教育。

2）嘱患者加强耐寒锻炼，预防上气道感染，避免酗酒、受寒、过度疲劳等诱发因素。

3）向患者解释呼吸系统疾病应避免反复急性感染的重要性。一旦有感染发生，应及早治疗、及时控制。

4）向患者讲解加强营养，提高身体抵抗力的重要性，提供营养知识，并具体指导如何安排每天的饮食。

5）讨论并指导患者一些治疗和训练的方法，如高热患者多饮水，进食清淡、易消化的流质或半流质饮食，体位引流，呼吸运动训练等。

6）向患者提供卫生指导。嘱患者注意口腔卫生，防止交叉感染。平日尽量少到公共场所，特别在流感流行时。养成良好的卫生习惯，如不随地吐痰、妥善处理痰液等。

7）指导患者急性期卧床休息，恢复期可逐渐增加活动量，有利于肺功能恢复，提高机体的活动耐力。

8）解释每日睡眠时间不少于7小时，指导患者促进入睡的方法：如睡前沐浴、温水泡脚、喝热饮料、精神放松等。

9）指导患者、家属正确选择富有纤维素的食物，出汗多时注意补充含盐饮料。养成定时排便的习惯，预防便秘。

10）嘱患者出院后注意休息，避免过度劳累。

11）教会患者识别本病的诱发因素，增加患者的预防知识。

12）体质衰弱或免疫功能减退者，如糖尿病、慢性肺病、肝病等，有条件时继续按医生的建议注射流感疫苗或肺炎球菌疫苗。

13）教会患者门诊随访知识。

（刘炳玉）

第六节　气　胸

气胸是由于肺泡连同脏层胸膜破裂，或胸壁及壁层胸膜被穿透，空气经裂口进入胸膜腔，肺组织被压缩并导致呼吸功能障碍的疾病。临床上常骤然发生胸痛及呼吸困难，需要及时确诊、治疗。

一、病因和发病机制

（一）按其病因分类

可将气胸分为创伤性气胸及自发性气胸两大类。

1. 创伤性气胸

由于胸部刺伤、挫伤、肋骨骨折，以及为诊断及治疗所进行的各种手术、穿刺等，伤及胸膜及肺组织所致。

2. 自发性气胸

自发性气胸以继发于肺部基础疾病为多见，其次是原发性自发性气胸。

1）继发性自发性气胸：由于肺结核、慢性阻塞性肺疾病、艾滋病合并卡氏肺孢子菌感染、肺癌、肺脓肿等肺部基础疾病可引起细支气管的不完全阻塞，形成肺大疱破裂。有些女性可在月经来潮后24～72小时发生气胸，病理机制尚不清楚，可能是胸膜上有异位子宫内膜破裂所致。脏层胸膜破裂或胸膜粘连带撕裂时可导致其中的血管破裂可形成自发性血气胸。

2）原发性自发性气胸：多见于瘦高体形的男性青壮年，常规 X 线检查除可发现胸膜下大疱外，肺部无显著病变。胸膜下大疱的产生原因尚不清楚，可能与吸烟、瘦高体形、非特异性炎症瘢痕或先天性弹力纤维发育不良有关。

航空、潜水作业时无适当防护措施或从高压环境突然进入低压环境也可发生气胸。抬举重物、用力过猛、剧咳、屏气甚至大笑等可成为促使气胸发生的诱因。

气胸发生后，胸膜腔内压力增高，失去了负压对肺的牵引作用，且正压对肺产生压迫，使肺失去膨胀能力，导致限制性通气功能障碍，表现为肺容量减小、肺活量降低、最大通气量降低。但由于初期血流量并不减少，产生通气/血流比例下降、动静脉分流增加等情况，从而出现低氧血症。大量气胸时，不但失去了胸腔负压对静脉血回心的吸引作用，而且胸膜腔内正压还对心脏和大血管产生压迫作用，使心脏充盈减少，导致心输出量减少，出现心率加快、血压降低甚至休克。张力性气胸可引起纵隔移位，导致循环障碍，甚至窒息死亡。

（二）按脏层胸膜破口的状况及胸膜腔内压力分类

将自发性气胸分为以下 3 种类型。

1. 闭合性（单纯性）气胸

气胸发生后破损的脏层胸膜自行封闭，在呼气及吸气过程中再无空气进入胸膜腔。胸膜腔内压力增高，抽气后压力下降且留针 2～3 分钟观察压力无复升。胸膜腔内气体可自行吸收，压力可恢复负压，肺部随之复张。

2. 交通性（开放性）气胸

脏层胸膜破口（或支气管胸膜瘘）持续存在，呼气和吸气过程空气持续自由进出胸膜腔。胸膜腔内测压常在 0 cmH$_2$O* 左右上下波动，抽气后置针 2～3 分钟观察压力无变化。

3. 张力性（高压性）气胸

脏层胸膜破口形成单向活瓣，呼气时活瓣关闭，胸膜腔内空气不能经破口进入支气管内排出；吸气时活瓣开启，空气经胸膜破口进入胸膜腔，导致胸膜腔内空气不断累积，胸腔压力明显增高形成高压，影响肺气体交换和血液循环，应予紧急排气治疗。胸膜腔测压示压力明显增高，呈正压，抽气后压力可轻微下降，留至观察 2～3 分钟胸膜腔压力又复升至正压。

二、护理评估

（一）病史

详细询问病史，患者发病前常有用力排便、大笑、搬举重物等重要诱因。

---

* 1 cmH$_2$O ＝0.1 kPa。

（二）身体状况

症状的轻重取决于气胸发生的快慢、类型、肺脏压缩的程度及肺部原发病。多数患者起病甚急，常骤然发生胸痛、气急、咳嗽等症状。如气胸逐渐形成，胸腔积气不多，则临床症状可不典型。

1. 胸痛

胸痛常为急性起病时的首发最常见症状，由于胸膜受到牵引而产生尖锐刺痛或刀割样剧痛，咳嗽及深呼吸时加重，多位于患侧腋下、锁骨下及肩胛下等处，可向肩、颈及上腹部放射而类似心绞痛或急腹症。

2. 呼吸困难

紧跟在胸痛之后出现呼吸困难，轻者表现为胸闷、憋气，并逐渐加重。重者迅速出现明显的呼吸困难、发绀等，甚至发生休克，或出现呼吸衰竭、心力衰竭而死亡。

3. 咳嗽

咳嗽多为刺激性干咳。

4. 休克

休克多见于张力性气胸，因心脏、肺脏严重受压、功能障碍所致。临床表现为严重呼吸困难、发绀、出冷汗、脉搏快而弱、血压下降（<80/50 mmHg）、尿量减少甚至无尿、四肢湿冷等，可因循环和呼吸衰竭而死亡。

体征：胸腔积气不多，体征可不明显。胸腔积气增多，则见患侧胸廓饱满，呼吸运动减弱，叩诊呈过度回响或鼓音，语颤音和呼吸音减低或消失。大量积气时，气管和心脏移向对侧。右侧气胸时肝浊音界下降，左侧气胸时心浊音界消失。

（三）实验室及其他检查

1. 实验室检查

大多数患者的动脉血气分析示低氧血症，但常规不必做血气分析。

2. X线检查

胸部 X 线检查是诊断气胸的重要方法，可以显示肺被压缩的程度、肺内病变及有无胸膜粘连、胸腔积液和纵隔移位等。

3. 诊断性穿刺

在病情紧急而不能做 X 线检查下，对高度怀疑气胸的部位，可用 2 ml 注射器做诊断性穿刺，如刺入胸膜腔后有气体外溢至针筒内，将针芯自行推出，表示有气胸存在，但要求操作熟练，避免刺破脏层胸膜。

4. 胸腔镜检查

对于反复发作的自发性气胸或气胸久不吸收的病例，可以通过胸壁切口，用胸腔镜或纤维支气管镜窥视胸膜粘连及肺表面病变情况以协助诊断；如有胸膜粘连影响裂口愈合时，可将粘连烙断。

5. 人工气胸

即用人工气胸箱测定胸膜腔内压力判断气胸类型。

1）闭合性气胸：测定胸膜腔内压力示低度正压，抽气后压力下降，留针 1～2 分钟观察压力不升。

2）开放性气胸：胸膜腔内压力波动在零上下，抽气后压力不变。

3）高压性气胸：胸膜腔内压力明显正压，抽气后压力下降，留针观察 3 分钟后压力又复上升。

三、护理目标

1）患者能掌握疼痛的诱发因素及部位。

2）患者疼痛减轻或缓解。

3）使患者的感染控制在不发生或最小范围内。

4）患者能主动叙述恐惧的来源。

5）患者能采取一种正确的应对方法。

6）患者主述恐惧减少或消失。

四、护理措施

（一）一般护理

1. 休息与卧位

急性自发性气胸患者应绝对卧床休息，避免用力、屏气、咳嗽等增加胸腔内压的活动。血压平稳者取半坐位，有利于呼吸、咳嗽排痰及胸腔引流。卧床期间，协助患者每两小时翻身 1 次。如有胸腔引流管，翻身时应注意防止引流管脱落。

2. 吸氧

根据患者缺氧的严重程度选择适当的吸氧方式和吸入氧流量。对于选择保守治疗的患者，需给予高浓度吸氧，有利于促进胸膜腔内气体的吸收。

3. 心理护理

接受患者提问和表达恐惧心理，解释疼痛、呼吸困难等不适的原因，消除患者对疾病治疗的紧张、焦虑，帮助患者树立治疗的信心。经常巡视患者和及时应答患者的呼叫，患者呼吸困难严重时尽量在床旁陪伴，使患者有安全感。做各项检查操作前向患者解释目的和方法，取得患者的配合。必要时，按医嘱给予镇静剂，减轻患者的焦虑。

（二）病情观察与护理

1）严密观察生命体征及面色、咳嗽及咳痰等情况。胸痛是否与呼吸困难同时发生，并注意疼痛是否放射至肩、背、腋侧或前臂，咳嗽及深吸气时胸痛是否加重。如咳嗽剧烈，应按医嘱给予止咳剂，以免咳嗽加重再次诱发气胸。若经测压抽气后，短时间内患者又觉胸闷、气促，提示有张力性气胸存在，应立即通知医生并准备插管引流。咳嗽、咳脓痰，伴发热，提示胸膜继发感染或支气管胸膜瘘，应留痰标本送检，并同时按医嘱进行处理。

2）应用插管闭式负压引流者，若出现呼吸困难加剧、咳嗽，咳粉红色泡沫样痰，则提示因负压过大肺复张太快而引起肺水肿，应立即报告医生并做好相应的紧急处理。

3）当观察患者有胸闷，气急，发绀，脉搏细速而弱，面色苍白，头颈部、胸前部皮下有气肿或捻发感，提示为纵隔气肿，表示气胸已较严重，应立即报告医生，迅速予以氧气吸入，并协助医生做相应的紧急处理。

4）发现患者呼吸不规则，表现浅而慢，脉搏快而弱，神志恍惚或烦躁不安、发绀等，提示为急性呼吸衰竭，应立即报告医生进行抢救，并及时予以氧气吸入。

5）熟练掌握负压闭式引流机的操作技术，配合医生做排气治疗时，应严格无菌操作，注意速度不宜过快，一般隔日1次，每次抽气不超过1 L。如张力性气胸，病情严重危及生命时，须尽快排气。抽气时患者避免过度用力和剧咳，可给予镇静、止痛、镇咳药物，以免咳嗽用力而促使自发性气胸复发。引流瓶每日更换消毒。

6）应用闭式引流应经常巡视病房，及时听取患者主诉，观察气体引流情况。若无气泡冒出，令患者咳嗽。如仍无气泡冒出，可协助医生再用人工气胸箱测压，以决定是否停止引流。

7）气胸久治不愈或疑有气管胸膜瘘时，可考虑外科治疗。

（三）胸腔闭式引流的观察与护理

1）一般状态观察护理

（1）术前心理护理：进行插管闭式引流前向患者做好思想解释工作，说明手术的意义和过程，消除患者思想顾虑和紧张情绪，使其积极配合治疗。

（2）器械准备：引流瓶、橡皮管等必须严格消毒，连接前要调节好压力，标记好最初液面，确保水密封。

（3）插管后如局部疼痛剧烈，呼吸困难未能减轻，应考虑插入的胶管在胸腔内扭曲或顶住脏层胸膜，可轻轻转动胶管，如无效则应通知医生进行处理。

2）保持引流管通畅

（1）引流管应放置低于胸腔水平面60～100 cm，太短影响引流，太长则易扭曲增大无效腔，影响通气。检查水封瓶是否密闭，然后连续开放引流夹。

（2）观察排气情况，水封瓶水柱波动是否正常，正常水柱波动4～6 cm，如出现气胸和张力性气胸的早期表现，先检查管道是否通畅，有无阻塞、扭曲、脱落等现象。

3）保持患者舒适的体位，一般取卧位或半坐卧位，鼓励患者经常轻轻翻身活动，定时做深呼吸，适当咳嗽，以加强胸腔内气体排出，清除气道分泌物，促进肺尽早复张。

4）维持引流系统的密封性，更换引流瓶时要注意用血管钳夹闭引流管，再连接检查无误后方可松开。

5）注意观察引液的量、性状、水柱波动范围，并准确记录。如果术后每小时引流量持续在200 ml以上，连续3次应做好标记，瓶上贴上记录时间的胶布条，并报告工程师及时处理。正常引流量每24小时内500 ml。

6）一般术后积气，引流比较顺利，如术后患者肺膨胀良好，又能很好的咳嗽，48小时后，不应再有气泡引出，如还有气泡且伴有呼吸快、心率加速等，应考虑是否有瘘发生。

7）应注意无菌操作，防止院内感染，注意操作前洗手，更换负压瓶内液体时，注意开瓶日期，要以无菌纱布包裹瓶口。

8）胸腔闭式引流后肺膨胀良好，水封瓶内水柱不波动，24 小时引流液少于50 ml，且呈淡黄色，夹闭引流管24～36 小时，无胸闷、气急；X 线检查胸腔内无积气、积液，应通知医生，可以拔除导管。

五、健康指导

1）遵医嘱积极治疗原发病。

2）嘱患者避免各种诱因，防止气胸复发。

（1）保持心情愉快，情绪稳定。

（2）注意劳逸结合，多休息；气胸痊愈后 1 个月内避免剧烈运动，如跑步、打球、骑自行车；避免抬提重物；避免屏气等用力过度增加胸腔内压，使气胸复发。

（3）预防感冒，以免引起剧烈咳嗽而造成肺泡破裂。

（4）养成良好的饮食、排便习惯，保持大便通畅，两天以上未解大便应采取有效的措施。平时多食粗纤维食物；戒烟、不挑食，多食蔬菜和水果。

3）一旦感到胸闷、突发性胸痛或气急则提示气胸复发的可能，应及时就医。气胸预后取决于原发病、肺功能情况、气胸类型、有无并发症等，大部分气胸可治愈，但复发率较高，为 5%～30%，其中特发性气胸复发率更高。

（刘炳玉）

第十一章　循环系统疾病患者的护理

第一节　慢性心力衰竭

慢性心力衰竭（CHF）又称充血性心力衰竭和慢性充血性心力衰竭（简称慢性心衰），是多数心血管疾病的主要死亡原因。欧美患病率为 1.5%～3%，我国无确切统计。慢性心力衰竭的基础病因在欧美主要是高血压和冠心病，在中国尽管无统计学数字，但与欧美差别不会太大，可能瓣膜病所占比例略高。

一、病因和发病机制

导致慢性心力衰竭的主要病因有两方面，一为原发性心肌损害，二为心室负荷长期过重，此两方面病因可单独存在，亦可先后出现或同时存在。

（一）原发性心肌损害

可见于节段性或弥漫性心肌损害，如心肌梗死、心肌炎、心肌病、结缔组织疾病等的心肌损害。亦可见于原发或继发的心肌代谢障碍，如糖尿病、维生素 B_1 缺乏、心肌淀粉样变性等。

（二）心室负荷过重

包括心室前负荷和后负荷过重。前负荷指容量负荷，临床可见于：①心瓣膜反流性疾病，如二尖瓣、三尖瓣、主动脉瓣关闭不全等；②心内外分流性疾病，如房间隔缺损、室间隔缺损、动脉导管未闭等；③全身性血容量增多，如甲亢、慢性贫血、动静脉瘘、脚气病等。后负荷过多即压力负荷过重见于高血压、肺动脉高压、主动脉瓣狭窄等。

（三）诱因

心功能不全症状的出现或加重常可由某些因素所诱发，称为诱因。常见的诱因有：①感染，以气道感染为多，其次有心内膜感染等；②心律失常，尤以心房纤颤等快速性心律失常多见；③水、电解质紊乱，如钠过多、输液过多过快等；④体力过劳；⑤其他如妊娠和分娩、药物使用不当、环境、气候急剧变化、精神因素等。

（四）分期

当心脏病变致使心脏排出量降低时，机体可通过心、血管和神经体液的调节，动员储备力使心排出量恢复正常或接近正常，以维持机体需要，此即心功能的代偿期。若心排出量下降超过代偿的限度时，临床上即出现动脉系统供血不足和静脉系统淤血的症状、体征，此即为心功能失代偿期。

1. 代偿期

正常心脏有丰富的储备能力，能适应机体代谢的需要而改变心排出量。当各种原因造成心输出量下降时，心脏可通过①交感神经兴奋，肾上腺素能活性增加，使心率增快，心肌收缩力增强；②心肌肥厚，心肌纤维增大增粗，肌纤维数量增多；③心腔扩大，使心室舒张末期容量和充盈压增加；④水钠潴留，使循环血量增加等途径进行代偿，使降低的心排出量得以恢复而不产生静脉淤血的症状。

2. 失代偿期

当心脏病变和负荷不断加重，即使通过充分的代偿调节亦不能维持足够的心搏量和心排出量，此时产生体循环和肺循环静脉的淤血和周围组织灌注不足的症状。

二、护理评估

（一）病史

详细询问患者有无冠心病、高血压、风湿性心瓣膜病、心肌炎、心肌病等病史；有无气道感染、心律失常、劳累过度等诱发因素。是否有夜间睡眠中憋醒，不能平卧或活动后心悸、气促，甚至休息状态下的呼吸困难。若有劳累性呼吸困难，还需了解患者产生呼吸困难的体力活动类型，如快步行走、上楼或洗澡等；有无咳嗽、咳痰或痰中带血；有无疲乏、头晕、失眠等。以上症状常是左心衰竭患者的主诉。对于右心衰竭的患者，应了解患者是否有恶心、呕吐、食欲缺乏、体重增加及身体低垂部位水肿。既往病史及相关检查和目前的用药情况，病情是否有加重趋势。

（二）身体状况

临床上根据病变的心腔和临床表现，可分为左心、右心和全心衰竭。

1. 左心衰竭

主要是由于左心排出量降低，使肺淤血及重要脏器供血不足引起。

1）呼吸困难：呼吸困难是左心衰竭时最早出现和最重要的症状，为肺淤血和肺顺应性降低导致肺活量减少的结果。在不同情况下肺淤血的程度有差异，因而呼吸困难的表现有以下不同形式。

（1）劳力性呼吸困难：呼吸困难最初仅在较重体力活动时发生，休息后即自行缓解，是由于体力活动使静脉回流增加，肺淤血加重所致。随着病情的进展，则在较轻的体力活动时也出现呼吸困难。

（2）端坐呼吸：患者平卧时出现呼吸困难，常被迫采取坐位或半坐位以减轻或解除呼吸困难。由于坐位时重力作用，使部分血液转移至身体下垂部位，可减轻肺淤血；坐位使横膈下降，可增加肺活量。

（3）夜间阵发性呼吸困难：夜间阵发性呼吸困难是左心衰竭早期的典型表现。患者常在夜间熟睡后突然憋醒，被迫坐起，可伴阵咳，咳泡沫样痰，似喘息状态，称为心源性哮喘。轻者坐位数分钟后即缓解，重者则可发展为肺水肿。夜间阵发性呼吸困难的发生机制可能与平卧时静脉回流增加；膈肌上升，肺活量减少；夜间迷走神经张力增高；使冠状动脉收缩和支气管平滑肌收缩等有关。

2）咳嗽、咳痰和咯血：系肺泡支气管黏膜淤血所致，痰常呈白色泡沫样浆液性，有时带血而呈粉红色泡沫样痰。咯血可由肺毛细血管或支气管黏膜下静脉破裂所致。

3）其他症状：心排出量降低所致的倦怠、乏力等。严重时，由于脑缺血、缺氧可出现烦躁或嗜睡、精神错乱等。

体征：除原有的心血管疾病体征外，左心室增大，可发生相对性左房室瓣关闭不全而出现心尖区收缩期吹风样杂音，心率增快，心尖部舒张期奔马律，两肺底湿性啰音，若继发支气管痉挛，可伴有哮鸣音或干啰音。偶有胸水，以右侧多见。部分病例可有交替脉。严重者有发绀。

2. 右心衰竭

主要为体循环静脉回流受阻和静脉压增高，引起脏器淤血及缺氧所致。

1）水肿：多由下肢开始，如踝部、胫骨前、卧位时骶部显著等。因水肿最早出现在身体的下垂部位，故又称下垂性水肿。多在白天活动后于傍晚加重，经休息一夜后可消退或减轻。随着病情发展可发生全身性水肿，甚至出现胸水或腹水。

2）颈静脉充盈：颈静脉充盈是右心衰竭的早期表现，也是静脉压增高的表现。当静脉压显著升高时，身体其他部位的表浅静脉也充盈，并可见颈静脉搏动，肝颈静脉回流征阳性。

3）内脏淤血

（1）肝淤血：肝大，质较硬，有压痛，随心力衰竭的好转或恶化，肝脏可在短时期内增大或缩小。当右心衰竭突然加重时，肝脏急性充血，肝小叶中央细胞坏死，引起肝急剧肿大，明显压痛，并有黄疸、肝功能障碍等。一旦心力衰竭改善，上述情况恢复正常。长期慢性肝淤血，可引起肝细胞萎缩、结缔组织增生，形成心源性肝硬化。

（2）肾淤血：肾小球滤过减少，通透性增大，以致尿量减少，尿中有少量蛋白、红细胞及管型等。肾功能可有不同程度障碍。

（3）胃肠道淤血：有腹胀、食欲缺乏、恶心呕吐、腹泻等。

4）发绀：发绀是静脉血氧低下所致。首先出现于循环末端，如指端、口唇、耳郭等部位。右心衰竭比单一左心衰竭时发绀更重。

体征如下：

1）心脏扩大：右心衰竭时，右心室肥厚，在胸骨左缘或剑突下心脏搏动增强。如右心衰竭继发于左心衰竭，则见全心明显增大。心力衰竭好转时，扩大的心腔可以回缩变小。右心衰竭时，心率增快，部分患者可在胸骨左缘相当于右心室表面听到舒张期奔马律，右心室明显扩大，形成功能性三尖瓣关闭不全，产生三尖瓣区收缩期杂音，吸气时杂音增强。

2）颈静脉怒张：患者半卧位时，可见膨胀的颈外静脉超出胸骨柄水平。当按压肿大的肝脏时，可引起颈静脉充盈加剧，称肝—颈回流征阳性。如舌下静脉亦有明显怒张，则表示有明显静脉压升高，是右心衰竭比较早的表现。

3）肝大和压痛：充血性肝大，触诊时常在剑突下明显触及，边缘钝圆，有弹性、膨胀感及明显压痛。随着心衰好转或恶化，肝大可短期内减轻或加剧。长期慢性右心衰竭可引起心源性肝硬化，肝脏扪诊质地较硬，压痛可不明显，常伴有黄疸、脾肿大、腹水及慢性肝功能损害。

4）水肿：水肿是右心衰竭较晚的表现，常表示钠水潴留在 4 kg 以上。水肿从低垂部位开始，因为起初患者尚能自由活动。夜晚时，两下肢出现水肿，逐渐上升。待被迫卧位时，水肿以骶尾部明显，严重者可全身水肿及胸、腹水。

5）胸水和腹水：胸水多见于右侧，也可为双侧胸水。腹水常发生在疾病的晚期。

3. 全心衰竭

左、右心衰竭的临床表现并存，右心衰竭时因排血量减少，可使左心衰竭的肺淤血临床表现减轻或不明显。

（三）实验室及其他检查

1. X 线检查

可出现左心、右心增大或心脏向两侧增大；左心衰竭者有肺门阴影增大，肺纹理增加等肺淤血的表现；出现 Kerley B 线（是指在肺野外侧清晰可见的水平线状影，是肺小叶间隔内积液的表现，也是慢性肺淤血的特征性表现）。

2. 超声心动图

1）比 X 线检查更能准确地提供各心腔大小变化及心瓣膜结构情况。

2）射血分数（EF 值）可反映心脏收缩功能，正常 EF 值 >50%；心脏舒张功能不全时，心动周期中舒张早期与舒张晚期（心房收缩）心室充盈速度最大值之比（E/A）降低。

3. 周围静脉压

除可了解上、下腔静脉是否受阻以及血流量多少外，主要反映左心的排出功能障碍。右心衰竭时，静脉压明显升高。引起静脉压升高的其他疾病还有缩窄性心包炎、心包积液、腔静脉梗阻等。

4. 中心静脉压（CVP）测定

静脉插管到右心房或接近于右心房的腔静脉处测量。正常值为 6 ~ 10 cmH_2O。CVP 反映右心室泵功能状态、血容量多少、血管张力之间协调关系。如无三尖瓣狭窄，则 CVP 与右室舒张末压一致。如 CVP >10 cmH_2O 则可能是补液过多、过快，或提示有右心衰竭存在。如 >15 cmH_2O，应停止补液，并采取措施改善心功能。如 <4 cmH_2O，则表示静脉回心血量不足，应予较快补液。

三、护理目标

1）活动耐力增加。

2）保持良好的气体交换状态。

3）水肿减轻或消失。

4）患者焦虑感减轻或消失。

5）患者了解疾病有关防治常识。

四、护理措施

（一）一般护理

1. 休息与活动

休息是减轻心脏负荷的重要措施之一，应根据患者的心功能状态合理安排休息的方式和时间。尽早做适当的活动，长期卧床易发生静脉血栓甚至肺栓塞，同时也使消化功能减低，肌肉萎缩。因此，对需要长期卧床的患者，应协助翻身并进行四肢被动活动。

2. 饮食护理

给予低盐、高蛋白、富含维生素、易消化的饮食。限制钠盐摄入可以减轻水肿症状，但应用强效利尿剂者可适当放宽，以免引起低钠血症；少食腌制食品、罐头、啤酒和碳酸类饮料等；少食多餐，以免加重消化道淤血。

3. 排便的护理

嘱患者养成每天排便的习惯，预防便秘。切忌排便时过度用力，以免增加心脏负荷，甚至诱发严重的心律失常。对长期卧床的患者应定期变换体位，腹部做顺时针方向的按摩，或每日收缩腹肌数次，必要时给予适量的缓泻剂。

4. 环境

病室内保持温暖、安静，阳光充足，空气流通，但要避免使患者受凉而并发气道感染。

（二）病情观察与护理

对心功能不全住院的患者，需每日按时测量体温、呼吸、心率、脉搏及血压。在测量心率、脉率时，不应少于 1 分钟。本病需注意观察以下几点。

1）观察患者的呼吸状态，必须加强夜间巡视，发现患者不能入眠、烦躁、不能平卧、呼吸短促、伴有咳嗽或有阵发性夜间呼吸困难，提示患者的病情尚未控制，应给予取半卧位，吸氧，同时报告医生，按医嘱给予用药。

出现急性肺水肿时护理应注意以下几点。

（1）协助患者采取端坐位，两腿下垂。

（2）四肢轮流结扎止血带。

（3）鼻导管持续高流量吸氧 4～6 L/min，必要时给予 50% 乙醇湿化吸氧，氧流量 6～8 L/min。

（4）遵医嘱给予镇静剂，皮下注射吗啡或哌替啶。安慰患者不要紧张、恐惧，以消除顾虑。

（5）遵医嘱迅速给予强心、利尿及血管扩张剂、激素治疗，并密切观察患者的面色、心率、心律、血压、神志等变化并准确记录。

（6）症状缓解后，仍需继续密切观察病情，以免病情反复。

2）对于患者有大咯血者，应注意安定患者情绪，测量血压，记录咯血的时间、量及颜色，及时报告医生，按医嘱给予治疗措施。

3）注意观察水肿的消长情况，每日测量体重，准确记录出入量。遵医嘱正确使用利尿剂，在应用快速利尿药时，最好在上午注射，以使患者在白天利尿，有利于夜间休息；如尿量过多，必要时可建议医生减量或停用利尿剂。对严重水肿的患者，应给予按时翻身，保持床铺平整干燥。大量利尿者应测血压、脉搏和抽血查电解质，观察有无利尿过度引起的脱水、低血容量和电解质紊乱的表现，尤其是应用排钾利尿剂后有无乏力、恶心、呕吐、腹胀等低钾表现。对于利尿反应差者，应找出利尿不佳的原因，如了解肾脏功能情况，是否存在低血压、低血钾、低血镁或稀释性低钠血症，及用药是否合理等。

4）遵医嘱给予扩血管药物时，应注意观察和预防药物的不良反应，应用血管扩张药物前测血压、心率，调整静脉滴数，如出现胸闷、出汗、气急、脉速、恶心、呕吐等不良反应时，应通知医生，立即停止注射。口服血管扩张剂时，应从小剂量开始，防止患者出现体位性低血压。

5）应用洋地黄类药物应注意

（1）使用洋地黄前，应先测心率（律），如心率 < 60 次/分或出现室性期前收缩，应暂缓给药并及时与医生联系。

（2）由于洋地黄治疗量和中毒量接近，而且个体对洋地黄的反应有差异，使用时应注意观察有无恶心、呕吐、食欲缺乏或头昏、头痛、嗜睡、视物模糊、黄视等洋地黄毒性反应。如有上述情况，应停用洋地黄及利尿剂，并报告医生，协助处理。

（3）在应用洋地黄药物期间，不宜同时服用钙剂，以免与洋地黄起协同作用而导致中毒。

（4）老年人、肺心病、心肌炎及心肌梗死并发心功能不全需用洋地黄药物时，由于其敏感性较强，易造成中毒，故剂量宜适当减少，不宜长期应用。

（5）静脉给药时应用 5% ~ 20% 的葡萄糖液稀释，混匀后缓慢静推，一般不少于10 分钟，用药时注意听诊心率及节律的变化。

6）注意休克的临床表现，观察患者面色、神志、呼吸、血压、心率、心律及尿量的变化，测心率至少一分钟以上。

7）对必须静脉输液、输血的患者，应注意每天输液量不宜过多。输液量原则是量出为入，入量略少于出量。成人每天以 750 ~ 1 000 ml 为宜，以糖液为主，糖盐比例一般是 2：1，同时补充钾盐，以防因糖的氧化及利尿作用而发生低钾血症。应严格掌握静脉滴注速度，一般每分钟在 20 ~ 30 滴。也不宜过慢，以免影响用药目的及影响患者休息，使患者过于劳累，而使心力衰竭加重。输血量应掌握为少量多次，滴注速度不应超过每分钟 20 滴。

8）患者突然胸痛、呼吸急促、发绀，且有咯血时，需考虑可能因下肢静脉血栓或右心室内附壁血栓脱落，随血流进入肺内而并发肺栓塞或肺梗死，应立即给予吸氧，测血压，同时做好 X 线检查准备，协助医生进行处理。

五、健康指导

1）指导患者积极治疗原发病，避免感染、过劳、情绪波动等诱发因素。育龄妇女应避孕。

2）根据患者心功能情况合理安排休息，即使心功能恢复也应避免重体力劳动，建议患者散步，打太极拳，适当活动有利于提高心脏储备力，提高活动耐力。饮食宜少食多餐，多食蔬菜水果，防止便秘，戒烟酒。

3）指导患者严格按医嘱服药，不要随意增减药量，教会患者自我监测药物疗效和不良反应。出现不良反应，及时就诊。

4）指导家属对患者给予关心、支持，帮助患者树立战胜疾病的信心，保持情绪稳定。

（刘炳玉）

第二节　急性心力衰竭

急性心力衰竭（简称急性心衰）是各种病因使心肌发生急性收缩力减退，急性心室负荷过重导致急性心排出量减少，临床以急性左心衰竭为常见。表现为急性肺水肿，突然发生严重呼吸困难，发绀，端坐位，大汗淋漓，两肺满布水泡音并咳大量粉红色泡沫痰，血压下降，脉频速。急性右心衰竭少见，可见于大块肺栓塞所致急性肺心病，偶见于急性右室心肌梗死。

一、病因和发病机制

下列各种原因，使心脏排血量在短时间内急剧下降，甚至丧失排血功能，即引起急性心功能不全。

（一）急性弥漫性心肌损害

急性弥漫性心肌损害如急性广泛性心肌梗死、急性重症心肌炎等，由于功能性心肌数量的锐减，使心肌收缩力明显降低，同时心肌组织由于炎症、水肿、出血和坏死，顺应性显著降低，使右心室排血量急剧减少，导致急性心功能不全。

（二）心脏机械性障碍

左心房黏液瘤可引起急性二尖瓣口狭窄，严重阻碍血流通过二尖瓣口，致左心房压急剧升高。常见的风湿性二尖瓣狭窄患者，在出现某些诱因时，如情绪激动、劳累、感染（尤其是肺部感染）、妊娠、分娩、输液量过多、心律失常等，右心排血量突然增加，而因二尖瓣狭窄使入左心室的血量增加受限，致左心房压急剧升高，促进肺水肿的形成。限制型心肌病、缩窄性心包炎、大量心包积液或心包液体不多但积聚迅速致心脏压塞时，均可使心室顺应性降低，心脏舒张功能障碍，严重妨碍心脏舒张期血液充盈，心脏排血量降低，心肌氧耗量增加。此外，左心室心内膜心肌纤维化，左心室舒张终末压升高，二尖瓣反流，这些疾患亦常引起严重的肺动脉高压，出现急性左心功能不全。

（三）急性容量负荷过重

急性容量负荷过重如急性心肌梗死、感染性心内膜炎或外伤所致乳头肌功能不全、腱索断裂、瓣膜穿孔、室间隔穿孔和主动脉瘤破裂等。静脉输血或输入含钠液体过快或过多时也可导致急性心功能不全。

在上述各种病因和诱因的作用下，心肌收缩力突然明显减低或心脏负荷突然明显增加，致使心排血量急骤降低，心室充盈压显著升高，此与慢性心力衰竭不同，各种代偿机制的作用均不明显。

正常人肺毛细血管平均压为 4～7 mmHg，毛细血管胶体渗透压为 25～30 mmHg，由于二者差异很大，故血管内液体不渗入到肺组织间隙，急性左心衰竭时，左心室舒张末期压（LVDEP）迅速升高，使左心房、肺静脉压和肺毛细血管压力相继升高，当肺毛细血管内静水压超过胶体渗透压时，血清即渗入肺组织间隙，若渗入液体迅速增多，则又可进一步通过肺泡上皮浸入肺泡或进入终末小支气管后再到达肺泡，引起肺水肿。

肺泡内液体与气体混合形成泡沫，后者表面张力很大，可阻碍通气和肺毛细血管自肺泡内摄取氧，引起缺氧，同时肺水肿可减低肺顺应性，引起换气不足和肺内动静脉分流，导致动脉血氧饱和度减低。缺氧又很快使组织产生过多的乳酸，致发生代谢性酸中毒，从而使心功能不全进一步加重，最后可引起休克或严重的心律失常，重者可导致死亡。

在上述过程中，肺淋巴管引流、肺泡表面活性物质、血浆白蛋白浓度和毛细血管通透性等因素的改变，均可影响肺水肿产生的速度。

二、护理评估

（一）病史和诱发因素

1）左心衰竭易发生于高血压性心脏病、冠心病、风湿性主动脉瓣或二尖瓣病变、急性心肌炎、急性心肌梗死、肥厚型心肌病、先天性心脏病。

2）右心衰竭易发生于肺源性心脏病、急性右心室梗死、二尖瓣狭窄、肺动脉瓣狭窄等。

3）常见的诱发因素。感染、过度劳累、情绪激动、肺栓塞、严重心律失常、妊娠和分娩、贫血和失血、盐摄入过多或输液输血过多过快。

（二）身体状况

患者突感严重的呼吸困难，呼吸频率可达每分钟 40 次，强迫坐位，伴极度的烦躁不安、有窒息感。可见患者面色灰白、口唇发绀大汗淋漓，同时频频咳嗽，咳出大量粉红色泡沫痰，心率增快，听诊两肺满布湿性啰音和哮鸣音，心尖部闻及舒张期奔马律，血压初起升高，随后下降，严重者可出现心源性休克和阿—斯综合征。

（三）实验室及其他检查

1. X 线检查

X 线检查可见肺门有蝴蝶形大片阴影并向周围扩展，心界扩大，心尖冲动减弱等。

2. 心电图

窦性心动过速或各种心律失常，心肌损害，左房、左室肥大等。

三、护理目标

1）加重心脏负荷的因素减少或去除。
2）身心不适减轻或去除。
3）无心力衰竭再次发作。
4）焦虑和恐惧减轻或去除。
5）无并发症发生。

四、护理措施

（一）一般护理

1）立即协助患者取坐位（双下肢下垂、双手置于床边缘、上身前倾、低头耸肩），以利于呼吸和减少静脉回心血量，减轻呼吸困难。

2）给予高流量吸氧，6~8 L/min。并用 30%~50% 乙醇湿化去泡。病情特别严重者，应给予加压吸氧，机械通气辅助呼吸，采用呼气末正压通气（PEEP）。

3）协助患者咳嗽、排痰，以保持气道通畅。观察咳嗽情况、痰液性质和量，咯血的性质、程度，情绪的变化。

4）鼓励患者说出内心感受，分析产生恐惧的原因，向患者简要介绍本病的救治措施及使用监测设备的必要性。医护人员在抢救时应沉着冷静、操作认真熟练、工作忙而不乱，以缓解患者紧张情绪，使患者产生信任感。避免在患者面前讨论病情，以免引起患者紧张或误会。

5）协助患者翻身，使用气垫或气圈进行按摩，按摩时穿着宜柔软和宽松，以防皮肤破损，并随时保持皮肤清洁。心力衰竭患者因肺淤血而易致气道感染，需定时给患者拍背，病房空气新鲜、暖和，避免受凉，避免气道感染加重心力衰竭。应鼓励患者下肢活动，协助患者被动肢体锻炼，早晚用温水浸足，以预防和减少下肢静脉血栓形成。需密切观察注意患者有无疲倦、乏力、情感淡漠、食欲减退、尿量减少等症状，并监测液体出入量和电解质，以防低钾血症和低钠血症等水、电解质平衡失调。

（二）病情观察与护理

1）观察体温、脉搏、呼吸、血压的变化。注意心力衰竭的早期表现，夜间阵发性呼吸困难是左心衰竭的早期症状，应予警惕。当患者出现血压下降、脉率增快时，应警惕心源性休克的发生，并及时报告医生处理。

2）观察神志变化，由于心排血量减少，脑供血不足缺氧及二氧化碳增高，可导致头晕、烦躁、迟钝、嗜睡、昏厥等，及时观察以利于医生综合判断及治疗。

3）观察心率和心律，注意心率快慢、节律规则与否、心音强弱等。有条件时最好能做心电监护并及时记录，以利及时处理。出现以下情况应及时报告医生：①心率 <40 次/分钟或 >130 次/分钟；②心律不规则；③心率突然加倍或减半；④患者有心悸或心前区痛的病史而突然心率加快。

4）注意判断治疗有效的指标，如自觉气急、心悸等症状改善，情绪安定，发绀减轻，尿量增加，水肿消退，心率减慢，原有的期前收缩减少或消失，血压稳定。

5）注意观察药物治疗的效果及不良反应，如使用洋地黄类药物时，应注意观察患者心率、心律的变化，观察药物的毒性反应，并协助医生处理药物的毒副反应。此外，迅速建立良好的静脉通道，以保证药物的顺利应用，严格控制静脉输液速度。做好各种记录，发现异常及时报告医生，配合处理。备好一切抢救药品、器械。

6）洋地黄制剂毒性反应的处理

（1）立即停用洋地黄类药物，轻度毒性反应如胃肠道神经系统和视觉症状，一度房室传导阻滞，窦性心动过缓及偶发室性早搏等心律失常表现；停药后可自行缓解。中毒症状消失的时间：地高辛为 24 小时内，地吉妥辛需 7～10 天。

（2）酌情补钾，钾盐对治疗由洋地黄毒性反应引起的各种房性快速心律失常和室性早搏有效，肾功能衰竭和高血钾患者忌用。

（3）苯妥英钠：苯妥英钠是治疗洋地黄中毒引起的各种期前收缩和快速心律失常最安全有效的常用药物，但有抑制呼吸和引起短暂低血压等不良反应，应注意观察。

五、健康指导

1）向患者及家属介绍急性心力衰竭的诱因，积极治疗原有心脏疾病。急性肺水肿发作过后，如原发病因得以去除，患者可完全恢复；若原发病因继续存在，患者可有一段稳定时间，待有诱因时又可再发心功能不全症状。

2）嘱咐患者在静脉输液前主动告诉护士自己有心脏病史，便于护士在输液时控制输液量及速度。

（潘静）

第三节　心律失常

心律失常是指心脏激动的起源、频率、节律、传导速度和传导顺序等异常。在临床工作中，诊断心律失常的方法有心脏听诊、常规心电图、运动心电图、动态心电图、心电向量图、经食管心电生理检查、体表电位标测图、希氏束电图、窦房结电图、体表信号平均心电图、心内电生理检查、心肌单相动作电位记录技术、三维低磁导管标测系统和心律失常药物诊断试验（如阿托品试验、异丙肾上腺素试验）等。

一、病因和发病机制

心律失常的主要病因包括：①各种原因的器质性心脏病，如冠心病、风湿性心瓣膜病、心肌病，尤其是发生心力衰竭、心肌梗死和心肌炎时；②内分泌代谢病与电解质紊乱，以甲亢、血钾过高或缺乏多见；③药物的毒性作用，如洋地黄、胺碘酮等抗心律失常药物及咪康唑等；④房室旁道引起的预激综合征；⑤心脏手术或诊断性操作；⑥其他，如脑血管病、感染、自主神经功能紊乱等。心律失常也可发生于无明显心脏疾患和健康者，原因常不完全明确。

心律失常的发病机制主要是冲动起源异常和冲动传导异常以及两者联合存在。

（一）冲动起源异常

1. 窦性心律失常

是由于窦房结的冲动频率过快、过慢、不规则而形成的。

2. 异位性心律

冲动是由窦房结以外的起搏点发出，如房室结、希氏束（浦肯野纤维网的细胞发出）。

（二）冲动传导异常

1. 传导阻滞

冲动到某处传导障碍或延缓。

2. 折返现象

冲动沿一条途径下传，但从另一条途径又折返回原处恰到其反应期，使该处再一次进行冲动传递，形成环形传递，可表现为各种期前收缩、阵发性心动过速、扑动、颤动。

3. 传导紊乱

除正常途径传导外，在心房和心室间即房室结区有一部分异常激动过快地传到心室，使部分心室肌提前激动，出现传导紊乱，易引起阵发性室上性心动过速、房颤等。

对心脏功能影响大，常可危及生命的有阵发性室上性心动过速、心房扑动与快速心房颤动、阵发性室性心动过速扑动与心室颤动。

二、心律失常的分类

（一）快速性心律失常

1. 窦性心动过速

①窦性心动过速；②窦房结折返性心动过速。

2. 异位快速性心律失常

1）期前收缩：①房性期前收缩；②交界性期前收缩；③室性期前收缩。

2）心动过速

（1）房性心动过速：①自律性房性心动过速；②折返性房性心动过速；③紊乱性房性心动过速。

（2）交界性心动过速：①房室结折返性心动过速；②房室折返性心动过速；③非阵发性交界性心动过速。

（3）室性心动过速：①非持续性室性心动过速；②持续性室性心动过速；③尖端扭转型室速；④加速性心室自主节律。

3）扑动与颤动：①心房扑动；②心房颤动；③心室扑动；④心室颤动。

3. 房室间传导途径异常

房室间传导途径异常如预激综合征。

（二）缓慢性心律失常

1. 窦性缓慢性心律失常

①窦性心动过缓；②窦性心律不齐；③窦性停搏。

2. 传导阻滞

①窦房传导阻滞；②房内传导阻滞；③房室传导阻滞；④室内传导阻滞。

3. 逸搏与逸搏心律

1）逸搏：①房性逸搏；②房室交界性逸搏；③室性逸搏。

2）逸搏心律：①房性逸搏心律；②房室交界性逸搏心律；③室性逸搏心律。

三、常见的心律失常

（一）窦性心律失常

1. 窦性心动过速

当窦性心律的心率超过 100 次/分，称为窦性心动过速。常见于健康人，吸烟，饮茶、咖啡、酒，剧烈运动与情绪激动；某些病理状态，如发热、甲亢、贫血、休克、心肌缺血、心功能不全以及应用肾上腺素、阿托品等药物。

窦性心动过速一般无须治疗，仅对原发病做相应处理即可。必要时可应用 β 受体阻滞剂如普萘洛尔减慢心率。

2. 窦性心动过缓

当窦性心律的心率低于 60 次/分，称为窦性心动过缓。常见于健康的青年人、运动员、睡眠状态。亦可见于颅内高压、甲状腺功能低下、阻塞性黄疸、服用洋地黄及抗心律失常药物，如 β 受体阻滞剂、胺碘酮、钙通道阻滞剂。器质性心脏病中常见于冠心病、心肌炎、心肌病。窦性心动过缓多无自觉症状，当心率过分缓慢，出现心排血量不足，患者可有胸闷、头晕，甚至晕厥等症状。

无症状的窦性心动过缓通常无须治疗。如因心率过慢而出现症状者则可用阿托品、麻黄碱或异丙肾上腺素等药物。症状不能缓解者可考虑应用心脏起搏治疗。

3. 窦性停搏

是指窦房结不能产生冲动，由低位起搏点（如房室结）逸搏取代发生冲动控制心室。心电图上可见很长一段时间内无 P 波，其后常可见异位节律点逸搏。

窦性停搏一般属病理性的，各种病因所致的窦房结功能低下是其主要原因，除常见的各类器质性心脏疾患外，还可见于药物中毒，如洋地黄、奎尼丁、β 受体阻滞剂。一旦窦性停搏时间过长而又不能及时出现逸搏，患者常可发生头晕、眩晕、晕厥甚至抽搐。非病理性的窦性停搏可见于迷走神经张力过高或颈动脉窦过敏症。

窦性停搏的治疗可参照窦性心动过缓。

（二）病态窦房结综合征

病态窦房结综合征是由于窦房结或其周围组织的器质性病变导致功能障碍，从而产生多种心律失常和多种症状的综合病征。本病男女均可发病，发病年龄平均在 60～70 岁，常患有不同类型的心脏病，在此基础上发生心动过缓、心律失常或心脏停搏致使心排出量降低，出现不同程度的脑、心、肾供血不足的临床表现。临床特点，起病隐匿。由于病变程度轻重不一，病情发展的快慢也有差异，但一般进展缓慢。主要临床表现是器官灌注量不足的表现，由于心室率缓慢及可伴有反复发作的快速性心律失常，导致心排血量下降所致。受累的器官主要为心、脑、肾，脑血流减少引起头晕、乏力、反应迟钝等，严重者可引起阿—斯综合征反复发作，心脏供血不足可引起心悸、心绞痛、心功能不全，甚至心脏停搏。体征为窦性心动过缓心率常慢于每分钟 50 次，心尖第一心音低钝及轻度收缩期杂音。窦性停搏时，心率及脉搏可有明显间歇；双结病变出现完全性房室传导阻滞时，可闻及大炮音及第四心音，发生心房颤动或室上性心动过速时，心率变快，心律不规则或规则。

病态窦房结综合征的治疗原则为：无症状者应做密切临床观察，有症状者应选择起搏治疗。应用起搏治疗后，患者仍有心动过速发作，则可同时应用各种抗心律失常的药物。

（三）期前收缩

期前收缩亦称过早搏动、期外收缩。是一种提早出现的异位心搏。按起源部位可分为窦性、房性、房室交界区性和室性 4 种。其中以室性最多见，其次为房性，窦性期前收缩罕见。期前收缩是常见的异位心律。可发生在窦性或异位性（如心房颤动）心律的基础上。可偶发或频发，可以不规则或规则地在每一个或数个正常搏动后发生，形成二联律或联律性期前收缩。

期前收缩可见于正常人或无器质性心脏病者，以青年人多见，如过度吸烟、饮酒、喝浓茶、疲劳、情绪波动等可诱发，又称功能性期前收缩。期前收缩多见于器质性心脏病，如心肌炎、冠心病、高血压、风心病、充血性心力衰竭等。一些药物，如洋地黄、奎尼丁、锑剂、肾上腺素等中毒可引起期前收缩。

个别或偶发的期前收缩一般不引起症状，部分患者有漏搏的感觉，或感觉到间歇后较有力的搏动。当期前收缩频繁或连续时，引起心排血量减少，感心悸、乏力、心绞痛和呼吸困难。体征：听诊有心搏提早，其后有较长的间歇，第一心音常增强，第二心音减弱或消失。脉搏有两个急速而连续的跳动，其后有一较长间歇，有时第二个跳动不能扪及。

本病的治疗要点为积极治疗原发病、解除诱因。如改善心肌供血，控制心肌炎症，纠正电解质紊乱，防止情绪紧张或过分疲劳等。不同类型的期前收缩可选用不同的药物。房性、交界性期前收缩通常无须治疗，严重者可选用维拉帕米、普罗帕酮、胺碘酮等药物。室性期前收缩常选用美西律（慢心律）、普罗帕酮、盐酸莫雷西嗪、胺碘酮等。对急性心肌梗死伴发的室性期前收缩常用利多卡因静脉注射，并持续静脉滴注以避免室性心动过速或心室颤动的发生。

（四）阵发性心动过速

阵发性心动过速是一种突然发作、突然终止快速而规则的异位心律，频率多在每分钟 160～250 次。根据异位冲动发生的部位，将阵发性心动过速分为房性、房室交界性、室性 3 种。前两种不易鉴别时可统称为阵发性室上性心动过速。

阵发性室上性心动过速常见于无器质性心脏病者，也见于各种器质性心脏病以及洋地黄中毒时，后者常表现为阵发性室上性心动过速房室传导阻滞。病窦综合征和预激综合征也常伴发室上性心动过速。阵发性室性心动过速绝大多数见于有严重心肌损害的患者，亦常见于心脏手术、心脏插管术及洋地黄中毒。奎尼丁及普鲁卡因胺中毒、低钾血症、家族性 QT 间期延长综合征等可引起尖端扭转型室速。阵发性心动过速的发病机理与期前收缩相似。

阵发性心动过速以心动过速的突然发作和突然终止为特征。心率在 160～220 次/分。室上性者心悸可能是唯一的症状，但如有心脏病基础，心动过速超过 200 次/分且持续时间长时，可引起胸闷、头晕、乏力、心绞痛、血压下降等症状。检查心律绝对规则，第一心音强度不变，心室率与颈静脉搏动频率一致（房室交界区性心动过速伴逆传阻滞时例外）。室性者大多数产生明显的血流动力学异常，其严重性取决于心脏的基本情况和心动过速的持续时间，可表现为心力衰竭、休克、阿—斯综合征发作甚至猝死。检查心律可略不规则，第一心音强度不一致，心室率快于颈静脉搏动频率。颈静脉搏动描记图可见间歇性巨大 α 波。尖端扭转型室性心动过速发作时多有不同程度的晕厥，发作时间稍长常发生阿—斯综合征。

阵发性室上性心动过速治疗要点：①病因治疗；②兴奋迷走神经如按压颈动脉窦，压迫眼球或做瓦氏动作；③维拉帕米（异搏定）静脉注射，每次 5 mg 加入葡萄糖液 10～20 ml 缓慢静脉注射，总量不超过 20 mg；④西地兰 0.4 mg 稀释后缓注，常用于伴心力衰竭者，预激综合征不宜应用；⑤三磷酸腺苷（ATP）20 mg 快速静脉注射，3～5 分钟可重复。老年人、病笃者禁用；⑥电学疗法：用食管心房调搏、同步直流电复律、心内膜电凝疗法等；⑦手术疗法：对顽固者可做旁道切除术。

阵发性室性心动过速的治疗要点：①立即控制发作，治疗诱因及原发病。②药物治疗：利多卡因 50～100 mg 静脉注射，1～2 分钟注射完，必要时 5～10 分钟再给 50 mg，共 2～3 次，然后以 1～4 mg/min 的速度静脉滴注。苯妥英钠 250 mg 用 20～40 ml 注射用水稀释后缓慢静脉注射，适用于洋地黄中毒引起者。亦可选用丙吡胺及心律平等。③电复律：对于出现休克或阿—斯氏综合征者亦首选同步直流电复律。④一旦发生心室颤动，立即进行非同步直流电除颤。在除颤器准备好以前，可先行胸外心脏按压，并准备好心脏复苏所需物品，积极配合治疗。

（五）心房扑动和心房颤动

心房内发生每分钟 300 次左右而规则的异位冲动，引起心房快而协调的收缩，称为心房扑动。若心房异位冲动的频率增加到每分钟 350~600 次/分且不规则，引起心房各部不协调的乱颤，称为心房颤动。心房颤动远较心房扑动多见（约 20：1），是发生率仅次于期前收缩的常见心律失常。心房颤动和心房扑动各有阵发性和慢性两型，前者经反复发作可转变为后者。

心房颤动与心房扑动的病因基本相同，绝大部分患者心脏有显著病变。常见病因有风湿性心脏病（尤以二尖瓣狭窄多见）、冠心病、高血压性心脏病、甲亢、原发性心肌病等。少数阵发性心房颤动的患者可无器质性心脏病，而心房扑动则罕见于无器质性心脏病者。心房颤动与心房扑动的发病机制主要有两种学说：异位起搏点自律性增高及多处微型折返学说。

症状可有心悸、胸闷与惊慌。心室率接近正常且无器质性心脏病患者，可无明显症状。但发生在有器质性心脏病的患者，尤其是心室率快而心功能较差时，可使心搏量明显降低、冠状循环及脑部血供减少，导致急性心力衰竭、休克、晕厥或心绞痛发作。风心病二尖瓣狭窄患者，大多在并发心房扑动或心房颤动后，劳动耐量明显降低，并发生心力衰竭，严重者可引起急性肺水肿。心房扑动或心房颤动发生后还易引起房内血栓形成，部分血栓脱落可引起体循环动脉栓塞，临床上以脑栓塞最为常见，常导致死亡或病残。体征为心房扑动时如房室传导比例呈 2：1，心律可绝对规则且不受自主神经张力影响者，心室率约为每分钟 150 次；若房室传导比例为 4：1 或 3：1，则心室率可减慢到每分钟 75~100 次。压迫颈动脉窦或眼球，可使心率暂时减慢，有时突然减慢一半。心室率不甚快的心房扑动，运动后可成倍增加。心房颤动时心率一般在每分钟 100~160 次，心音强弱不一，心律绝对不规整，脉搏短绌。此外，可有原发性心脏病的相应症状及体征。

心房扑动应针对原发病治疗。转复心房扑动律最有效的办法为同步直流电复律术。普罗帕酮、胺碘酮对转复发及预防复发房扑律有一定的疗效。钙拮抗剂如维拉帕米对控制房扑心室率亦有效，但目前对单纯控制房扑的心室率仍首选洋地黄类制剂。

心房颤动除积极治疗原发病外，对阵发性心房颤动，如持续时间短、发作频度小、自觉症状不明显者无须特殊治疗，对发作时间长、频繁，发作时症状明显者可给予洋地黄、维拉帕米、普罗帕酮、胺碘酮药物治疗。对持续心房颤动者，可应用洋地黄类药物控制心室率；如有复律适应证者，可采用奎尼丁或胺碘酮做药物复律，但最有效的复律手段仍为同步直流电复律术。

（六）心室扑动与心室颤动

心室扑动与颤动是最严重的异位心律，各部分的心肌进行快而不协调的乱颤，心室丧失有效的整体收缩能力，对循环的影响相当于心室停搏，常为临终前的一种心律变化。

单纯心室扑动少见，且很快即会转为心室颤动。心室颤动分为临终前和原发性两类。临终前心室颤动一般难于逆转。原发性心室颤动的常见病因为急性心肌梗死，严重低钾血症，药物如洋地黄、奎尼丁、普鲁卡因胺、氯喹等的毒性作用，QT 间期延长综合征，心脏手术，低温麻醉，电击等。

常患有器质性心脏病，查及上述病因的证据。①先兆症状：多数在发生心室扑动与心室颤动前有先兆征象，肢乏、寒冷、心前区不适、头晕及原发病表现，进一步发展为发绀、血压下降、呼吸急促、胸闷、心搏改变、意识障碍及烦躁不安。心电示波可见频发性、多源性或连续性的室早，尤其是可见 RonT 现象、短阵室速、TDP、QT 间期延长、传导阻滞等多种严重的心律失常；②发生心室扑动或心室颤动：如不及时抢救，即可出现心搏骤停。由于血液循环中断，可引起意识丧失、抽搐、呼吸停止、四肢冰冷、发绀、无脉搏、无心音、无血压、瞳孔散大。

心室扑动和心室颤动为最严重的心律失常，一旦发生，应立即拳击心前区，迅速电复律，必要时置心脏起搏器（详见心搏骤停）。高危患者可行药物预防。

（七）房室传导阻滞

房室传导阻滞（AVB）是指激动在房室传导过程中受到阻滞。按其程度分为三度：一度仅为房室间传导时间延长；二度为部分激动不能由心房下传心室，分Ⅰ型和Ⅱ型；三度为所有激动均不能下传到心室。

一度及二度Ⅰ型 AVB 偶可见正常人或迷走神经张力过高、颈动脉窦过敏者。慢性或持久性 AVB，多见于冠心病心肌硬化者，其次见于慢性风心病、心肌病、克山病、心肌炎后遗症及先天性心脏病等。而一过性或暂时性 AVB，多见于风湿热、冠心病、AMI、洋地黄中毒、心肌缺氧、急性感染（流感、白喉）等。

应针对不同病因进行治疗。一度或二度Ⅰ型房室传导阻滞、心室率不过慢且无临床症状者，除必要的针对原发病的治疗外，心律失常本身无须特别治疗。二度Ⅱ型或三度房室传导阻滞，心室率慢并有血流动力学改变者，应及时提高心室率以改善症状，防止发生阿—斯综合征。常用药物有：①阿托品，每次 0.5～2 mg，静脉注射，适用于阻滞位于房室结的患者；②异丙肾上腺素 1～4 μg/min 静脉滴注，可用于任何部位的传导阻滞，但慎用于急性心肌梗死患者；③对心室率低于 40 次/分，症状严重者，特别是曾有阿—斯综合征发作者，应首选临时或埋藏式心脏起搏治疗。

（八）预激综合征

预激综合征是指患者的房室传导途径中存在着附加旁道，冲动经附加旁道下传引起部分心室肌提前激动。是一种较少见的心律失常，诊断主要靠心电图。

多见于正常健康人，也可见于高血压、冠状动脉粥样硬化性心脏病。

预激综合征本身无特殊临床表现，但常导致快速性室上性心律失常发作。发生心房颤动或心房扑动时，心室率可为每分钟 220～360 次，而导致休克、心力衰竭，甚至猝死。PR 间期缩短和（或）心室激动的先后，产生第一心音亢进，第二心音分裂。

预激综合征本身无须治疗。并发阵发性室上性心动过速时，与一般阵发性室上性心动过速相同。并发心房颤动或心房扑动时禁忌使用洋地黄，可选择应用奎尼丁、普鲁卡因胺、胺碘酮、普罗帕酮（心律平）、丙吡胺、阿义马林（缓脉灵）等。药物不能终止者，应尽快采用同步直流电复律。顽固性发作者，可考虑外科手术治疗。

四、护理评估

（一）病史

详尽的病史常能提供对诊断有用的线索，如：①心律失常的存在及其类型；②心律失常的诱发因素；③心律失常发作的频率与起止方式；④心律失常对患者造成的影响等。体格检查应包括心脏视、触、叩、听的全面检查，部分心律失常依靠心脏的某些体征即能基本确诊，如心房颤动等。

（二）身体状况

1. 症状

1）心血管表现：轻者如偶发房性期前收缩、窦性心律不齐、窦性心动过速、游走性节律等，一般不出现明显临床症状。当合并严重心脏病或出现室上速、心房颤动、室速、房室传导阻滞、病窦综合征以及心室颤动等，则可出现乏力、胸闷、心悸、气短、心绞痛、头晕、各型心律失常、血压下降、休克、心衰以及心脏停搏等。

2）脑供血不足时表现：头痛、头晕、性格改变、记忆力丧失、视物模糊、晕厥、昏迷、抽搐、TIA 或不同程度瘫痪。一般脑缺血发作时间从数分钟至数小时迅速消失，严重心动过缓或心脏停搏，可导致急性心源性脑缺氧而产生晕厥、抽搐和昏迷——称急性心源性脑缺氧综合征（阿—斯综合征）。

3）肾缺血：可导致肾功能减退、出现间歇性尿少，或尿多及夜尿增多，尿常规大量蛋白、红细胞、管型、尿比重低。

2. 体征

1）第一心音改变：第一心音亢进，可见于结性心律、预激综合征。第一心音减弱，可见于不完全性房室传导阻滞。第一心音强弱不一，可为心房颤动、室速、完全性房室传导阻滞。

2）第二心音分裂：右束支传导阻滞常出现顺分裂，左束支传导阻滞可出现逆分裂。

3）期前收缩心音：房性期前收缩，期前收缩较长、代偿间歇多不完全，第一心音较响，室性期前收缩可甚短。

4）心律规则：常见一度房室传导阻滞、束支传导阻滞、房室交界区节律。心率快而规则常见室上性心动过速、部分室性心动过速。心率慢而规则见于窦性心动过缓、三度房室传导阻滞。心律不规则常见于窦性心律不齐、各种期前收缩、二度房室传导阻滞、心房颤动、心室颤动等。

望诊可见心尖冲动明显，见于第一心音亢进者，颈静脉搏动明显于心房扑动、结性心律、完全房室传导阻滞出现大泡波。

心律慢而血压不变，可见窦性心动过缓；心率慢而血压高低不一样，可为完全性房室传导阻滞；心率快而血压低，可为阵发性室上性心动过速、心房颤动、室性心动过速、心室颤动等。

（三）实验室及其他检查

1. 心电图及 24 小时动态心电图

这是目前发现心律失常的最常用方法之一。一般认为心电图检出率为 32%，实际发生率较此为高。若应用 24 小时动态心电图（Holter）或心电监测，文献报道老年人心律失常的发生率可高达 92%，大大提高了心律失常的检出率。

2. 心脏电生理检查

心腔内心电图记录、希氏束心电图、心内膜标测，程控食管调搏及其他心脏电生理检查，有助于鉴别心律失常的类型和发病机制，对选择治疗、判断预后（心室晚电位）有重要的临床意义。

五、护理目标

1) 患者无心律失常或已恢复到最佳节律。
2) 患者的焦虑减轻。
3) 患者能够运用有效的应对方法。
4) 患者能够描述心律失常的病因和治疗。

六、护理措施

（一）一般护理

1) 患者宜安置在安静的单人房间，保持病房的安静，减少各种刺激。谢绝探视。一般患者可平卧，呼吸急促和血压不正常者可采用半卧位，休克者可采用仰卧中凹位。心律失常可因精神激动、烦躁而加重，护理人员应嘱患者安静勿烦躁，心情舒宽，并耐心听取患者讲述每次诱发的病因与处理经过，转告医生，以便治疗时参考。

2) 若患者清醒可给予高热量、高蛋白饮食。昏迷患者靠输入营养药物通常不能满足机体的需要，故一般须给予鼻饲。

3) 立即行心电监测，以明确紧急抢救失常的类型、发作频度，及时报告医生，争取早确定诊断，早制订紧急抢救方案并协助处理。

4) 快速建立静脉通道，立即给予氧气吸入。

5) 急诊心律失常者，由于症状严重，病情凶险，患者多焦虑不安、惊恐、惧怕、有濒死感，加之原发病及血流动力学的影响，致使患者过度紧张，因此，应加强心理护理，耐心与患者交谈，并详细了解患者病情变化的原因，给患者讲明治疗方法和应该注意的事项，消除恐惧心理，使其积极配合治疗和护理，以利早日康复。

（二）病情观察与护理

1）评估心律失常可能引起的临床症状，如心慌、胸闷、乏力、气短、头晕、晕厥等，注意观察和询问这些症状的程度、持续时间以及给患者日常生活带来的影响。

2）密切观察患者的意识状态、心率、呼吸、血压、皮肤黏膜状况等。一旦出现猝死的表现如意识丧失、抽搐、大动脉搏动消失、呼吸停止，立即进行抢救。

3）严密监测心率、心律的变化。监测心律失常的类型、发作次数、持续时间、治疗效果等情况。当患者出现频发、多源室性期前收缩、RonT 现象、阵发性室性心动过速、二度 Ⅱ 型及三度房室传导阻滞时，应及时通知医生。

4）抗心律失常的药物常有一定的不良反应，甚至是毒性作用。护士应熟悉各种抗心律失常药物的作用机理、用法及注意事项等，并严格执行医嘱，在用药过程中，严密观察疗效及可能发生的药物不良反应。如利多卡因是当前治疗快速的室性异位心律的首选药物，但需注意剂量和给药的速度，静脉一般为 1～4 mg/min，静脉注射时，一次为 50～150 mg，5～10 分钟可重复，但一般一小时内总量不超过 300 mg。否则因短时间内用量过多，会出现神经系统毒性症状，如嗜睡、抽搐、感觉异常等。老年患者使用时更需密切观察。奎尼丁及普鲁卡因胺有心肌抑制、血管扩张的不良反应，会导致血压下降。因此，使用前后观察血压、心率。奎尼丁药物易发生过敏，因此，第一次服用时必须使用试验剂量。观察有否皮疹、发热等。使用前后需测定血压，若血压低于 90/60 mmHg 或心率慢于 60 次/分应停药与医生联系。

5）有些心律失常的发生常可能和电解质紊乱，尤其是钾或者酸碱失平衡有关。因此，常须紧急采血做血钾和血气分析的测定，以利及时纠正，使心律失常得到迅速地控制。

6）应随时准备好有关药物、仪器、器械、吸引器等抢救物品和器材。对可能出现快速的威胁生命的心律失常，应备好除颤器。对可能出现高度或三度房室传导阻滞者，事先浸泡消毒临时起搏导管电极及附件，并备好临时起搏器。

七、健康指导

1）向患者及家属讲解心律失常的常见病因、诱因及防治知识。

2）嘱患者注意劳逸结合、生活规律，保证充足的休息和睡眠，保持乐观、稳定的情绪。戒烟酒，避免摄入刺激性食物如咖啡、浓茶等，避免饱餐和用力排便。避免劳累、情绪激动、感染，以防止诱发心律失常。

3）嘱患者遵医嘱用药，严禁随意增减药物剂量、停药或擅用其他药物。教会患者观察药物疗效和不良反应，发现异常及时就诊。

4）教会患者及家属监测脉搏的方法以利于自我监测病情，对反复发生严重心律失常危及生命者，教会家属心肺复苏术以备急用。

（潘静）

第十二章　消化系统疾病患者的护理

第一节 急性胃炎

急性胃炎是一种自限性急性胃黏膜浅表炎症或糜烂。通常是由微生物感染、理化性损害及严重疾病的应激等原因致病。临床以急性单纯性胃炎和急性糜烂性胃炎为多见。由于致病因素的轻重、机体的反应不同而胃黏膜病变程度有差异，若以胃黏膜单纯出现浅表非特异性炎症，一般认为是急性单纯性胃炎；若以胃黏膜多发性糜烂、出血为主，一般称为急性糜烂性胃炎或急性出血性胃炎，统称急性胃黏膜病变。

一、病因和发病机制

急性胃炎的病因有多种，主要有微生物感染或细菌毒素、化学因素、物理因素或急性应激等。

（一）微生物感染或细菌毒素

在进食污染微生物和细菌毒素的食物引起的急性胃炎中，微生物包括沙门菌属、嗜盐杆菌、幽门螺杆菌以及某些病毒等，细菌毒素以金黄色葡萄球菌毒素为多见，偶为肉毒杆菌毒素。

1. 沙门菌属

多存在于家畜、家禽、鱼类等的肠腔及内脏中，并可污染各种禽蛋。

2. 嗜盐杆菌

存在于海水中，可污染蟹、螺、海蜇等海产品和腌渍食物。

3. 幽门螺杆菌

主要栖居于胃窦部黏液层与上皮之间，它能产生多种酶和毒素，引起胃黏膜损伤。

4. 金黄色葡萄球菌

易在乳类和肉类食品中繁殖生长，在30℃条件下，4~5小时就可产生大量肠毒素，该毒素耐热性强，即使煮沸半小时仍能致病。

5. 急性病毒性胃肠炎

大多由轮状病毒及诺沃克病毒引起，轮状病毒在外界环境中比较稳定，在室温中可存活7个月，耐酸，不被胃酸破坏，粪口为主要传播途径。Norwalk病毒对各种理化因子有较强抵抗力，60℃ 30分钟不能灭活，在pH值2.7的环境中可存活3小时，感染者的吐泻物有传染性，污染食物常引起暴发流行，吐泻物污染环境则可形成气溶胶，经空气传播。

6. 当患有白喉、猩红热、肺炎、流行性感冒或脓毒血症等全身感染性疾病时，病毒、细菌和（或）其毒素可通过血液循环进入胃组织而导致急性胃炎。

（二）化学因素

1. 药物

主要是非甾体抗炎药（NSAIDs）如水杨酸制剂吲哚美辛（消炎痛）、布洛芬等，能抑制环氧化酶 - 1 的活性，阻断内源性前列腺素 E_2 和 I_2 的合成，削弱黏膜抵御损害因子的能力；NSAIDs 抑制胃黏液的合成和碳酸氢盐的分泌，削弱黏液—碳酸氢盐屏障；从而破坏了胃黏膜屏障，前列腺素合成减少，而胃酸分泌相对增加。洋地黄、利血平、金霉素、氯化铵及某些抗癌药物等均可刺激胃黏膜，损害胃黏膜屏障。

2. 误食毒物

误食毒蕈、砷、汞、灭虫剂、杀鼠剂等化学毒物，均可刺激胃黏膜引起炎症。

3. 酗酒等

酗酒、服烈性酒以及浓茶、咖啡等一些饮料也可引起急性胃炎。其机制可能是增加 H^+ 向黏膜内的渗透，损伤黏膜内和黏膜下的毛细血管，血管充血、渗出所致，并可使胃酸分泌增加。

（三）物理因素

进食过冷、过热或粗糙食物以及胃内冷冻、放射治疗，均可损伤胃黏膜，引起炎症。

（四）急性应激

可由于大手术、大面积烧伤、脑外伤等严重创伤，以及感染中毒性休克，心、肺、肝、肾功能衰竭等重症疾病，引起急性应激状态而发生急性糜烂性胃炎。

目前对急性糜烂性胃炎发病机制尚不很清楚，一般认为胃黏膜缺血和胃酸分泌过多是其重要的发病因素。

二、护理评估

（一）病史

询问患者近期有无服用阿司匹林、吲哚美辛、糖皮质激素等损害胃黏膜的药物及酗酒等；有无严重脏器疾病，接受过大手术、大面积烧伤、休克等病史。

（二）身体状况

多无明显症状，少数有上腹不适、腹胀等消化不良的表现。急性应激引起者症状常被原发病所掩盖。胃出血一般为少量、间歇性，可自行停止。但也可发生大量出血，表现为呕血和（或）黑粪。持续少量出血可致贫血。体检时上腹部可有程度不同的压痛。

（三）实验室及其他检查

1. 粪便检查

大便隐血试验阳性。

2. 纤维胃镜检查

一般应在急性大出血后 24～48 小时进行。镜下可见多发性糜烂、出血灶和黏膜水肿为特征的急性胃黏膜病损。

三、护理目标

腹痛缓解或消失。

四、护理措施

（一）一般护理

1）急性糜烂性胃炎、急性化脓性胃炎、急性腐蚀性胃炎时须卧床休息，伴有大出血者应绝对卧床休息，以利减少胃肠蠕动，缓解腹痛，避免起床时晕厥摔伤。

2）有剧烈呕吐、呕血时禁食，静脉内补充营养，症状改善可进流质等饮食，避免辛辣、生冷食物。腐蚀性胃炎时可服鸡蛋清或牛奶。

3）病室应注意保持环境安静、舒适，保证患者睡眠。注意保暖。

4）呕吐后应随时清除呕吐物，并用清水漱口。呕吐厉害的可用温水洗胃，但急性腐蚀性胃炎不宜洗胃，以防穿孔。

5）腹痛者可用热水袋局部保暖，或遵医嘱应用阿托品、山莨菪碱等解痉剂。

6）做好精神护理，对有意吞服腐蚀剂中毒的患者，应主动关心患者，耐心细致地做患者的思想工作，了解其思想动态，有针对性的鼓励教育患者，建立正确的人生观。

（二）病情观察与护理

1）观察呕吐的次数、性质、呕吐物的颜色、气味和量；腹痛的部位和性质；脱水及酸碱失衡的表现和体温、血压等变化。对于急性腐蚀性胃炎应注意观察呕吐物有否血样黏膜腐片；注意口、唇、咽喉接触腐蚀剂后灼痂的色泽，以辅助病因学的诊断。如硫酸致黑色痂、盐酸致灰棕色痂、硝酸致深黄色痂、醋酸致黑色痂、强碱致透明水肿；同时尚应观察体温、脉搏、呼吸、血压、尿量、瞳孔、意识、皮肤的变化。如出现休克征象及并发症应及时通知医生。

2）对出血量大、呕吐频繁者，应立即建立静脉通道，按医嘱输液，补充电解质，根据病情调整输液速度，必要时配血、输血，以恢复患者的有效循环血量，保持体液平衡。动态观察生命体征，记录 24 小时出入液量，观察皮肤温度、弹性等，以利评估病情。

3）对急性腐蚀性胃炎应遵照医嘱应用腐蚀剂解毒药和抗休克、抗感染治疗时，应及时准确，并观察治疗效果。强酸中毒需用碱性药物时，忌服碳酸氢钠或碳酸钠，以免产生气体，引起胃肠穿孔。患者烦躁和剧痛应用吗啡或哌替啶时，需观察呼吸情况，如有异常应通知医生，并协助处理。

五、健康指导

向患者及家属讲明病因，如系药物引起，应告诫今后勿用该药，如非用该药不可，必须同时服用制酸剂以防止该药被胃黏膜吸收。嗜酒者劝告戒酒。应使患者及家属了解本病为急性病，应及时治疗及预防复发，防止发展为慢性胃炎。

（潘静）

第二节　慢性胃炎

慢性胃炎系由多种病因引起的胃黏膜的慢性炎症性病变。本病十分常见，男性多于女性，其发病率随年龄的增长而增加。我国多数是以胃窦为主的全胃炎，后期可有胃黏膜固有层的腺体萎缩。

一、病因和发病机制

慢性胃炎的病因与发病机理迄今尚未完全阐明，可能与下列因素有关。

（一）急性胃炎的遗患

急性胃炎如治疗不当而迁延不愈，可演变成慢性胃炎。

（二）刺激性食物与药物

长期服用对胃有刺激的食物（如酒、辣椒、芥末、浓茶、咖啡等）和药物（如水杨酸类药物、保泰松、利血平等），不良的饮食习惯，粗糙的食物刺激和过度吸烟等，可使胃黏膜发生慢性炎症。

（三）免疫因素

由于多数胃黏膜萎缩伴恶性贫血患者，血中可找到内因子抗体；而萎缩性胃炎，特别是胃体胃炎患者的血液、胃液或萎缩黏膜的浆细胞内，也常可找到壁细胞抗体；同时还发现与免疫有关疾病（如甲亢、糖尿病等）的患者大都有慢性胃炎，所以认为本病的发生与免疫因素有关。

（四）胆汁反流

由于幽门松弛（如括约肌功能失调或胃手术后），胆汁可反流入胃，破坏胃黏膜屏障，引起一系列病理变化，导致慢性胃炎。

（五）感染因素

近年来大量研究表明，幽门螺杆菌（Hp）感染可能是慢性胃窦胃炎的主要致病因素之一，其依据为：

1）慢性胃炎患者 Hp 检出率为 60% ~90%。

2）Hp 主要存在于胃窦部，与慢性胃炎病变的分布一致，且与胃炎的活动性密切相关。

3）Hp 阳性、组织学证实的胃炎和血清中 Hp 抗体的检出，三者间密切相关。许多学者将这种胃炎称为 Hp 相关性胃炎。凡该菌定居之处均见胃黏膜炎性细胞浸润，且炎症程度与细菌数量成正比。抗菌治疗后 Hp 消失同时伴有胃黏膜组织学的改善。Hp 感染至少是慢性活动胃炎的病因之一。

二、护理评估

（一）病史

评估时应了解患者的饮食方式和行为，饮食有无规律，是否经常饮酒、浓茶、咖啡，或食用过热、过冷、过于粗糙的食物，有吸烟嗜好等。是否长期大量服用阿司匹林、吲哚美辛、糖皮质激素等药物。了解患者有无慢性心力衰竭、肝硬化门静脉高压、尿毒症、营养不良、口腔、鼻咽部慢性炎症、胃手术或胆囊切除术以及急性胃炎史。

（二）身体状况

1. 症状

慢性胃炎缺乏特异性症状，症状轻重与胃黏膜的病变程度并非一致。大多数患者常无症状或有程度不同的消化不良症状如上腹隐痛，食欲减退，餐后饱胀，嗳气反酸等。萎缩性胃炎患者部分可有贫血、消瘦、舌炎、腹泻等，少数患者伴黏膜糜烂，且上腹痛较明显，并可见出血。

2. 体征

多无明显体征，有时可有上腹部轻压痛。自身免疫性胃炎可有舌炎、舌乳头萎缩、贫血、消瘦等表现。

3. 并发症

萎缩性胃炎持续发展，有一定的癌变率（2.55% ~7.64%），大肠型化生及非典型增生为癌前病变。

（三）实验室及其他检查

1. 胃液分泌功能检查

测基础酸分泌量（BAO）、最大酸分泌量（MAO）和高峰酸分泌量（PAO）。浅表性胃炎多正常，萎缩性胃炎减少或缺乏。

2. 血清壁细胞抗体测定

多数胃体胃炎血清壁细胞抗体阳性，胃窦胃炎则多为阴性。

3. 血清胃泌素含量测定

胃体胃炎血清胃泌素含量增高，胃窦胃炎则正常或降低。

4. X 线钡餐检查

大多数慢性胃炎钡餐检查无异常发现。如胃黏膜萎缩可见黏膜皱襞相对减少。少数胃窦胃炎可有胃窦区狭窄，黏膜皱襞影粗乱，并可形成充盈缺损，甚至呈息肉样或结节状，酷似胃癌影像。

5. 胃镜检查

胃镜检查是诊断慢性胃炎的主要手段，不但对病变的部位、炎症程度、胃内伴发病等进行直视观察，以及进行某些治疗措施外，更重要的是可在直视下进行多部位定位活体组织检查，对钳取的组织，进行病理确诊和分型，同时还可以进行组织培养及组织化学等研究工作。

悉尼分类将胃炎的胃镜诊断定为 7 种：充血渗出性、平坦糜烂性、隆起糜烂性、萎缩性、出血性、反流性和皱襞增生性胃炎。国内仍分为浅表性胃炎（非萎缩性胃炎）和萎缩性胃炎。①浅表性胃炎的胃镜表现：主要是黏膜增多、充血、水肿、黏膜红白相间和糜烂甚至出血等。②萎缩性胃炎的胃镜表现：主要是黏膜色泽灰暗、灰黄或灰绿，血管透见，如伴有腺窝增生或上皮化生病变，则黏膜增厚、粗糙，呈颗粒或结节僵硬感。

6. 胃黏膜活检组织检查

胃黏膜活检组织检查是确诊慢性胃炎，尤其是萎缩性胃炎最可靠的方法。由于胃黏膜病变的程度和性质，在胃镜下与病理组织检查存在着不一致的现象，其符合率为 60%～80%。因此，依据胃镜检查临床上可诊断慢性胃炎，而活检组织检查则是确诊慢性胃炎，并作为分型、分度的根据。

7. 幽门螺杆菌检查

自 1983 年 Marshall 和 Marren 首先从人胃黏膜中分离出本菌，口服菌液可致典型的急性胃炎以来，目前已能用胃黏膜培养、普通切片染色、快速尿素酶检验及抗体检测等多种方法进行检查、发现溃疡病和慢性胃炎患者的胃黏膜中普遍存在此菌。慢性胃炎的阳性率在 40%～60%，阳性发现与病变活动有关。几年来 Hp 检查已作为治疗观察和研究慢性胃炎的重要内容之一。

三、护理目标

1) 腹痛缓解和消失。

2) 食欲增加，能合理摄取营养，体重增加。

3) 能采取有效应对措施，正确面对疾病，消除忧虑、焦急心理，保持乐观情绪。

四、护理措施

（一）一般护理

1. 休息

平时生活要有规律，注意劳逸结合，避免过度疲劳，急性发作时应卧床休息。

2. 饮食指导

教育患者注意饮食卫生，养成良好饮食习惯，如定时进餐，少量多餐，进富营养易消化食物，不暴饮暴食，避免过硬、油煎和刺激性食物，勿食过冷、过热和容易发酵产气的食物，养成细嚼慢咽习惯，使食物和唾液充分混合，以达到减轻胃黏膜刺激和易消化的目的。进食后应休息 20 ~ 30 分钟，对胃酸低者或无胃酸患者，食物最好煮熟后食用，并可给刺激胃液分泌的饮食，如肉汤、鸡汤等。对胃酸高的患者避免进酸性、多脂肪和刺激性强的食物。

（二）心理护理

护士应安慰患者情绪，说明本病经过正规治疗后是可以逆转的，对中度以上的非典型增生，经严密随访，如有恶变及时手术也可获得满意的疗效。使其树立治疗信心，配合正规治疗，消除忧虑、恐癌心理。

五、健康指导

1）指导、加强对患者的饮食卫生和饮食管理，强调有规律饮食的重要性。
2）消除一切刺激胃黏膜的因素，帮助患者掌握胃炎的自我护理。
3）嘱患者定期到门诊复诊。

（潘静）

第三节　消化性溃疡

消化性溃疡是以胃酸和胃蛋白酶为基本因素，对上消化道黏膜的消化而形成的慢性溃疡。多发生于胃和十二指肠，故临床上习称消化性溃疡，系指胃或（和）十二指肠的溃疡，少数的溃疡亦可发生于食管下端、空肠等。消化性溃疡临床表现为慢性病程，周期性发作，节律性疼痛及消化不良等症状；严重者发生上消化道出血、穿孔等并发症。

本病为常见病，发病率大约占人口 10%，年龄在 20 ~ 50 岁占多数，男女之比为（1.4 ~ 8）：1。十二指肠溃疡发病年龄比胃溃疡提早约 10 年。

一、病因和发病机制

胃溃疡和十二指肠溃疡的病因、发病机制、症状及治疗等方面有若干差异，但能否足以构成各自独立的疾病，意见尚未统一。鉴于两者均以胃酸和胃蛋白酶为基本致病因素，病理形态、临床表现、治疗原则及并发症大致相同，所以本节合并论述。

消化性溃疡的病因和发病机制迄今尚未完全明确。目前认为，溃疡的形成是由于胃、十二指肠黏膜的保护因素和损害因素之间的关系失调所致。

食物的化学性和机械性刺激，胃酸和胃蛋白酶的消化作用等，是对胃黏膜的潜在性损害因素。但因机体具有一系列的保护性功能，如胃黏液、胃黏膜屏障，黏膜细胞的更新高度旺盛，胃肠壁有丰富的血供，碱性十二指肠液中和胃酸的作用，肠抑胃泌素和其他胃肠激素，以及胃、十二指肠正常的节律性运动等。所以在正常生理情况下，胃、十二指肠不会发生溃疡。如果一旦损害因素增加，或保护因素削弱时，就会导致胃、十二指肠溃疡形成。

（一）损害因素

1. 胃酸和胃蛋白酶

胃酸与胃蛋白酶对胃肠道黏膜的自身消化是形成消化性溃疡的直接原因之一。盐酸是胃液的主要成分，由胃内的壁细胞分泌。胃体和胃底部的主细胞分泌胃蛋白酶原经盐酸激活转化成胃蛋白酶，其活性与胃内 pH 值有关。pH 值 $1 \sim 3$ 时胃蛋白酶最活跃，能水解食物蛋白，胃黏液中的糖蛋白，甚至自身组织蛋白，对黏膜有侵袭作用；pH 值大于 4 时活性迅速下降。胃酸和胃蛋白酶增高均可引起消化性溃疡，但胃蛋白酶依赖胃酸的激活，抑制胃酸分泌可促进溃疡愈合，因此，胃酸的存在是溃疡发生的决定性因素。

胃酸分泌受神经、体液调节。已知壁细胞膜含有 3 种刺激胃酸分泌的兴奋性受体，即组胺受体、胆碱能受体和胃泌素受体，这些受体当与相应的刺激物组胺、乙酰胆碱和胃泌素结合后，激活细胞内第二信使 cAMP 和 Ca^{2+}，促进胃酸分泌，三者间相互联系、相互协调。壁细胞膜内受体与组胺结合后，与兴奋性 GTP—结合蛋白偶联，激活腺苷酸环化酶，催化 ATP 转化成 cAMP，使细胞内蛋白质磷酸化，促进壁细胞内 $H^+ - K^+ -$ ATP 酶（又称氢离子泵或质子泵）分泌胃酸。胆碱能受体和胃泌素受体与 GTP 结合蛋白偶联，激活膜结合性磷脂酶 C，催化膜内磷脂分解，生成三磷酸肌醇（IP3）和二乙烯甘油，促使细胞内储池释放钙，再激活 $H^+ - K^+ -$ ATP 酶活性。乙酰胆碱和胃泌素能促进肠嗜铬样细胞（ECL）释放组胺。壁细胞上还存在抑制性前列腺素受体和生长抑素受体，当其与抑制性 GTP 结合后，抑制腺苷酸环化酶活性，减少细胞 cAMP 水平，控制胃酸的分泌。壁细胞顶端存在着的分泌性膜结构及 $H^+ - K^+ -$ ATP 酶。壁细胞兴奋后，含质子泵的管泡移向细胞的顶端，使顶端膜的面积增加，顶端膜回缩后形成分泌小管。含质子泵的管泡移动受 cAMP 和 Ca^{2+} 的影响，同时分泌小管膜上 $H^+ - K^+ -$ ATP 酶被激活，由 α 和 β 两个亚单位组成，它催化细胞内的 H^+ 与壁细胞外的 K^+ 等量交换，形成壁细胞内外 1：400 万的 H^+ 梯度差异；对 Cl^- 的通透性也增加。H^+ 和 Cl^- 的结合，便形成胃酸，泌酸过程中由 ATP 提供能量。壁细胞直接分泌胃酸的浓度远远高于胃内浓度，达到 160 mmol/L，pH 值为 0.9。胃酸分泌是通过神经内分泌调节，经过不同步骤激活 $H^+ - K^+ - ATP$ 酶，这是胃酸分泌的一个共同的最终环节。

十二指肠溃疡者的平均基础酸排量（BAO）和五肽促胃液素等刺激后最大酸排量（MAO）常大于正常人，MAO 低于 10 mmol/h 者较少发生十二指肠溃疡。胃溃疡发病过程中胃酸分泌量改变似乎不很显著，胃溃疡者胃酸排出量大多正常甚至低于正常，仅胃幽门前区溃疡者或伴有十二指肠溃疡者，胃酸排出量可高于正常。胃酸分泌增多的因素有：

1）壁细胞数量增多：正常人胃黏膜内平均大约有 10 亿个壁细胞，十二指肠溃疡者的平均壁细胞数量为 19 亿，显著高于正常人。然而，十二指肠溃疡患者与正常人之间有显著的重叠。壁细胞数量的增加可能是由于遗传因素和（或）胃酸分泌刺激物（如胃泌素）长期作用的结果。

2）壁细胞对刺激物质的敏感性增强：十二指肠溃疡患者对食物或五肽胃泌素刺激后的胃酸分泌反应大于正常人，这可能是患者壁细胞上与胃泌素结合的受体亲和力增加或体内抑制胃泌素分泌的物质减少，如 Hp 感染即可致生长抑素减少等有关。

3）胃酸分泌正常反馈抑制机制缺陷：正常人胃窦部 G 细胞分泌胃泌素的功能受到胃液 pH 值的负反馈调节，当胃窦部的 pH 值降至 2.5 以下时，G 细胞分泌胃泌素的功能就受到明显的抑制。此外，当食糜进入十二指肠后，胃酸和食糜刺激十二指肠和小肠黏膜释放胰泌素、缩胆囊肽（胆囊收缩素）、肠抑胃肽（GIP）和血管活性肠肽（VIP）等，这些激素具有抑制胃酸分泌的作用。所以正常情况下，胃酸分泌具有自身调节作用。但部分十二指肠溃疡患者存在胃窦部 G 细胞功能亢进和胃酸反馈抑制作用缺陷。Hp 感染进一步使 G 细胞分泌胃泌素的反馈抑制受到阻断也是原因之一。

4）迷走神经张力增高：迷走神经释放乙酰胆碱，后者兼有直接刺激壁细胞分泌盐酸和刺激 G 细胞分泌胃泌素的作用。部分 BAO/PAO 比值增加的十二指肠溃疡患者对假饲所致的胃酸分泌几无反应，提示这些患者已处于最大的迷走神经刺激作用下。

2. 精神、神经和内分泌功能紊乱

大脑皮质和下丘脑通过自主神经系统和内分泌系统两个途径调节胃肠道的分泌、消化、运动等功能和血液循环。迷走神经的异常兴奋，通过刺激壁细胞和 G 细胞，使胃酸分泌过高，在十二指肠溃疡发病机制中起重要作用。自主神经系统受大脑皮质的调节，而后者的功能障碍往往是上述迷走神经兴奋性异常增高的原因，因此，持续和过度的精神紧张、情绪激动等神经精神因素在十二指肠溃疡的发生与复发中占显著地位。

肾上腺糖皮质激素具有兴奋胃酸、胃蛋白酶分泌和抑制胃黏液分泌作用。当内分泌功能紊乱而有过多糖皮质激素时，上述作用增强，使十二指肠溃疡易于形成。

3. 刺激性食物与药物

长期服用对胃有刺激的食物或药物，以及不规则的进食等，均能直接损伤胃、十二指肠黏膜，导致消化性溃疡的发生与复发。

4. 胃泌素和胃窦部潴留

正常人体的胃窦部具有丰富的胃泌素细胞，所分泌的胃泌素具有兴奋壁细胞，使之分泌胃酸的作用。当副交感神经兴奋，胃窦部黏膜接触蛋白质及其分解物，或因胃窦部动力障碍导致胃窦部潴留、扩张等均能促使胃泌素细胞分泌胃泌素，从而促使壁细胞分泌胃酸增多，易形成溃疡。

（二）削弱保护的因素

正常情况下，胃和十二指肠黏膜不被胃内容物损伤和被胃液消化，是因为有一道胃黏膜屏障。这道屏障的主要组成部分是胃黏膜上皮细胞膜的脂蛋白层。当脂蛋白层遭到破坏（凡能溶解脂肪的化合物，如某些药物、乙醇、胆盐等，均能破坏脂蛋白层），胃液中的 H^+ 回渗到黏膜层里，使胃黏膜受损。胃的炎症亦可削弱黏膜的抗酸能力。近年认为，Hp 与消化性溃疡的发生有密切关系。此外，各种因素导致的十二指肠内容物，特别是胆汁反流入胃，都能削弱黏膜屏障的保护作用。

（三）其他因素

许多观察认为，O 型血者患十二指肠溃疡或幽门前区溃疡比其他血型者的发病率约高出 40%。还观察到消化性溃疡患者的亲属中，本病的发病率亦高于常人 2~3 倍。这些可能与遗传因素有一定关系。

通过上述有关因素可知，黏膜的损害与保护的关系失调为本病的发病基础。胃溃疡的发生着重于保护因素的削弱，表现为胃黏膜屏障的破坏，胃幽门运动功能失调与十二指肠液反流对胃黏膜抵抗损害能力的削弱等。十二指肠溃疡的发病则着重于损害因素的增强，表现为壁细胞总数的增大，神经内分泌功能紊乱所致的胃酸分泌增加，Hp 感染等。

溃疡发生部位多在胃小弯或幽门前区，后壁较前壁常见。十二指肠开始的 3~4 cm 是溃疡的最好发部位，前壁比后壁常见。溃疡数目绝大多数是一个，少数患者可有 2~3 个。十二指肠前后壁的一对溃疡称相吻溃疡，十二指肠和胃同时有溃疡称复合溃疡。溃疡的大小多数直径小于 2 cm，少数（约占 10%）溃疡较大，其直径在 4 cm 以上。溃疡形态多呈圆形或椭圆形，可有各种深度，浅的限于黏膜层，深的可贯穿胃或十二指肠壁的全层。

溃疡的组织形态，在溃疡活动期，其底部由表面向深部依次有以下四层，第一层为急性炎症性渗出物；紧接一层是非特异性细胞浸润；第三层为肉芽组织；第四层为瘢痕组织。呈扇形，扩展可延伸到肌层，甚至可达浆膜层。溃疡边缘的黏膜有明显的上皮细胞再生和炎症的变化，并常见到腺体的"肠化生"，在瘢痕区域内的血管壁变厚，偶见有血栓形成。

二、护理评估

（一）病史

1）询问有关疾病的诱因和病因。如发病是否与天气变化、饮食不当或情绪激动等有关；有无暴饮暴食、喜食酸辣等刺激性食物的习惯；是否嗜烟酒；有无经常服用阿司匹林等药物；家族中有无患溃疡病者等。

2）询问疼痛发作的过程。如首次发作的时间；疼痛与进食的关系，是餐后还是空腹出现，有无规律，部分及性质如何，应用何种方法能缓解疼痛；是否伴有恶心、呕吐，嗳气、反酸等其他消化道症状。有无呕血、黑便、频繁呕吐等并发症的征象。此次发病与既往有无不同。曾做过何种检查和治疗，结果如何。

3）本病病程长，有周期性发作和节律性疼痛的特点，如不重视预防和正规治疗，病情可反复发作并产生并发症，从而影响患者的学习和工作，使患者产生焦虑急躁情绪。故应评估患者及家属对疾病的认识程度，患者有无焦虑或恐惧等心理，了解患者家庭经济状况和社会支持情况，患者所能得到的社区保健资源和服务如何。

（二）身体状况

临床表现不一，少数患者可无症状，或以出血、穿孔等并发症作为首发症状。多数消化性溃疡有慢性过程、周期性发作和节律性疼痛的特点。其发作常与不良精神刺激、情绪波动、饮食失调等有关。

1. 症状

1）腹痛：上腹部疼痛是本病的主要症状，可为钝痛、灼痛、胀痛甚至剧痛，或呈饥饿样不适感。疼痛多位于上腹中部、偏右或偏左。多数患者疼痛有典型的节律，与进食有关。十二指肠溃疡的疼痛常在餐后 3~4 小时开始出现，如不服药或进食则持续至下次进餐后才缓解，即疼痛—进餐—缓解，故又称空腹痛。约半数患者于午夜出现疼痛，称午夜痛。胃溃疡的疼痛多在餐后 1/2~1 小时出现，至下次餐前自行消失，即进餐—疼痛—缓解。午夜痛也可发生，但较十二指肠溃疡少见。部分患者无上述典型疼痛，而仅表现为无规律性的上腹隐痛不适，也可因并发症的出现而发生疼痛性质及节律的改变。

2）其他：消化性溃疡除上腹疼痛外，尚可有反酸、嗳气、恶心、呕吐、食欲减退等消化不良症状，也可有失眠、多汗、脉缓等自主神经功能失调表现。

2. 体征

溃疡活动期可有剑突下固定而局限的压痛点，缓解期则无明显体征。

3. 并发症

1）出血：出血是消化性溃疡最常见的并发症，十二指肠溃疡比胃溃疡易发生。有 10%~15% 的患者以上消化道出血为首发症状。出血量与被侵蚀的血管大小有关，可表现为呕血或黑便。出血量大时甚至可排鲜血便，出血量小时，粪便隐血试验阳性。

2）穿孔：最常发生于十二指肠溃疡。表现为腹部剧痛和急性腹膜炎的体征。当溃疡疼痛变为持续性，进食或用制酸药后长时间疼痛不能缓解，并向背部或两侧上腹部放射时，常提示可能出现穿孔。

3）幽门梗阻：见于 2%~4% 的病例，主要由十二指肠溃疡或幽门管溃疡引起。表现为餐后上腹部饱胀，频繁呕吐宿食，严重时可引起水和电解质紊乱，常发生营养不良和体重下降。

4）癌变：少数胃溃疡可发生癌变，尤其是 45 岁以上的患者。

（三）实验室及其他检查

1. X线钡餐检查

胃或十二指肠壁上见到溃疡龛影，也可见到龛影周围辐射状的黏膜皱襞。

2. 胃镜检查

当鉴别溃疡属良、恶性有困难时，或X线检查呈阴性而临床仍疑有胃病时，或消化不良久治不愈时，都要行纤维胃镜检查，必要时做活检。

胃镜下溃疡多呈圆形或椭圆形，偶也呈线状，边缘光整，底部充满灰黄色或白色渗出物，周围黏膜可有肿胀充血。与X线钡餐检查比较，胃镜发现胃后壁溃疡和十二指肠巨大溃疡更可靠。胃镜检查对消化性溃疡有确诊价值。

3. 胃液分析

1）胃溃疡者，胃酸分泌正常或稍低于正常。

2）十二指肠溃疡者，胃酸分泌过高，刺激后MAO增高。

3）胃癌者，MAO缺乏。

4）慢性胃炎者，MAO降低。

5）胃泌素瘤者，BAO、MAO均增高。

4. 血清胃泌素测定

消化性溃疡时血清胃泌素较正常人稍高，诊断意义不大。但如果疑为胃泌素瘤时应做此项测定，胃泌素瘤者，胃酸和胃泌素同时增高。

5. 幽门螺杆菌检查

由于消化性溃疡绝大多数与其感染有关，故为常规检查。所有活检标本应先做快速尿素酶试验（阳性者标本在含酚红和尿素的试液中呈红色），再做微氧环境下培养。标本也可做吉姆萨染色或特殊染色以寻找此菌。结果阳性者应做灭菌治疗。

6. 粪便隐血检查

经食3天素食后，如粪便隐血试验阳性，提示溃疡有活动性，经正规治疗后，多在1~2周转阴。

三、护理目标

1）能应用缓解疼痛的方法和技巧，疼痛减轻或消失。

2）恶心、呕吐减轻，饮食合理，食欲改善，体重增加。

3）能应用有效应对措施控制焦虑，情绪稳定，治疗信心增强。

四、护理措施

（一）一般护理

1. 休息

在溃疡病急性发作期或有并发症时，要卧床安心休息，以促进疾病的恢复。由于溃疡病是慢性疾病，病程迁延，经常发作甚至产生并发症，因此可能引起患者情绪波动而影响休息，所以应给患者进行耐心的解释，以体贴同情的语言劝慰患者，指导患者正确掌握发病的规律性和预防复发的措施，以调动患者的主观能动性。对消化性溃疡患者忽视心理护理，即使最周到正确地进行躯体护理，对患者来说，也是不全面的。

2. 饮食

嘱患者选用易消化、少渣及柔软饮食，限制摄入刺激性食物。进食多加咀嚼，避免急食。咀嚼可增加唾液分泌，唾液能中和胃酸。溃疡病有出血、穿孔等合并症时，应暂禁食。尽量避免服用刺激胃酸分泌或破坏胃黏膜屏障的药物。限饮咖啡、浓茶、酒和汽水等。

（二）病情观察与护理

1. 注意观察疼痛的部位、时间、性质与饮食、药物的关系

如上腹部出现难以忍受的剧痛，继而全腹痛，伴恶心呕吐、面色苍白、血压下降、出冷汗等休克表现，检查腹部发现腹肌紧张，全腹有压痛、反跳痛，肝浊音界缩小或消失，应考虑是否有溃疡病穿孔。并及时通知医生，禁食、迅速备血、输液及做好术前准备，及时插胃管行胃肠减压，抽取胃内容物，以防止腹腔继续污染，争取穿孔后 6～12 小时紧急手术。若疼痛的节律性出现有改变，服制酸剂治疗无效，同时伴食欲缺乏，应考虑有癌变之可能，应报告医生，并协助进一步检查，以明确诊断，及早进行治疗。

2. 注意观察呕吐的量、性质及气味

如吐出隔日或隔餐食物，量多，伴有酸臭气味，吐后症状缓解，检查上腹部常见到胃蠕动波、振水音，则应考虑有幽门梗阻的可能。轻症患者可给予流质饮食，准确记录液体出入量，定时复查血液电解质。重症患者应禁食，补充液体，注意水、电解质和酸碱平衡，若经内科治疗病情未见改善，则可能因溃疡周围结缔组织增生形成瘢痕、痉挛收缩而造成幽门梗阻，应做好术前准备，进行外科手术治疗。

3. 观察大便的颜色、量

溃疡病并发出血可有黑便，应注意观察大便的颜色、量，并注意是否有头晕、恶心、口渴、上腹部不适等呕血先兆症状。发现异常，及时报告医生并协助处理。

4. 注意观察药物治疗的效果及不良反应

备好止血药物及有关抢救器械，并熟练掌握药物性能及操作规程与方法。

五、护理评价

1）能否掌握缓解疼痛的方法和技巧，经治疗后疼痛有无减轻或消失。

2）能否遵循合理的饮食疗法，食欲有无改善，体重是否增加。

3）能否掌握调整心态的方法，情绪是否稳定，治疗信心有无增强。

六、健康指导

1）指导患者调整工作的生活方式，改善人际关系，减少人际冲突，消除不良的心理社会因素。

2）克服依赖心理，改善情绪反应，调整行为方式及性格特征，促使患者向健康角色行为转换。同时，提倡向家属及患者同时开展有关病情的心理咨询。

3）指导康复期的患者接受生物反馈治疗，使之学会控制自己的心率、血压等反应，达到彻底的心身放松和安宁的目的。可将音乐松弛疗法逐渐应用于各类康复期患者。

4）心身症状明显的患者可适当给予抗焦虑药，如地西泮等。

5）坚持按医嘱服药，以使溃疡愈合，预防复发。

6）戒烟、酒。

7）坚持随访。

（潘静）

第四节　肠结核

肠结核是由结核分枝杆菌侵犯肠道引起的慢性特异性感染。临床上常有腹痛及腹部压痛，排便异常，腹部肿块和全身中毒症状。本病多见于青壮年，女性多于男性。

一、病因和发病机制

肠结核一般由人型结核分枝杆菌引起，由于饮用未经消毒的带菌牛奶或乳制品则可感染牛型结核分枝杆菌而发病。

结核分枝杆菌侵犯肠的主要途径为胃肠感染。原有开放性肺结核或喉结核者，可因吞下含有结核分枝杆菌的痰液而发病。病变多发生在回盲部，由于该处肠内容物停留时间较长，且淋巴组织较丰富的缘故，肠结核亦可由血行播散引起或由女性生殖器结核直接蔓延引起。结核分枝杆菌感染不一定引起发病，必须在人体免疫功能异常，再加上肠功能紊乱，局部组织抵抗力削弱时才可致病。

本病好发部位为回盲部，其次为升结肠，少见于空肠、横结肠、降结肠、十二指肠和乙状结肠等处，罕见于直肠及胃，但阑尾结核亦不少见。

肠结核病变的轻重，取决于机体营养状态、免疫功能状态和结核分枝杆菌的毒性。机体营养良好、免疫功能强大和结核分枝杆菌毒性较弱时，则出现肉芽组织增生，进一步纤维化，表现为增生型肠结核。反之，如机体营养差、免疫功能低下、结核分枝杆菌毒性强，则常引起病灶干酪样坏死，形成溃疡型肠结核。除上述两型之外，还有一种混合型，即增生溃疡型肠结核，兼有肉芽组织增生和溃疡形成的病理改变。

肠结核溃疡基底及其周围多有闭塞性动脉内膜炎，故甚少有大出血。病变常有愈合过程，并与邻近组织紧密粘连，故一般无肠穿孔。晚期纤维组织增生与瘢痕化，常致肠管环形狭窄。

增生型肠结核多局限于盲肠，有时侵及升结肠上段或回盲部末端，病灶肉芽组织增生与纤维化，致肠壁增厚、变形，或形成突入肠腔的瘤样肿块，引起肠腔狭窄甚至肠梗阻。

二、护理评估

（一）病史

主要评估患者是否有其他部位的结核病变，尤其是有无肺结核病变。家属中有无结核病患者，是否与开放性肺结核患者共餐。是否饮用过未经消毒的带菌牛奶或乳制品。

（二）身体状况

1. 腹痛

右下腹痛为多见，但也可在上腹部或脐周，系回盲部病变引起的牵涉痛，而压痛点仍在下腹部。一般为隐痛或钝痛，可因进食而加重，由于进食引起的胃回肠反射或胃结肠反射，导致病变肠曲痉挛或蠕动增强，从而出现疼痛与排便，便后疼痛有不同程度的缓解。

2. 腹部肿块

主要见于增生型肠结核。当溃疡型肠结核合并有局限性腹膜炎时，病变肠曲和周围组织粘连，或同时有肠系膜淋巴结核、结核性腹膜炎与肺结核等，则出现相应的临床表现。

3. 腹泻与便秘

增生型肠结核多以便秘为主。溃疡型肠结核多有慢性腹泻，每天2～4次，粪便呈糊状，多不含黏液或脓血，无里急后重，若病变广泛、严重、患者每日腹泻可达十余次，有时粪便含有黏液，脓血便较少见。有时患者可出现便秘与腹泻交替，为肠功能紊乱所致而非结核的特异性症状。

4. 全身症状与肠外结核之表现

溃疡型肠结核多有午后低热、盗汗、消瘦和苍白等结核中毒症状。

5. 并发症

肠结核常见并发症为肠梗阻、结核性腹膜炎和肠出血等，急性肠穿孔较少见。

（三）实验室和其他检查

1. 常规检查

溃疡型肠结核可有中度贫血，无并发症的患者白细胞计数一般正常。血沉多明显增快，可作为随访中估计结核病活动程度的指标之一。结核菌素试验呈阳性对本病的诊断有帮助。溃疡型肠结核的粪便多为糊样，一般不混有黏液脓血。显微镜下可见少量脓细胞与红细胞。

2. X线检查

X线钡餐或钡剂灌肠造影检查，对肠结核的诊断具有重要意义。对并发肠梗阻或病变累及盲肠以下结肠的患者，最好进行钡剂灌肠检查。

溃疡型肠结核的X线主要表现是：①病变肠段多有激惹现象，钡剂进入该处排空迅速，充盈不佳，而两端正常肠段充盈良好，称之为 X 线钡影"跳跃现象"；②病变肠段若能充盈，可见其黏膜皱襞粗乱，肠壁边缘不规则，有时呈锯齿状；③可见肠腔变窄、肠段收缩变形、回肠正常角度消失等。

增生型的 X 线主要表现是：盲肠或其附近段充盈缺损，黏膜皱襞紊乱，肠壁僵硬，结肠袋消失，可有不完全性肠梗阻的现象。

3. 纤维结肠镜检查

可观察整个结肠及回盲部，并可做肠黏膜活检，帮助确定病变范围。

三、护理目标

1）腹痛缓解或消失。

2）排便次数减少，大便恢复正常，水、电解质平衡。

3）排出成形的软便，排便次数恢复正常。

4）食欲增强，能合理膳食，体重增加。

四、护理措施

（一）一般护理

1）活动期应卧床休息，室内要有充足的阳光和新鲜空气。

2）给予高热量、高蛋白、多维生素、易消化饮食。

3）腹痛者，局部放置热水袋或做热敷，亦可按医嘱使用解痉镇痛药。

4）腹泻与便秘交替出现时，分别做好对症护理。

5）劝告患者注意饮食卫生，勿吞咽痰液。

（二）病情观察与护理

1）注意观察腹痛的性质和部位，注意发热的热型，有无盗汗以及排便的次数、粪便性质等；在联合应用抗结核药物时，应注意毒性反应，如发现听力减退、头痛、眩晕、唇麻、精神异常、恶心、呕吐及肝肾功能损害等情况，应通知医生。

2）对摄入量不足或腹泻严重的患者，应遵医嘱静脉补液，以保持水、电解质和酸碱平衡。需做乙状结肠镜或纤维镜检查的患者，应做好术前准备。按医嘱及时、正确地留取大便标本送检。

五、健康指导

向患者讲解疾病知识和治疗方法；解释疾病过程及临床表现；建议患者合理的饮食；告诉患者要定期复查，按时服药。积极隔离及治疗肺结核，教育患者不要吞咽痰液，提倡分餐，消毒餐具。不要饮用未经消毒的牛奶。

（宋敏）

第五节　结核性腹膜炎

结核性腹膜炎是由结核分枝杆菌引起的慢性、弥漫性腹膜炎症。本病见于任何年龄，但以青壮年多见，男女发病率之比约为 1∶2。近年来，本病患病率虽有降低趋势，但在发展中国家和地区仍不少见。

一、病因和发病机制

本病是由于结核分枝杆菌感染腹膜引起，常继发于肺结核或体内其他部位结核病。大多数结核性腹膜炎是腹腔脏器如肠系膜淋巴结结核、肠结核、输卵管结核等活动性结核病灶直接蔓延侵及腹膜引起。少数病例可经血行播散引起腹膜感染，常伴有粟粒型肺结核，关节、骨、睾丸结核，以及结核性多浆膜炎等。

本病依据侵入腹腔的结核分枝杆菌数量与毒力及机体免疫力，常表现为三种基本的病理类型：渗出型、粘连型、干酪型，以前两型多见，干酪型最少见。在本病的发展过程中，可有两种或三种类型的病变并存，称为混合型。

二、护理评估

（一）病史

了解有无肠系膜淋巴结结核、肠结核、输卵管结核病史，有无粟粒型肺结核，关节、骨、睾丸结核等病史。

（二）身体状况

起病可缓可急。多数起病缓慢，少数急骤。由于原发病灶、感染途径以及病理类型的不同，故本病的临床表现可以多种多样。

1. 消化系统表现

1）腹泻：一般均有腹泻，腹泻轻重不一，轻者每日 2～3 次，大便呈糊状、混有黏液、脓血，可腹泻便秘相交替，重者腹泻每日可 10～30 次，粪便呈血水样而无粪便。

2）腹痛：轻者或缓解期可无腹痛，一般均有轻度或中度腹痛，多为痉挛性，重症患者因病变侵犯浆膜可引起持续性剧烈腹痛。

3）其他：由于结肠炎症引起内脏反射而产生胃部不适，上腹饱胀，严重者可食欲缺乏、恶心、呕吐等。

2. 全身表现

轻者常不明显。急性发作期有低热或中等度发热，重症者可有高热、脉速等中毒症状，易发生低血钾症。由于肠道功能紊乱，吸收功能障碍和便血，常可引起贫血和低蛋白血症。

3. 精神神经症状

约有 3% 患者出现情绪不稳定，抑郁，失眠及自主神经功能失调等。

4. 肠外表现

有时较胃肠道症状更早出现，常见有口腔黏膜溃疡、结节性红斑、关节炎、脉络膜炎等。

5. 腹部体征

轻者除下腹部有轻压痛外，无其他体征，重症者暴发型可有明显鼓胀，腹部压痛、反跳痛及肌紧张。

6. 临床分型

根据病理、病情轻重，病变范围进行综合分型，一般可分为轻型，重型和急性暴发型三型。

（三）实验室及其他检查

1. 粪便检查

黏液脓血便，镜检有红细胞、白细胞与巨噬细胞。

2. 血液检查

急性期白细胞计数增多，红细胞沉降率加速，重症者凝血酶原时间延长，血清白蛋白及钠、钾、氯降低。

3. 结肠镜检查

是重要的诊断方法，可确定病变的范围，镜检可见黏膜弥漫性充血、水肿、糜烂或浅小溃疡等变化。后期可见炎性息肉，肠壁强直、结肠袋消失。

4. X 线钡剂灌肠检查

可观察黏膜形态，后期纤维组织增生、肠腔变窄。重型急性暴发型不宜做此检查，防止加重病情或诱发中毒性结肠扩张。

三、护理目标

1）疼痛缓解或消失。
2）营养状况得到改善。

四、护理措施

（一）一般护理

1）患者应卧床休息至热度消退、症状消失为止。大量腹水致呼吸困难者取半卧位。室内要保持空气流通，阳光充足。

2）给予高热量、高蛋白、高维生素、易消化饮食。肠阻塞时应禁食，由静脉补充营养。

3）持续高热患者和盗汗患者，应每 4 小时测温 1 次，并行物理或化学降温，按时更换内衣和床单。

4) 腹胀、腹痛患者可用热水袋局部持续热敷，改善局部血液循环，减轻疼痛和闷胀，注意急性腹痛忌用。腹胀严重者可做松节油热敷，同时施行肛管排气，可减轻腹胀。

5) 持续发热和盗汗的患者应做好皮肤护理，保持皮肤清洁干燥。轻症患者应经常洗澡，重症患者行床上擦浴，经常翻身，定时按摩，防止发生压疮。

6) 该病一般病程较长，治疗过程中有药物反应，患者有一定痛苦，故需体贴关心患者，鼓励其增强信心，持之以恒，配合治疗。

（二）病情观察与护理

1) 注意患者全身反应，如发热、盗汗；同时注意患者是否有消瘦、水肿、贫血、舌炎、口角炎等营养不良的表现，观察腹痛的部位与性质，疼痛多位于脐周或下腹，亦可全腹，晚期多为持续性隐痛或钝痛，如突然出现急腹痛，并伴腹膜刺激症状，或出现包块隆起伴呕吐，可能有并发症的发生，需及时通知医生；注意体温的热度，一般为低热或中等度热，部分病例可呈弛张热。

2) 采用抗结核治疗时，应掌握联合用药的方法和剂量，并观察药物反应。腹水多影响呼吸及循环功能时，应及时准备腹腔穿刺用物，协助放液，并注意观察患者的反应，腹水的颜色、性质及所放液量，做好记录。按医嘱采集腹水标本送检。需腹腔镜检查者，应做好术前准备，器械消毒要严格，术中密切观察病情并做术后护理。肠梗阻时按医嘱行胃肠减压，注意观察减压效果。重症需手术治疗时，及时联系转外科。

五、护理评价

1) 腹痛有无减轻或已缓解、消失。
2) 营养状况有无改善，体重有无增加或已恢复正常。

六、健康指导

对肺、肠、肠系膜淋巴结核、输卵管等结核病的早期诊断与积极治疗，是预防本病的重要措施。根据患者原发病的不同，应对其进行有关消毒、隔离、生活安排及定期复查等方面的知识教育。指导患者按医嘱坚持服药，不要因症状改善而自行停止治疗，直到彻底治愈，同时告其药物有关副反应。注意营养与休息，尤其在结核病活动期，应保证休息，增加营养。按期复查，便于医生及时了解病情变化，有利于治疗方案的调整。

（宋敏）

第六节 肝硬化

肝硬化是一种由不同病因引起的慢性进行性弥漫性肝病。病理特点为广泛的肝细胞变性坏死、再生结节形成、结缔组织增生，致使正常肝小叶结构破坏和假小叶形成。临床可有多系统受累，主要表现为肝功能损害和门静脉高压，晚期出现消化道出血、肝性脑病、感染等严重并发症。

一、病因和发病机制

在我国，肝硬化是常见疾病和主要死因之一。本病占内科总住院人数的 4.3% ~ 14.2%。患者以青壮年男性多见，35 ~ 48 岁为发病高峰年龄，男女比例为（3.6~8）∶1。

引起肝硬化的病因很多，在我国以病毒性肝炎为主，国外以乙醇中毒多见。

1. 肝炎病毒

最常见的是乙型肝炎病毒、丙型肝炎病毒及丁型肝炎病毒的感染。乙型肝炎病毒感染者有部分发生慢性肝炎，而慢性乙型肝炎又有少部分发展为肝硬化。急性丙型肝炎约一半发展为慢性肝炎，其中 10% ~ 30% 会发生肝硬化。丁型肝炎病毒依赖乙型肝炎病毒方能发生肝炎，有部分患者发展为肝硬化。甲型及戊型肝炎一般不引起肝硬化。1997年发现新的病毒 TTV，为一种单股 DNA 病毒，可能与原因不明的肝硬化有关。

2. 乙醇中毒

长期大量饮用酒，酒中的乙醇及其中间代谢产物乙醛的毒性作用，引起乙醇性肝炎和脂肪肝，继而发展为肝硬化。

3. 寄生虫病

血吸虫或肝吸虫的卵沉积于汇管区，虫卵及其毒性产物刺激肝小叶间纤维结缔组织增生，导致肝纤维化和门脉高压症。血吸虫病所致者称为血吸虫病性肝纤维化。

4. 循环障碍

慢性充血性心力衰竭、缩窄性心包炎、肝静脉和下腔静脉阻塞均可使肝脏长期淤血缺氧、肝细胞坏死及结缔组织增生，形成淤血性（心源性）肝硬化。

5. 中毒性肝炎

长期接触四氯化碳、磷、砷等或服用异烟肼（雷米封）、四环素、甲氨蝶呤等均可引起中毒性肝炎，最终发展为中毒性肝硬化。

6. 胆汁淤积

持续肝内淤胆或肝外胆管阻塞时，可形成肝硬化。与自身免疫相关性肝内细小胆管病变致淤胆而形成的肝硬化，称为原发性胆汁性肝硬化；肝外胆管阻塞所致者称为继发性胆汁性肝硬化。

7. 代谢障碍

由于遗传或先天性酶缺陷，使某些物质代谢障碍而沉积于肝，引起肝细胞变性、坏死和结缔组织增生，逐步形成代谢性肝硬化。如铜代谢障碍，铜沉积于肝引起肝豆状核变性；铁代谢异常，过多沉积于肝和全身组织形成血色病。

8. 免疫紊乱

自身免疫性肝炎可进展为肝硬化。

9. 循环障碍

慢性心功能不全，特别是右心衰竭时，肝脏长期淤血缺氧，使肝细胞变性、坏死、增生，而演变成心源性肝硬化。

10. 血吸虫病

血吸虫卵主要在肝脏汇管区刺激引起结缔组织大量增生，导致肝纤维化和门脉高压，旧称血吸虫性肝硬化，目前则称血吸虫病性肝纤维化。

肝硬化的演变发展过程包括以下 4 个方面：

1）肝细胞变性坏死：广泛肝细胞变性坏死导致肝小叶纤维支架塌陷。

2）再生结节形成：残存肝细胞不沿原支架排列再生，形成不规则结节状肝细胞团（再生结节）。

3）假小叶形成：自汇管区和肝包膜有大量纤维结缔组织增生，形成纤维束，自汇管区—汇管区或自汇管区—肝小叶中央静脉延伸扩展，即所谓纤维间隔，包绕再生结节或将残留肝小叶重新分割，改建成为假小叶，这就是肝硬化已经形成的典型形态改变。

4）门静脉高压：由于上述病理变化，造成肝内血循环的紊乱，表现为血管床缩小、闭塞或扭曲，血管受到再生结节挤压；肝内门静脉、肝静脉和肝动脉三者之间分支失去正常关系，并相互出现交通吻合支等，这些严重的肝血循环障碍，不仅是形成门静脉高压症的病理基础，且更加重肝细胞的营养障碍，促进肝硬化病变的进一步发展。

肝硬化的发生常先有肝细胞变性、坏死，继而发生纤维化及肝细胞结节状再生，假小叶形成，并引起肝内循环紊乱及胆道系统梗阻，导致门静脉高压，肝细胞营养障碍，使肝硬化更趋恶化。

门静脉压力增高至一定程度，即可导致身体侧支循环开放，以食管胃底静脉曲张和腹壁静脉曲张最为重要。另外，门脉高压可引起脾肿大及腹水。

二、护理评估

（一）病史

病因主要为病毒性肝炎，以乙型肝炎最常见，其次是丙型肝炎。此外，乙醇中毒、长期服用损肝的药物、慢性肠道感染、胆汁淤积、血吸虫病及肝淤血等，也可引起肝硬化。

（二）身体状况

1. 躯体表现

1）肝功能代偿期：主要有食欲减退、恶心、呕吐、消化不良、腹胀、腹泻、疲劳、体重减轻、鼻出血以及右上腹隐痛不适等症状。主要体征是肝大，质地偏韧，部分患者脾大。常伴面容消瘦、皮肤黝黑。肝功能可正常。

2）肝功能失代偿期：除上述代偿期症状加重外，主要有肝功能减退和肝门静脉高压的表现。

（1）肝功能减退：①消化道症状，有食欲缺乏、恶心、呕吐、腹胀、腹泻和便秘等；②肝脏合成功能障碍，如出血倾向、水肿、肝性脑病、低血糖和血清胆固醇下降等；③内分泌功能失调，如蜘蛛痣、肝掌、皮肤色素沉着、男性乳房发育、睾丸萎缩、阴毛稀少、女性月经失调等；④营养障碍，如体重下降、乏力、皮肤干枯、面色黝黑无光泽、舌炎、夜盲症、多发性神经炎、贫血等；⑤胆汁分泌障碍，皮肤黏膜出现不同程度的黄染，约 1/3 的肝硬化患者发生黄疸。

（2）门脉高压症：①脾脏肿大，脾脏因淤血而肿大，可发生脾功能亢进而导致白细胞、红细胞及血小板减少。②侧支循环建立和开放，门静脉高压建立侧支循环，主要有食管胃底静脉曲张、腹壁及脐周静脉曲张、痔静脉曲张等，其中食管及胃底静脉曲张破裂可导致急性上消化道出血。

（3）腹腔积液：因门脉高压和内分泌失调、血浆白蛋白减少、胶体渗透压降低所致。难治性腹水能导致肾功能障碍，发生肝肾综合征。

（三）实验室及其他检查

1. 血常规

脾功能亢进时，白细胞及血小板减少。

2. 尿常规

肾小管中毒时可出现血尿、蛋白尿及管型尿等。黄疸患者尿中可出现胆红素、尿胆原增加。

3. 肝功能检查

失代偿期白蛋白与球蛋白的比例值降低或倒置。以丙氨酸氨基转移酶（ALT）活力升高较显著；肝细胞严重坏死时，则天冬氨酸氨基转移酶（AST）活力常高于 ALT；单胺氧化酶的活力往往升高。

4. 免疫学检查

血清 IgG、IgA、IgM 均可增高，一般以 IgG 增高最为显著。HBsAg 可呈阳性。

5. 凝血酶原时间

代偿期正常，失代偿期则呈不同程度延长。

6. 甲胎蛋白（AFP）

肝硬化时血中 AFP 也可增高，在活动性肝硬化时增高尤为显著。

7. 腹水检查

腹水检查呈淡黄色漏出液。

8. B超检查

B超检查显示脾静脉和门静脉增宽，有助于诊断，有腹水时可呈液性暗区。

9. 食管吞钡X线检查

食管静脉曲张时，X线可见虫蚀样或蚯蚓样充盈缺损，纵行黏膜皱襞增宽。胃底静脉曲张时，可见菊花样充盈缺损。

10. 放射性核素检查

放射性核素检查可见肝脏摄取核素减少及分布不规则，脾脏摄取增加。

11. 内镜检查

内镜检查可直接观察静脉曲张的部位和程度，有助于上消化道出血病因诊断并进行止血治疗。

12. 肝穿刺活组织检查

肝穿刺活组织检查若见假小叶形成，可确诊为肝硬化。

13. 腹腔镜检查

腹腔镜检查可直接观察肝脏情况，有助于病因诊断且在腹腔镜直视下取活检做病理检查，诊断准确性高。

三、护理目标

1）认识到合理营养对疾病康复的重要性，自觉遵守饮食计划，摄入的营养物质能满足机体需要，营养状况好转。

2）能主动配合治疗、腹水及水肿减轻，身体舒适感增加。

3）皮肤未出现破损和发生感染。

四、护理措施

（一）一般护理

1）积极主动地与患者沟通，鼓励患者说出焦虑的原因，给予精神安慰和支持，指导自我调节情绪的方法，如阅读书报、听广播、户外散步等，以保持愉快心情，积极配合治疗，安心休养，以利于病情缓解。

2）强调失代偿期应卧床休息。向患者阐明休息可以减少能量消耗，减轻肝脏代谢的负担，增加肝脏的血流量，有助于肝细胞修复，充足的睡眠可增加糖原和蛋白质的合成。

3）给予高热量、优质蛋白、富含维生素、适量脂肪、易消化的饮食。禁烟酒和忌刺激性食物，多食蔬菜和水果。

4）指导腹水患者取半卧位，使膈下降，增加肺活量，减轻呼吸困难。限制水钠摄入，每日食钠盐不超过2 g，进水量限制每日1 000 ml左右。准确记录出入液量，定期测量腹围和体重，以观察腹水消长情况。保持床褥干燥、平整。臀部、足部及其他易发生水肿的部位可用棉垫，并给予热敷或按摩，促进血液循环，预防压疮发生。配合医生施行腹腔放液和腹水回输。

（二）病情观察与护理

1）观察体温、脉搏、呼吸、血压等变化；随时注意呕吐物和粪便的颜色、性质和量，有无出血倾向，如鼻、牙龈、胃肠出血等；如发现患者嗜睡、表情淡漠、烦躁不安、幻觉、谵语、扑翼样震颤等表现，应及时通知医生，应用肾上腺皮质激素治疗时，需观察对缓解临床症状如发热、黄疸、出血倾向、胃肠道症状的效果。长期应用时还应注意患者有无血压升高、钠和水潴留、低血钾等不良反应。

2）随时备好抢救物品，如双气囊三腔管、止血药、升压药、输血器等，遇有上消化道出血，协助医生进行抢救；腹腔镜直视行肝穿刺活组织检查或腹腔穿刺放液时术前做好物品准备，穿刺过程应严密观察患者脉搏、呼吸、血压的变化；并采取标本及时送检；应用利尿剂如安体舒通、氨苯蝶啶、氢氯噻嗪、呋塞咪等；需观察利尿效果和不良反应。排钾利尿剂需同时补充钾盐，如氯化钾等。

3）注意观察腹水情况，按医嘱给予利尿剂，一般采用联合、间歇、交替使用的原则。利尿的效果最好是能使体重缓慢持久的下降，以每周体重下降不超过 2 kg 为宜，因过快或过强的利尿，可使有效血容量和大量电解质丢失而诱发肾功能衰竭、电解质紊乱和肝性脑病，所以在使用利尿剂时要记录尿量、量腹围、测体重，要严密观察水、电解质及酸碱平衡失调。必要时测定肾功能。若出现肝昏迷前期症状时，应及早停用利尿剂。有消化道出血、呕吐及腹泻等患者，均不宜使用利尿剂，以免加重水、电解质紊乱，诱发肝性脑病及功能性肾衰等。

4）抽放腹水时，要注意观察腹水的量、颜色、性质，密切观察放腹水后的病情变化，一次放液量以不超过 5 000 ml 为宜，同时输注白蛋白 40 g/d。以免因腹内压力突然下降，导致内脏血管扩张引起休克。

5）腹水超滤和回输术前护士应协助做有关检测，记录 24 小时尿量、量腹围、测体重、血压等，术后每天量腹围测体重、记尿量，宜进低钠易消化、高热量饮食，卧床休息 24 小时以防会阴或阴囊水肿。腹部腹带包扎以升高腹内压，送检原腹水及浓缩腹水，必要时做腹水培养。回输腹水后 12 小时内严密观察有无并发症产生，如神志的改变、消化道出血、肺水肿、穿刺伤口腹水外漏等。

五、健康指导

积极防治病毒性肝炎和血吸虫病，是预防肝硬化的重要途径。肝硬化患者应安心休养，消除顾虑，注意生活的调养，避免劳累及各种精神因素的刺激。饮食应多样化，经常吃营养丰富的高蛋白食物，多维生素及水果，少脂肪。如出现肝功能显著减退时或肝昏迷时要严格限制蛋白摄入量。有腹水时应无盐饮食。此外，禁止饮酒，禁用对肝脏有害药物，不要滥用药，尽量不吃粗糙有渣或硬性食物。病情有变化时要及时送往医院进行治疗，切不可在家随意对症治疗或乱投医试药，使病情恶化。

（宋敏）

第七节 肝性脑病

肝性脑病（HE）是指由于肝脏功能严重障碍或失调，且排除了其他已知脑病的一种神经生理异常综合征。其广义概念既包括肝脏异常的类型，也包括慢性肝病患者神经异常表现的特征及其持续时间。按照肝脏异常类型可把肝性脑病分为 A 型（急性肝衰竭相关肝性脑病）、B 型（门体分流相关肝性脑病，不伴有内在肝病）和 C 型（肝硬化门脉高压或门体分流相关肝性脑病）3 种类型，因恰好与"急性""分流"和"肝硬化"的首个英文字母相吻合而有助于记忆。按照慢性肝病患者神经异常表现的特征及其持续时间把 C 型肝性脑病又分为发作型、持续型和轻微型 3 种亚类。发作型肝性脑病可细分为诱因型、自发型（无明确诱因）和复发型（1 年内肝性脑病发作 2 次或以上）三种；持续型肝性脑病则可进一步细分为轻型（Ⅰ级肝性脑病）、重型（Ⅱ～Ⅳ级肝性脑病）和治疗依赖型（肝性脑病症状于停药后迅速复发）；过去常将无明显肝性脑病临床表现和生化异常，用精细的智力测验和（或）视觉诱发电位的检查可发现异常的情况称为亚临床肝性脑病（SHE）或隐性肝性脑病（HE），但由于概念不清而易被理解为发病机制不同的另外一种病症，故现主张用轻微型肝性脑病（MHE）来表示，以表明是肝性脑病过程中的一个阶段。

一、病因和发病机制

引起肝昏迷的常见病因有肝硬化、重症病毒性肝炎、重症中毒性肝炎、药物性肝病、原发性肝癌、肝豆状核变性。少见病因有妊娠急性脂肪肝、内脏脂肪变性综合征、严重胆道感染、核黄疸、门静脉血栓形成和原无肝病的严重休克。其诱发因素常见有消化道大出血、感染（胆道感染、原发性腹膜炎、败血症等）、进食过量蛋白质、大量使用利尿药、过量放腹水、低钾、镇静、麻醉类药物等。

关于其发病机理目前尚未完全阐明，一般认为是多因素综合的结果。

（一）氨中毒学说

血氨主要来自肠、肾及骨骼肌，正常人体内血氨的 90% 来自肠。血氨增高是肝性脑病的临床特征之一，临床上发现肝硬化患者口服氯化铵或进食过多的蛋白质可导致肝性脑病。食物中的蛋白质被肠道细菌分解而产生氨。氨通过血流，主要经门静脉到达肝脏，通过鸟氨酸循环合成尿素，经肾排出。当肝功能衰竭时，不能有效清除氨，或因广泛的侧支循环开放，使肠道的氨不经肝脏而直接进入体循环使血氨增高，透过血—脑屏障而引起一系列精神神经症状。

氨中毒在慢性肝性脑病的发病机制中十分重要，但也有不少病例血氨并不增高，因此血氨水平与肝性脑病的严重程度不完全一致，说明血氨升高不是昏迷的唯一因素。

（二）硫醇增多

由于蛋白质代谢障碍，硫醇在肝性脑病的血、尿，特别是呼出气中明显增多。硫醇与肝臭有关。近年发现，在肝性脑病中，硫醇、短链脂肪酸和氨中毒之间有相互加强毒性的关系。

（三）假性神经递质学说

当肝功能不全时，某些氨基酸代谢产生的胺类不能进行分解，而进入脑组织，在该处受非特异酶的作用，形成苯乙醇胺和鳝胺。这些物质结构上与神经传导递质相类似，称为假性神经传导递质。它取代了正常神经传导递质，从而使脑组织各部分发生功能紊乱。

（四）氨基酸不平衡及假神经传递介质

肝硬化后期有氨基酸不平衡，表现为芳香族氨基酸如酪氨酸、苯丙氨酸、色氨酸等因肝脏不能脱氨降解而增高，支链氨基酸如缬、亮、异亮氨酸等因肝硬化时高胰岛素血症而被横纹肌与肾摄取代谢加快而降低。氨基酸的不平衡可招致脑细胞代谢的严重紊乱。芳香族氨基酸又多为神经触突传递介质的前体（如苯丙氨酸、酪氨酸代谢成肾上腺素及去甲肾上腺素，色氨酸代谢成 5 - 羟色胺等，均可使神经冲动传递造成紊乱）。但此代谢紊乱为肝硬化后期时的共同表现，与肝性脑病的临床表现常不一致。

结肠来源的酪胺与苯乙胺等结构类同于多巴胺、肾上腺素等神经传递介质，但传递冲动的作用很弱，故名为假神经递质。肝硬化时这些假神经递质不能被肝灭能而逸入脑内，造成神经功能紊乱。此说于数年前曾风行一时，现认为并非主要发病机制。

（五）其他代谢异常

肝细胞功能衰竭后短链脂肪酸增高，低血糖等均为形成肝性脑病的因素。

二、护理评估

（一）病史

1）详细询问病史，了解有关诱发因素，如有无上消化道出血、感染、使用镇静剂物等，近日是否进食大量的动物蛋白，有无恶心、呕吐、腹泻或便秘；有无低血糖；近期有无大量利尿和放腹水；是否进行外科手术。

2）了解患者的主要症状和特点，患者的性格、神志、精神状态有无异常，此次发病急缓，病程长短，既往有无类似症状发作。了解患者所患为哪种类型肝病，是否行门体静脉分流术，有无长期使用损肝药物或嗜酒。既往有无精神病史，既往及目前检查和治疗情况如何。

（二）身体状况

按意识障碍程度及神经系统表现等分为四期。急性肝性脑病常无前驱症状，起病数日内即进入昏迷。

1. 一期（前驱期）

以轻度性格改变和行为失常为主要表现。如表现欣快激动或淡漠寡言、喜怒无常、不讲卫生、反应较迟钝，易被误为怪癖。可有扑翼样震颤，脑电图正常，此期可持续数日或数周，临床易被忽视。

2. 二期（昏迷前期）

以意识模糊、行为失常为主。定向力和理解力下降、言语不清、书写和简单计算障碍、多有睡眠时间倒错，甚至有幻觉、狂躁、恐惧，易被误认为一般精神病。神经系统检查有腱反射亢进、肌张力增高，巴宾斯基征阳性，有扑翼样震颤，脑电图异常。

3. 三期（昏睡期）

以昏睡和严重精神错乱为主。患者多数时间呈昏睡状态，偶可答问，常有神志不清和幻觉，肌张力增加，椎体束征阳性，可引出扑翼样震颤，脑电图有异常波形。

4. 四期（昏迷期）

神志丧失，昏迷程度由浅变深，浅昏迷时对痛觉及不适体位有反应，肌张力及腱反射亢进，扑翼样震颤无法引出。深昏迷时各种反射消失，肌张力消失，瞳孔常散大，可出现阵发性惊厥，脑电图明显异常。

以上各期界线不很明显，前后期表现可有重叠，病情时好时坏。肝功能损害严重时可有黄疸、出血倾向、肝臭、肝肾综合征和脑水肿，且易并发感染，使临床表现较为复杂。

（三）实验室及其他检查

1. 血氨

正常空腹静脉血氨为 18～72 μmol/L，急性肝性脑病血氨多正常。慢性尤其是门体分流肝性脑病血氨多增高。

2. 脑电图

脑电图对诊断及预后的判断均有一定意义，典型改变为节律变慢，出现每秒 4～7 次的 θ 波和每秒 1～3 次的 δ 波，昏迷时两侧同时出现对称的高波幅的 δ 波。

3. 简易智力测验

对诊断早期肝性脑病，包括亚临床肝性脑病最简易有效。测验内容包括搭积木、用火柴杆搭五角星、书写、画图、数字连接试验等。

4. 诱发电位

是体外可记录的电位，由各种外部刺激经感觉器传入大脑神经元网络后产生的同步放电反应。视觉诱发电位（VEP）可对不同程度的肝性脑病包括亚临床肝性脑病做出客观准确诊断。目前研究指出 VEP 检查缺乏特异性和敏感性，不如简单的智力测试有效。

三、护理目标

1）患者的意识逐渐恢复正常。
2）无受伤、误吸等危险发生。
3）能获得切实有效的照顾。
4）患者营养状况改善，表现食欲增加，体重增加。
5）患者皮肤保持完整，未发生压伤与破损。
6）患者预防或控制了脑水肿、出血、感染等并发症。

四、护理措施

（一）一般护理

1）患者宜安置在单人病室，有专人护理，建立特别护理记录单。对有兴奋、躁动不安或昏迷患者应加强护理，采取必要的防护，如加床栏、约束，有义齿的去义齿，去发夹等，以防发生坠床或其他意外等。

2）饮食上应给低脂肪、无蛋白、高热量饮食，总热量每天在 1 600 ~ 2 000 kcal 为宜，高热量饮食有利于肝脏的修复，改善机体状况。其中糖为热量的主要来源，每天给 300 g 以上，对防止低血糖和肝糖原的分解，从而保护肝脏有益。脂肪每天限制在 30 g 左右，不宜过高，高脂饮食可导致酮症，不利于肝细胞的再生。严格控制蛋白质的摄入量，蛋白质的摄入能增加氨的来源，加重肝昏迷，故肝昏迷时从无蛋白饮食为宜。饮食采用流质为主，如不能进食时，可用鼻饲法，导管选择较软的材质，并涂以润滑油，插管时应慎重，防止用力过猛，以免损伤食管，引起曲张的食管静脉破裂出血。胃管注入的饮食加温，不宜过快、过急、过多，以免引起嗳气、上腹饱胀、呕吐等。每隔 2 小时灌注 1 次，每次 200 ml 左右，饮食以蜂蜜、果汁、40% 葡萄糖液、干酵母 0.5 g 为宜。

因精神症状进行和放置胃管均有困难者，须静脉输注 20% ~ 25% 高渗葡萄糖液供给营养，必要时锁骨下静脉或颈静脉穿刺插管以较长时间经静脉供应营养、水和药物。在大量静脉滴注葡萄糖液过程中必须警惕低钾血症、心力衰竭和脑水肿的可能。

3）保持大便通畅

（1）用生理盐水或弱酸性溶液（食醋 10 ~ 20 ml，加清水或生理盐水 500 ~ 1 000 ml）高位灌肠，应禁忌用肥皂水灌肠。原因是肝性脑病患者肠蠕动减弱，易发生便秘，用弱酸液灌肠使肠内保持 pH 值为 5 ~ 6，酸性环境有利于血中 NH_3 逸出肠黏膜进入肠腔，最后形成 NH_4^+ 排出体外。如用碱性溶液灌肠，则肠腔内 pH 值呈碱性，肠腔内 $NH_4^+ \rightarrow NH_3$ 弥漫入肠黏膜入血液循环至脑组织，使昏迷加重。灌肠后，可注入 1 ~ 2 g 新霉素，1：5 000 呋喃西林 100 ml，减少肠道有毒物质的产生与吸收。

（2）导泻：口服或鼻饲 50% 硫酸镁 30 ~ 60 ml，清除肠内有毒物质。

4）注意保暖，防止受凉而继发感染，保持气道通畅，必要时给予氧气吸入。

5）定期翻身，加强皮肤护理，注意口腔清洁，以预防感染。

6）严密观察体温、脉搏、呼吸、血压，并做记录，应严格记录液体出入量。

（二）病情观察与护理

根据肝性脑病的临床过程及 50% 以上的病例有诱因存在，肝性脑病时大脑功能紊乱，大多数是可逆的，如能早期发现肝性脑病，就能阻止其进入昏迷。因此，对肝脏患者尤其是肝硬化病例，要密切观察体温、血压和大便颜色等，以便及早发现出血、感染等情况，及时处理，避免发展为肝性脑病。在有肝性脑病诱发因素存在的情况下，应严密观察下列病情改变。

1）密切观察有无性格、行为的改变，如以往性格开朗者变得沉默寡言；抑郁或性格内向者变得精神欣快，易激动；衣冠不整，随地便溺，步态失调，扑翼样震颤等。提示患者为肝昏迷前驱期，应及时报告医生，找出肝昏迷的病因和诱因，从而采取切实有效的治疗护理措施。肝性脑病病情复杂，变化多端，在整个治疗过程中，护理人员应详细观察和记录患者的神志状态及有关体征，及时掌握病情变化，判断疾病的转归，及时准确地为医生提供临床资料，以赢得抢救时间。

2）观察患者是否有乏力、恶心、呕吐、食欲缺乏、肠胀气等水、电解质和酸碱平衡紊乱的情况，应按医嘱定时抽血查血钠、钾、尿素氮和二氧化碳结合力（CO_2CP），每日入液量以不超过 2 500 ml 为宜，尿少时入液量应相应减少，以免血液稀释，血钠过低，加重昏迷。所以必须正确记录每日液体出入量，以利掌握病情，确定治疗方案。

3）及时发现出血、休克、脑水肿等，并及时协助医生处理。脑水肿可用脱水剂 20% 甘露醇或 25% 山梨醇，快速静脉滴注，也可用 50% 葡萄糖液静脉注射。在使用脱水剂过程中，应注意水、电解质平衡，随时抽血查钾、钠、氯等。

（三）症状护理

1）患者如有欣快激动，沉默寡言，无故哭笑或随地便溺，有肝臭或扑翼样震颤，说明患者病情进入前驱前，应通知家属，说明病情，配合医生积极治疗，并设专人护理。

2）如患者精神错乱，白天嗜睡，夜间兴奋狂躁等，此时护理人员应正确判断此为昏迷前期，应警惕和防止患者发生意外事件，如逃跑、跳窗或摔碗、摔暖水瓶等，避免患者自伤或伤人。床边应加床栏，防止患者坠床，患者兴奋躁动不安时，可用约束带防护，注意防护带不能过松与过紧，过松起不到防护效果，过紧则影响肢体的血液循环，以能容 2 个指头为宜。剪短患者的指甲、去掉发夹、裤带等。

3）如患者神志丧失或进入深昏迷，对各种刺激无反应，瞳孔散大或有惊厥，此时已进入昏迷阶段，应按昏迷护理常规进行。

（1）体位：肝昏迷患者应采取侧卧位或侧俯卧位，头部放平偏于一侧，以利于气道分泌物的引流，也可防止分泌物或呕吐物进入肺内而继发感染。

（2）保持气道通畅：及时协助患者翻身，拍背以助排痰。患者气道分泌物增多时迅速吸痰，以保持气道通畅。一般每 15～30 分钟吸痰一次，吸痰器要严密消毒，选用柔软的导管。插管要轻柔，当吸痰管进入气管到达深度时，启动吸痰器，并轻轻地转动吸痰管，边退边吸，直到痰液吸尽。但吸引时间不宜过长，以免发生窒息，如有舌后坠影响呼吸时，可用舌钳拉出。

（3）口腔护理：肝昏迷患者一般机体抵抗力减弱，口腔内细菌极易繁殖，而引起口腔局部的炎症、溃疡和口臭。口腔内感染性分泌物误入气道也可引起吸入性肺炎。故肝昏迷患者的口腔护理十分重要。应每天用生理盐水或复方硼酸溶液清洁口腔、齿垢、舌苔、唾液等 3~4 次。有炎症和口臭的患者可用 5% 过氧化氢清洁。护理时严防棉球遗留在口腔内。张口呼吸的患者口上敷以盐水纱布，保持吸入的空气湿润。

（4）眼的护理：患者的眼睛常不能闭合或闭合不严，易受尘土污染的空气或光线的刺激，使角膜发炎致溃疡。故宜用生理盐水纱布或油纱布盖眼来保护眼睛。如眼有分泌物则宜用生理盐水冲洗干净。护理人员观察患者瞳孔变化时，手动作要轻巧，防止擦伤角膜。

（5）皮肤的护理：肝昏迷患者大多数大小便失禁，出汗多，护理人员应注意随时更换污染的被服，及时更换衣服。用 50% 乙醇、滑石粉按摩皮肤受压部位，用气垫，勤翻身，一般 1~2 小时翻身一次，衣服要轻柔，以防皮肤擦破和发生压疮。

（6）大小便的护理：肝昏迷时常有尿潴留，应设法排空膀胱。可采用导尿术，应严格注意无菌操作，防止尿路感染。少尿、无尿时应严格记录尿量，每天尿量不应少于 1 000 ml。便秘时可导泻或灌肠，并准备记录排便次数。

（7）肢体护理：应每日进行肢体按摩和帮助其被动活动，以防肢体萎缩和关节强直。同时足部采用保护架，以防足下垂。

（8）安全护理：患者意识不清，易发生坠床、烫伤、碰伤等情况，应及时采取保护性措施，如加用床栏、适当防护等。用热水袋保暖时，水温应 50℃ 左右，以防烫伤。

五、健康指导

1）指导患者及家属掌握引起肝性脑病的基本知识，防止和减少肝性脑病的发生。

2）应使患者及家属认识到病情的严重性。嘱患者要加强自我保健意识，树立战胜疾病的信心。

3）肝性脑病主要由各类肝硬化所致，并且有明显的诱发因素，要求患者自觉避免诱因。即限制蛋白质摄入，改变不良生活习惯及方式，不滥用对肝有损害的药物，保持大便通畅，避免各种感染，戒烟酒等。

4）家属要给予患者精神支持和生活照顾，指导家属学会观察患者病情的变化，特别是思维过程的变化，性格行为、睡眠等有关精神神经的改变，一旦出现应及时治疗，防止病情恶化。

（宋敏）

第八节　急性胰腺炎

急性胰腺炎是胰腺内胰酶被激活而发生胰腺自身消化的化学性炎症，在欧美国家的发病率为（4.8~24.2）/10 万人口。国内发病率尚无准确报道。成人急性胰腺炎最常见的病因为胆道疾病、乙醇中毒及暴饮暴食等。急性胰腺炎的临床特点为急性上腹痛和血（尿）淀粉酶升高，急性发作期胰腺内、外分泌功能出现异常，内分泌功能在急性期后很快恢复，而外分泌功能完全恢复则需一段时间。临床上可分为轻症急性胰腺炎（MAP）和重症急性胰腺炎（SAP），轻症者占80%左右，多无胰腺功能障碍，且能完全恢复，病程呈自限性，预后良好。多数重症急性胰腺炎病情严重，炎症波及胰周组织，常有多器官功能衰竭、局部和（或）全身并发症如胰腺坏死、脓肿、假性囊肿形成等，部分患者临床经过凶险，总体死亡率为5%~10%。

一、病因和发病机制

引起胰腺炎的病因很多，在我国约40%的病因与胆囊和（或）胆道疾病有关，包括胆石症、胆道感染和胆道蛔虫症等，不像国外，国内乙醇中毒在病因中所占比例不高。

（一）胆石症、胆道感染、胆管肿瘤及胆道蛔虫病

约70%的人胆胰管共同开口于 Vater 壶腹，上述疾病造成 Oddi 括约肌炎性狭窄或痉挛、十二指肠乳头狭窄，使胆汁流入十二指肠受阻而反流至胰管，胰管内压升高，致胰腺腺泡破裂，胆汁、胰液及被激活的胰酶渗入胰实质中，具有高度活性的胰蛋白酶进行"自我消化"，发生胰腺炎。

（二）酗酒与暴饮暴食

乙醇可引起 Oddi 括约肌痉挛，同时兴奋迷走神经，分泌胃泌素、胰泌素和胆囊收缩素，这三种激素均使胰腺外分泌增加，由于胰管引流不畅，造成胰液在胰管内淤积、压力升高，最后导致胰腺腺泡破裂而发病。暴饮暴食可引起十二指肠乳头水肿和 Oddi 括约肌痉挛，同时刺激胰液和胆汁的大量分泌，排出不畅，引发胰腺炎。

（三）手术和外伤

腹部手术后6%~32%患者的淀粉酶增高，其中仅极少数真正有胰腺炎，非胰腺手术患者，术后并发胰腺炎约占5%。胃及胆道手术后最易并发胰腺炎，其并发率分别为0.8%~17%（胃）及0.7%~9.3%（胆道）。手术后胰腺炎的发病机制为：①手术时对胰腺及其血供的直接影响。②手术后胰腺内胰蛋白酶抑制物减少，使胰腺易遭损害。③胰腺缺血：如体外循环及大血管再建手术时。

（四）胰管阻塞

胰管结石或蛔虫、胰管狭窄、肿瘤等均可引起胰管阻塞，当胰液分泌旺盛时胰管内压增高，使胰管小分支和胰腺腺泡破裂，胰液与消化酶渗入间质，引起急性胰腺炎。少数胰腺分离（系胰腺胚胎发育异常）时主胰管和副胰管分流且引流不畅，也可能与急性胰腺炎有关。

（五）感染

急性胰腺炎继发于急性传染性疾病者多数较轻，随感染痊愈而自行消退，如急性流行性腮腺炎、传染性单核细胞增多症、柯萨奇病毒、Echo 病毒和肺炎衣原体感染等。同时可伴有特异性抗体浓度升高。沙门菌或链球菌败血症时可出现胰腺炎。

（六）其他病因

高脂蛋白血症、妊娠及一些药物如皮质类固醇、噻嗪类利尿剂等均可引起急性胰腺炎。

急性胰腺炎的发病机制较复杂，有多种因素参与。近年来，许多学者提出了防御机制与致病因素失衡学说，该学说认为，在胰腺内具有不同形式的自身防御机制，能有效地防止胰酶的激活和对胰腺组织的自体消化。当防御机制遭到破坏或由于某些原因胰液分泌异常亢进或胰酶在胰腺管道中被激活时，才引起胰腺组织的自体消化，导致胰腺炎的发生。

本病按病理变化分为两型：

1. 急性水肿型（间质型）

此型多见。表现为胰腺肿大、变硬，间质水肿、充血，炎症细胞浸润，但无出血与坏死。

2. 急性出血坏死型

此型较少。表现为胰腺肿胀、变软、质脆。胰腺组织及血管广泛坏死出血和自溶，胰腺呈紫红色或紫黑色。胰液外溢，使胰腺周围组织及腹膜后脂肪组织出血、坏死。腹腔内有血性渗液，腹膜、大网膜、肠系膜可见灰白色脂肪坏死灶。

二、护理评估

（一）病史

详细询问患者有无胆道疾病，如胆道结石、感染、蛔虫等；有无胰、十二指肠病史；有无腹部手术与创伤、内分泌与代谢疾病、急性传染病或应用噻嗪类利尿剂、糖皮质激素、高钙血症、高脂血症等病情；有无酗酒、暴饮暴食等诱发因素。

（二）身体状况

因病理变化的性质与程度不同，临床表现轻重不一。单纯水肿型胰腺炎症状相对较轻，自限性经过；出血坏死型胰腺炎起病急骤，症状严重，变化迅速，常伴有休克及多种并发症。

1. 症状

1）腹痛：为主要表现和首发症状，多于暴饮暴食、酗酒后突然发生。腹痛多位于上腹中部，程度轻重不一，可为钝痛、刀割样痛、钻痛或绞痛，呈阵发性加剧，可向腰背部呈带状放射，取弯腰抱膝体位可减轻疼痛，进食可加剧。轻症胰腺炎腹痛 3～5 天可缓解，重症病情发展较快，腹部剧痛持续时间延长，当有腹膜炎时疼痛弥漫全腹。

2）恶心、呕吐及腹胀：常于腹痛后不久发生，呕吐后腹痛不减轻，甚者可吐出胆汁，多伴有腹胀。

3）发热：多为中度以上发热，一般 3～5 天恢复正常。若发热持续不退或逐日升高，提示重症胰腺炎或继发感染。

4）其他：多有不同程度的脱水，呕吐频繁可有代谢性碱中毒。重症胰腺炎有明显脱水与代谢性酸中毒，伴血钾、血镁、血钙降低。由于有效血容量不足等原因，可出现休克。

2. 体征

水肿型患者仅有较轻的上腹压痛，可有轻度腹胀和肠鸣音减弱。出血坏死型患者可出现腹肌紧张，全腹压痛和反跳痛等急性腹膜炎体征。伴麻痹性肠梗阻时明显腹胀、肠鸣音减弱或消失。腹水多呈血性，含高浓度的淀粉酶。少数患者在两侧胁腹部皮肤呈暗灰蓝色称 Grey – Turner 征；脐周围皮肤青紫色，称 Gullen 征。这是因胰酶、坏死组织及出血沿腹膜间隙与肌层渗入腹壁皮下所致。当形成胰腺假性囊肿或周围脓肿时，上腹可能触及包块。少数病例，可出现轻至中度黄疸，是由原有胆道疾患，胰头炎症水肿、胰腺脓肿或假性囊肿压迫胆总管或由于肝细胞损害所致。低血钙可引起手足搐搦，提示预后不良。

3. 并发症

1）局部并发症

（1）脓肿形成：多见于出血坏死型胰腺炎，起病 2～3 周出现腹部包块，系胰腺本身、胰腺周围脓肿形成。此时高热不退，持续腹痛。

（2）假性囊肿：胰腺被胰酶消化破坏后，胰液和坏死组织在胰腺本身或胰腺周围被包裹而形成，囊壁无上皮，仅见坏死、肉芽、纤维组织。常发生在出血坏死型胰腺炎起病后3～4周，多位于胰腺体尾部，如有穿破则造成慢性胰源性腹水。

（3）慢性胰腺炎：部分水肿型胰腺炎，反复发作最终致慢性胰腺炎。

2）全身并发症：出血坏死型胰腺炎可并发败血症、血栓性静脉炎、急性呼吸窘迫综合征、肺炎、心律失常、心力衰竭、肾功能衰竭、糖尿病及弥散性血管内凝血，少数发生猝死。

（三）实验室及其他检查

1. 白细胞计数

多有白细胞计数增多及中性粒细胞核左移。

2. 血、尿淀粉酶测定

血清淀粉酶在发病后 6～12 小时开始增高，24 小时达高峰，持续 24～72 小时，2～5 日逐渐降至正常。血清淀粉酶一般高于正常值 3 倍以上有诊断意义（正常血清淀粉酶，温氏法 8～64 U，苏氏法 40～180 U）。尿淀粉酶在发病后 12～24 小时开始增高，48 小时达高峰，下降缓慢，1～2 周渐降至正常。注意：严重出血坏死型胰腺炎因腺泡严重破坏，淀粉酶生成少，血或尿淀粉酶可无增高。如淀粉酶降后复升，提示病情有反复，如持续增高提示并发症的发生。

3. 血清脂肪酶测定

血清脂肪酶发病后 24 小时开始升高，可持续 5～10 天。因其下降迟，对较晚就诊者测定其值有助诊断。正常值 1.0～1.5 U。

4. 血清钙测定

血清钙发病后 2 天开始下降，以第 4～5 天为显著，出血坏死型胰腺炎可降至 1.75 mmol/L 及以下。正常不低于 2.25 mmol/L。

5. 血清正铁血白蛋白（MHA）测定

MHA 来自血性胰液内红细胞破坏释放的血红素，在脂肪酶和弹性蛋白酶作用下，转化为正铁血红素，被吸收入血液后与白蛋白结合，形成正铁血白蛋白。急性出血坏死型胰腺炎可呈阳性，水肿型胰腺炎为阴性。

6. 影像学检查

腹部 X 线片、腹部 B 超、CT 和 MRI 对本病的诊断有重要价值，并可区分水肿型和出血坏死型胰腺炎。

三、护理目标

1）患者主诉腹痛缓解或减轻。
2）患者水与电解质保持平衡，表现皮肤弹性好，尿量正常，血压、心率稳定。
3）患者组织灌注量正常，表现血管充盈良好，血压稳定正常水平，四肢温暖。
4）患者能够描述胰腺炎的症状、诱发因素；掌握控制疼痛和避免诱因的方法。
5）患者避免或减轻并发症发生。

四、护理措施

（一）一般护理

1）给予安静、舒适的环境，卧床休息一般取半卧位，因腹痛与卧位关系较大，平卧时疼痛加重，但出现休克时应平卧。本病的发作与精神因素有关，精神刺激可使机体功能失调，胰腺功能紊乱，导致病情加重。因此，要做好精神护理，耐心体贴多加关怀，消除患者的忧思、恼怒，使其积极配合治疗。

2）本病多由于饮食不节而发病，因此要加强饮食管理。发作期间疼痛明显者应禁食、禁饮水 1～3 天为宜，重症患者不但要禁食，而且要进行胃肠减压，并及时静脉补液。待腹痛和呕吐基本消失后，可从少量低脂、低糖流质开始，逐步恢复饮食，但忌油脂。

3）必要时按医嘱给予胃肠减压，吸引胃内容物，使胰液分泌减少；腹痛缓解后停止胃肠减压。

4）加强口腔护理，尤其是行胃肠减压时。

（二）病情观察与护理

1）观察腹痛性质和腹部体征，剧烈腹痛伴恶心、呕吐，腹胀严重时，常为麻痹性肠梗阻，可按医嘱行胃肠吸引和持续减压，以减少胃酸对胰腺分泌的刺激，减轻腹胀。此类患者尤其应注意口腔护理，以防止继发感染。

2）休克在重症胰腺炎早期即可出现，因而抢救休克是治疗护理中的重要问题，应严密观察体温、脉搏、呼吸、血压及神志变化。快速输平衡盐溶液、血浆、人体白蛋白、右旋糖酐等增溶剂，可以恢复有效循环血量及纠正血液浓缩，并密切观察中心静脉压以随时了解血容量及心脏功能。留置尿管，随时了解尿量及尿比重变化，进行血气分析监测，随时纠正酸碱失调，如患者呼吸频率增快（30次/分），PaO_2下降到 8 kPa，增大氧气流量仍不改善时，应及时进行机械辅助呼吸功能，提高肺部氧的交换量。当血容量已基本补足，酸中毒纠正时，如血压仍偏低，可适当给予升压药，如多巴胺等治疗。

3）观察呕吐的量、性质，呕吐严重时应注意水、电解质紊乱，可根据病情按医嘱补充液体和电解质，常用的为 5%～10% 葡萄糖液和生理盐水静脉滴注，并保证热量供应，低钾时可用 10% 氯化钾 1～2 g 静脉滴注。

4）观察皮肤、巩膜是否有黄疸，并注意其动态变化。阻塞性黄疸时常有皮肤瘙痒。应注意皮肤的清洁卫生，可擦止痒剂，以免搔伤后引起感染。

5）经内科治疗无效，出现弥漫性腹膜炎或中毒性休克者，应采用手术治疗，并做好术前术后的护理。

五、健康指导

帮助患者及家属了解本病主要诱发原因，教育患者应避免暴饮暴食及酗酒，平时应食用低脂、无刺激的食物防止复发。有胆道疾病、十二指肠疾病者宜积极治疗。指导患者及家属掌握饮食卫生知识，劝患者应戒酒以避免复发。

水肿型胰腺型预后良好，若病因不去除常可复发。出血坏死型胰腺炎轻症病死率为 20%～30%，全胰腺坏死者可在 70% 以上，故积极预防病因减少胰腺炎发生是极为重要的。

（宋敏）

第十三章　泌尿系统疾病患者的护理

第一节 急性肾小球肾炎

急性肾小球肾炎是由于某些微生物引起机体免疫反应而导致两侧肾脏弥漫性的炎症反应。其基本的发病机制系循环免疫复合体、原位免疫复合体形成或肾基底膜抗体的免疫反应所致。其主要病理改变为肾小球内皮和系膜细胞弥漫性增生，重者可有渗出和肾小球毛细血管样坏死。临床主要表现为起病急骤、病程短、蛋白尿、血尿、尿少、水肿、高血压、短暂肾功能损害和全身症状等。治疗上以控制感染、休息和对症处理为主。急性肾小球肾炎是可以治愈的疾病。多数病例自然痊愈，部分病例病程迁延或转为慢性肾炎，少数可死于高血压脑病、充血性心力衰竭和肾功能衰竭等严重并发症。恢复期保护肾脏甚为重要。

一、病因和发病机制

急性链球菌感染后肾小球肾炎（PSGN）多为 β 溶血性链球菌"致肾炎菌株"（常为 A 组链球菌中的 XII 型）感染后所致。常在上气道感染、皮肤感染、猩红热等链球菌感染后发生。易感人群为酗酒、药瘾者，先天性心脏病患者等。本病主要是链球菌胞壁成分 M 蛋白或某些分泌产物所引起的免疫反应导致肾脏损伤。其发病机制有：①免疫复合体沉积于肾脏；②抗原原位种植于肾脏；③改变肾脏正常抗原，诱导自身免疫反应。

急性肾炎的病理变化随病程及病变的轻重而有所不同。病轻者肾脏活组织检查仅见肾小球毛细血管充血，轻度内皮细胞和系膜细胞增生，肾小球基底膜上，免疫复合物的沉积不显著，在电镜下无致密沉着物。典型病例在光学显微镜下可见弥漫性肾小球毛细血管内皮细胞增生、肿胀，使毛细血管腔发生程度不等的阻塞。系膜细胞亦增生肿胀，伴中性及嗜酸性粒细胞、单核细胞浸润及纤维蛋白的沉积，肾小球毛细血管内血流受到障碍，引起缺血，使肾小球滤过率降低。少数严重病例肾小球囊的上皮细胞也有增生，形成新月小体，囊腔内可有大量红细胞。应用免疫荧光技术在电子显微镜下观察时，可见到肾小球基底膜上皮细胞下面呈丘状沉积物，主要成分是补体（C3）与免疫球蛋白（IgG），表明这是免疫复合体所构成。

二、护理评估

（一）病史

大部分患者有明确的前驱感染史，如扁桃体炎、咽炎、丹毒、化脓性皮肤病、猩红热等，于感染后 7~21 天发病。感染与发病之间有一定的潜伏期，通常 1~3 周，平均10 天左右，起病轻重不一，多呈急性肾炎综合征的表现。

（二）身体状况

1. 一般症状

发病后可有全身不适、乏力、食欲差、腰酸痛、心悸、发热等。

2. 水肿

水肿常为首发症状。一般先自颜面部，而后延及双下肢，病情严重者也可伴有腹水、胸水及心包积液等，多数患者的水肿可因病情好转而逐渐减轻或消失。

3. 血尿

血尿常为首发症状，患者出现肉眼血尿，尿色呈洗肉水样呈棕褐色酱油样，多于数天内消失。

4. 少尿

每日尿量少于 500 ml，系因肾小球滤过率下降而肾小管功能正常所致。可于 1~2 周尿量渐增。

5. 高血压

高血压多为一过性，呈中等程度的收缩压，舒张压同时升高，严重时可出现高血压脑病，视网膜渗血、出血，视神经盘水肿，随尿量增多，水肿减轻，高血压可逐渐缓解。

（三）实验室及其他检查

1. 尿液检查

尿沉渣有多量红细胞和数量不等的白细胞，有各种管型。少尿时尿比重多 > 1.02。所有患者均有不同程度的蛋白尿，尿蛋白定量一般 24 小时在 1~3 g。

2. 肾功能检查

若有肾功能不全者，可有血尿素氮及肌酐升高、低血钠、高血钾和代谢性酸中毒。

3. 其他检查

血沉多数加速。80% 患者有血清抗链球菌溶血素"O"滴定度升高。80%~95% 患者有血清补体 C3 及 CH50 降低，多于病后两周内出现，8 周内恢复正常。95% 患者血清 IgG 和 IgM 升高。尿 FDP 增高，轻度贫血及低蛋白血症。测定抗链激酶（ASK）和抗脱氧核糖核酸酶 B 可阳性。

三、护理目标

1）叙述水肿促成因素和预防水肿方法，水肿有所减轻。
2）患者能说出焦虑的原因，焦虑感减轻、心理状态逐渐稳定。

四、护理措施

（一）一般护理

1）急性发作期应卧床休息，直至症状完全消失，小便恢复正常为止。

2）病室阳光充足、空气新鲜，保持一定的湿度、温度，避免交叉感染。

3）给予高热量、高维生素、低蛋白、低盐易消化饮食。血压较高、水肿明显者应限制液体入量。

（二）病情观察与护理

1）密切观察体温、脉搏、呼吸、血压的变化。特别要注意患者有无肾功能不全、高血压脑病、心功能不全的症状。如出现剧烈头痛、意识障碍、惊厥、昏迷、呼吸困难、发绀、尿少或无尿等表现，应及时通知医生并备好抢救药品，同时配合抢救，做好对症护理。

2）水肿严重患儿应记录24小时出入量，及时做好各项化验检查，防止水、电解质紊乱的发生。

3）使用利尿剂、降压药、抗生素等治疗时观察疗效及药物不良反应。按医嘱定时留尿送检。如并发肾功能不全、心力衰竭、高血压脑病及时通知医生，配合抢救。

4）尽量避免肌内和皮下注射，因水肿常致药物吸收不良。注射后需按压较长时间，以免药液自针孔处向外渗出，并注意局部清洁，防止继发感染。

五、健康指导

一般来说，近期和远期的预后均良好。大部分急性肾炎患者经2～4周均可消肿，血压下降，但尿检查异常可持续时间较长，成人患者尿中红细胞可延续1～2年才消退。故急性肾小球肾炎患者出院后要定期门诊检查，直到完全恢复。

预防链球菌感染极为重要，有慢性扁桃体炎患者应做扁桃体切除，上气道感染易发季节，应注意预防。要保持皮肤清洁，预防皮肤化脓性感染。急性肾小球肾炎自然痊愈率高，成人迁延为慢性肾小球肾炎发生率比小儿高，少数患者因严重并发症而死亡。

（刘美凤）

第二节　肾病综合征

肾病综合征是以：①大量蛋白尿（ > 3.5 g/d）；②低蛋白血症（血浆白蛋白 < 30 g/L）；③水肿；④高脂血症为基本特征的临床综合征。其中前两者为诊断的必备条件。

一、病因和发病机制

肾病综合征可分为原发性肾病综合征和继发性肾病综合征两类。

（一）原发性肾病综合征

原发性肾病综合征为多种病理类型的原发性肾小球肾炎：①微小病变肾病；②系膜

增生性肾小球肾炎；③局灶性节段性肾小球硬化；④膜性肾病；⑤系膜毛细血管性肾炎。

（二）继发性肾病综合征

链球菌感染后肾小球肾炎、乙型肝炎病毒性相关肾炎、疟疾；有机金，有机、无机及元素汞，青霉胺、海洛因、丙磺舒、非甾体类抗炎药；花粉、抗毒血清或疫苗过敏、蜜蜂刺伤、蛇咬伤；霍奇金病、非霍奇金淋巴瘤、白血病，肺、结肠、乳腺、肾、甲状腺等肿瘤，多发性骨髓瘤；系统性红斑狼疮、过敏性紫癜、淀粉样变等；糖尿病、先天性肾病综合征、妊娠高血压综合征、肾移植慢性排斥等。

肾病综合征的发生机制如下：

1. 大量蛋白尿

肾小球滤过膜通透性增大为其主要原因。由于免疫或其他因素损伤，滤过膜滤孔增大导致其分子屏障破坏；同时基底膜上带负电的基团消失而又失去电荷屏障，使大量血浆蛋白，尤其是白蛋白通过滤过膜进入肾小囊，超过肾小管的重吸收能力而出现蛋白尿。

2. 低白蛋白血症

主要原因是尿中丢失大量白蛋白，此外，还可能和患者蛋白质分解代谢增加及胃肠吸收功能差有关。

3. 水肿

低白蛋白血症，血浆胶体渗透压降低，使组织液回流减少为肾病性水肿的基本原因。另外有效循环血容量减少，继发醛固酮增加，引起水、钠潴留及抗利尿激素的分泌使尿量减少等，亦可加重水肿。

4. 高脂血症

包括高胆固醇和高甘油三酯血症、血清低密度与极低密度脂蛋白浓度升高。其发生和肝脏合成脂蛋白增加及脂蛋白分解减少有关。

二、护理评估

（一）病史

水肿为肾病综合征患者最常见和最突出的表现，应询问患者出现水肿之前有无明显的诱因，如上气道感染。起病的方式、缓急。水肿部位、程度、特点及消长情况。有无出现胸闷、气促、腹胀等胸腔、心包、腹腔积液的表现。有无肉眼血尿、高血压、尿量减少等。有无出现发热、咳嗽、咳痰、尿路刺激征、腹痛等感染征象。有无出现腰痛、下肢疼痛等肾静脉血栓、下肢静脉血栓的表现。既往健康状况，做过哪些检查及用药情况，应询问激素的剂量、用法、减药情况、疗程、治疗效果，有无不良反应。有无用过细胞毒药及其他免疫抑制剂，其用法、剂量及疗效等。

由于本病病程长，易反复发作，因而患者可能会出现各种不良的情绪反应，如焦虑、悲观、失望等。应了解患者及家属的心理反应，评估患者及家属的应对能力。对患者的社会支持情况、患者出院后的社区保健资源亦应进行评估。

（二）身体状况

常于感染（如咽炎、扁桃体炎等）后或受凉、劳累后起病，起病过程可急可缓。

1. 水肿

明显凹陷性水肿，初见眼睑，继遍及全身，膝关节、胸腹腔均可积液。但也有不少患者在病程的某一阶段可无水肿，甚至少数患者在全部病程中从未出现过水肿。

2. 全身症状

头晕，面色苍白，乏力，食欲缺乏，指（趾）甲可见横形白色条纹，可有下肢沉重、麻木及腹泻，易并发细菌感染，出现相应症状与体征。

3. 尿异常

大量蛋白尿是诊断肾病综合征的最主要条件。24 小时尿蛋白常 ≥ 3.5 g，重者可至 $20 \sim 30$ g，使尿液胶黏，尿液上面出现大量泡沫。

4. 高血压

一般认为高血压并非肾病综合征的重要临床表现，但有水、钠潴留，血容量过高时，血压升高多难避免，肾病 I 型多非持续性，而肾病 II 型多伴高血压且多为持续性。

5. 高脂血症

大部分患者血中总胆固醇、磷脂及甘油三酯升高，尤以甘油三酯升高为明显，血浆可呈乳白色。部分患者出现高胆固醇血症，胆固醇在 7.74 mmol/L 以上。高脂血症可使发生动脉硬化的危险性增大，甚至出现血栓形成或发生梗死。高脂血症的严重程度与患者的年龄、营养状态、肥胖程度、有无吸烟史和糖尿病等因素有关。

6. 并发症

1）感染：是主要并发症。常发生气道、泌尿系、皮肤感染、腹膜炎等。病原体可为细菌（包括结核分枝杆菌）、病毒及霉菌。感染可影响肾病综合征疗效或导致肾病综合征复发，严重感染可威胁生命。引起感染的因素很多，如低蛋白血症使抗体形成减少，使用大量激素等。

2）血栓及栓塞：多数肾病综合征患者血液呈高凝状态，常可自发形成血栓，多见于肾静脉、下肢静脉，其他静脉及动脉较少见。肾静脉血栓形成可使肾病综合征加重。

3）动脉粥样硬化：常见冠心病，与长期高脂血症有关，常见心绞痛、心肌梗死。

4）肾功能不全：肾病综合征并发的肾功能不全有两种类型：①少尿型急性肾衰竭；②慢性肾衰竭。这些是肾病综合征导致肾损伤的最终后果。

（三）实验室及其他检查

1. 尿液检查

尿蛋白定性一般为＋＋＋～＋＋＋＋，尿中可有红细胞、管型等。24 小时尿蛋白定量超过 3.5 g。

2. 血液检查

血浆白蛋白低于 30 g/L，血中胆固醇、甘油三酯、低及极低密度脂蛋白增高。血

IgG 可降低。

3. 肾功能检查

肾衰竭时血尿素氮、血肌酐升高。

4. 肾活组织病理检查

可明确肾小球的病变类型，对指导治疗及明确预后具有重要意义。

5. 肾 B 超检查

双肾正常或缩小。

三、护理目标

1）患者保持适当的体液量，维持水电解质平衡。

2）患者表现为营养状况良好，体重保持相对稳定。

3）患者住院期间不发生感染，白细胞及体温正常。

4）患者皮肤保持完整。

5）患者能叙述出疾病过程及自我护理知识。

6）患者焦虑减轻。

四、护理措施

（一）一般护理

1）全身水肿明显、出现呼吸困难者应绝对卧床休息，给予半卧位，症状缓解后可逐渐增加活动量。加强心理护理，消除不良情绪的影响。

2）宜给予高热量、低脂肪、富含维生素的饮食，多食新鲜蔬菜和水果，适量补充蛋白质。

3）注意口腔清洁，保持皮肤清洁、干燥，避免破溃，并保持会阴部清洁，避免感染。

（二）病情观察与护理

1）密切观察体温、脉搏、血压、呼吸变化，注意观察水肿的部位、程度、皮肤状态以及水肿的伴随症状。如患者出现头痛、倦怠、神志恍惚、恶心、呕吐、食欲下降、尿量减少等尿毒症早期表现，应及时通知医生并做好对症护理。

2）使用大剂量利尿剂时应注意观察有无口干、恶心、腹胀、直立性眩晕、精神不振、心悸等，并应监测电解质情况，防止低钾、低钠症出现。

3）注意心肾功能不全症状的发生，如心悸、呼吸困难、尿量减少、BUN 增高等。

4）准确记录每日液体出入量。

5）应用大剂量激素冲击治疗时，对患者施行保护性隔离，防止发生各种感染。

6）静脉应用细胞毒性药物时，注意防止药液外渗，并注意观察药物不良反应。

7）应用糖皮质激素类药物治疗期间加强指导。应向患者介绍药物的作用、不良反应及注意事项，注意观察患者尿量、血压及血钾变化。准确记录出入液量，定期测量体重，按医嘱留取尿标本送验。

8）患者常有骨质疏松，注意安全，防止病理性骨折，出现手足搐搦者及时补充钙剂。

五、健康指导

特别是Ⅰ型原发性肾病综合征大部分预后良好，病情可反复，诱因可能为感染、劳累、停药或撤药造成；患者定期门诊复查尿常规与肾功能，在医生指导下减药或停药；有气道感染应积极治疗防止病情复发或加重；患者及家属向医护人员了解糖皮质激素及其他免疫抑制剂的主要作用及毒性和不良反应，以便积极密切合作，完成治疗计划。Ⅱ型原发性肾病综合征患者治疗主要目的是保护肾功能，维持病情稳定。

（刘美凤）

第十四章　血液和造血系统疾病患者的护理

第一节 白血病

白血病是一种病因未明的造血系统恶性疾病，特征为骨髓及其他造血组织中白血病细胞异常增生，浸润各种组织，产生不同的症状，外周血液白细胞发生质和量的改变。

白血病为我国十大恶性肿瘤之一，占恶性肿瘤死亡率的第六倍（男性）或第八位（女性），是 35 岁以下发病率、死亡率最高的恶性肿瘤。1986~1988 年全国白血病年均发病率为 $2.76/10^5$，与日本、新加坡相近似，低于欧美 $(6~9)/10^5$。

在白血病类型方面，我国急性白血病多于慢性白血病（约7：1）；急性白血病中急性粒细胞白血病（急粒）多于急性淋巴细胞白血病（急淋）；慢性白血病中，我国慢性粒细胞白血病（慢粒）多于慢性淋巴细胞白血病（慢淋）。但欧美国家与此相反，慢淋多于慢粒。

白血病可发生于任何年龄，急淋多见于儿童，慢淋多见于老年，急性非淋巴细胞白血病（急非淋）及慢粒多见于 30 岁以上。性别分布男性多于女性。

一、分类

关于白血病的分类，一般采用以下方法。

（一）白血病基本分型

按细胞分化程度分：急性、慢性。按细胞系统分：淋巴细胞型、非淋巴细胞型、粒细胞型、单核细胞型、红白血病。

（二）按周围血常规中白细胞总数和幼稚细胞的多少分类

①白细胞增多性；②白细胞不增多性。

（三）特殊类型白血病

有浆细胞白血病，多毛细胞性白血病，嗜酸性粒细胞白血病，嗜碱性粒细胞白血病，组织细胞性白血病，急性白血病未能分型等。

（四）按免疫学标记分类

随着单克隆抗体的应用，根据细胞的免疫学标记，把急淋分成 T 细胞系 ALL（占 20%）和 B 细胞系 ALL（占 80%）两大类。T 细胞系 ALL 又分两型：①前 T 细胞型；②T 细胞型。B 细胞系 ALL 又分四型：①B 细胞型；②前 B 细胞型；③普通型；④未分化型。免疫学分型和预后相关，应用常规的治疗方案，普通型和前 B 细胞型预后最好；T 细胞系 ALL 和未分化型次之；B 细胞型预后最差。由于大多数髓系细胞的单克隆抗体缺乏特异性，所以髓细胞白血病免疫学分型尚在探索中。

（五）MIC 分型

由于细胞遗传学的发展，特别是高分辨分带技术的应用，发现多数急性白血病患者有染色体异常，白血病细胞对化学治疗的反应与细胞染色体核型有关，因此，细胞遗传学的改变与预后相关。把细胞形态学（M）、免疫学（I）和细胞遗传学（C）结合起来的 MIC 分型，将使急性白血病的分型更加完善。

二、病因和发病机制

人类白血病的病因至今尚不完全清楚，与白血病发生的有关因素很多，病毒感染可能是主要因素，此外还有放射、化学、遗传和免疫等综合因素。细胞凋亡缺陷和抑癌基因 p53 的突变在白血病的发生上也起一定作用。

（一）病毒

已经证实，引起一些动物白血病的病毒是一种 C 型反转录酶病毒，通过反转录酶的作用，以病毒 RNA 为模板，复制成 DNA 前病毒，后者整合到宿主细胞的 DNA 中而诱发恶变。人类 T 淋巴细胞病毒是成人 T 细胞白血病（ATL）及淋巴瘤的病原体，又称人类 T 细胞白血病病毒（HILV），已发现 I、II、IV 型。1976 年日本发现了 ATL，并从 ATL 的恶变 T 细胞中分离出 HTLV－I 病毒，从患者血清中检出 HTLV－I 抗体，从而证实了 HTLV－I 是诱发人类 ATL 的病毒病因。HTLV－I 具有传染性，可通过哺乳、输血和性生活传播。其他类型的白血病尚未证实其病毒病因，因此无传染性。

（二）放射

电离辐射有致白血病作用，一次大剂量或多次小剂量照射均可引起白血病。日本广岛和长崎遭受原子弹袭击后的幸存者中，白血病发病率比未遭受辐射的人群高 30 倍。强直性脊柱炎患者接受小剂量多次放射治疗后，白血病发病率也较对照组高。诊断性放射线照射是否会致白血病尚无确切证据，但胎儿在母体内多次接受放射线照射可增加出生后发生白血病的危险性。

（三）化学物质

苯的致白血病作用已经肯定。抗癌药尤其是烷化剂可引起继发性白血病。氯霉素、保泰松、乙双吗啉、磺胺药等均可能诱发白血病。

（四）遗传因素

某些白血病的发病与遗传因素有关。单卵双胎如一人患白血病，另一人患白血病的机会为 20%。家族性白血病占白血病例总数的 7‰，偶见先天性白血病。部分婴儿白血病认为与遗传因素相关，常伴有 11q23（MIL）异常。某些遗传性疾病常伴较高的白血病发病率，包括 Down、Bloom、Klinefeher、Fanconi 和 Wiskott Aldrich 综合征等，如

Down 综合征的急性白血病发生率比一般人群高 20 倍。上述多数遗传性疾病具有染色体畸变和断裂，但绝大多数白血病不是遗传性疾病。

白血病是一组造血干细胞及祖细胞的恶性克隆性疾病，累及造血细胞的水平不一，如对急性髓系白血病（AML）而言可以是多能干细胞，也可以是粒—单核细胞祖细胞，白血病细胞失去进一步分化成熟的能力，阻滞在较早阶段。ALL 主要累及淋系，髓系几乎均无恶性，阻滞发生在淋系较早阶段。造血细胞发生白血病变的机制仍不清楚，某些染色体异常与白血病的发生有直接关系，染色体断裂和易位可使癌基因的位置发生移动和被激活，染色体内基因结构的改变可直接引起细胞发生突变。白血病细胞染色体重排对细胞癌基因结构或调节发生改变，使基因产物发生质和量的改变，后者可能和白血病的发生和维持有一定关系。如急性早幼粒细胞白血病（APL）（M$_3$）伴 t（15；17），使位于 17 号染色体上的维 A 酸受体 α（RARα）基因与位于 15 号染色体上的早幼粒细胞白血病（PML）基因发生融合，形成 PML/RARα 融合基因，其蛋白产物可阻断粒细胞的分化。这是 APL 发病和全反式维 A 酸治疗有效的分子机制。如慢性髓性白血病（CML）的 Ph 染色体即 t（9；22），形成 BCR/ABL 融合基因，其编码的蛋白具有较高的酪氨酸激酶活性，能刺激造血细胞增殖。如 ALL－L$_3$ 伴 t（8；14）导致 8 号染色体上的 C－MYC 基因与 14 号染色体上的免疫球蛋白重链基因并列，染色体易位使 C－MYC 基因的转录发生改变，从而破坏了与 C－MYC 蛋白有关的正常网络，C－MYC 基因激活或过度表达引起肿瘤的发生。白血病的发生可能有一个过程，有些急性白血病是在骨髓增生异常或骨髓增殖症的基础上发生的。白血病引起正常血细胞减少、造血衰竭的机制复杂，不仅有骨髓白血病细胞的排挤，可能还有细胞和体液介导的造血抑制。

三、护理评估

（一）病史

询问患者是否在职业及居住环境中有长期接触放射物质或化学毒物病史，如苯类、氯乙烯等；近来是否用过一些细胞毒药物，如烷化剂、氯霉素、保泰松等；家族中是否有类似疾病者。对再入院者，应了解患者以前的化疗方案及第几次化疗，患者是否已达完全缓解等。

（二）身体状况

急性白血病与慢性白血病起病不同，慢性白血病早期无自觉症状，随着病情发展，可出现乏力、低热、多汗、体重减轻等症状；脾大为主要体征，由于脾大引起的左上腹坠胀，食后饱胀等症状，发生脾膜炎时，可有脾区疼痛。慢性白血病可发生急变，转变为急性白血病，具备急性白血病的表现。

急性白血病患者常有出血、贫血、发热和感染、浸润等主要表现。

1）贫血是首发表现，主要由于正常红细胞生成减少，以及溶血、失血等原因引起。

2）发热和感染，发热为患者早期表现，低热是白血病细胞增生活跃引起；高热是由于继发感染引起。常见的感染部位有皮肤黏膜及气道。如咽峡炎、口腔炎、肺炎、肛周炎等，严重时可致败血症。

3）出血较多见，表现为出血点、瘀斑、鼻出血、牙龈出血、月经过多、眼底出血、消化道出血、泌尿道出血，最严重的出血症状是脑出血，也是白血病主要致死原因之一。

4）浸润主要部位有骨骼、肝脾淋巴结、口腔、皮肤、神经系统、生殖系统等。

（三）实验室及其他检查

1. 血常规

有不同程度的贫血及血小板减少，成熟的中性粒细胞明显减少，出现相当数量的原始细胞。

2. 骨髓象

多呈增生极度活跃或明显活跃主要为某一系列的原始及幼稚细胞大量增生，幼红细胞减少（红白血病除外），粒红比例明显增高。

可根据组织化学染色及染色体分析，进一步确定白血病类型。

四、护理目标

1）生命体征维持在正常范围，无感染、出血征象。
2）患者的身体不适下降到最低水平。
3）患者的日常生活基本恢复自理。
4）患者及家属表示接受现实，愿意积极采取应对措施。

五、护理措施

（一）一般护理

1. 协助患者洗漱、进食、大小便、翻身等

使患者充分休息，保持体力，可降低基础代谢率，且可防止下床活动时因暂时性脑缺血而晕厥及外伤和出血等意外。有颅内出血倾向者应绝对卧床休息。在饮食上应给予高热量、高蛋白、富含维生素、易消化的食物，消化道反应严重者应给予清淡饮食。化疗期间应鼓励患者多饮水，有助于防止出血性膀胱炎、尿酸性肾病等。

2. 白血病患者需要长期化疗

多次静脉注射，必须注意保护静脉，有计划地选用静脉，可在四肢远端向近端依次选择合适的小静脉穿刺，左右交替使用。静脉穿刺时应尽早一针见血，给药时应确保针头在静脉内。

3. 鞘内注射后应嘱患者平卧 6 小时

防止脑脊液外漏引起的低压性头痛或其他并发症，严密观察患者有无头痛、发热、肢体瘫痪等鞘内注射并发症。

4. 口腔和肛门是常见的病原体入侵部位

化疗药物可破坏口腔黏膜，如甲氨蝶呤、阿糖胞苷、阿霉素等，此种损伤可以是局灶性的，也可以是广泛性的，甚至可累及整个消化道。故应指导患者注意口腔卫生，给予3%碳酸氢钠、0.8%甲硝唑等交替漱口，必要时给予口腔护理，保持口腔清洁。肛门也是常见的化疗后感染灶所在，便后及睡前应给予 1∶5 000 高锰酸钾坐浴，必要时给予复方玉红栓或氯己定栓纳入肛门。

（二）病情观察与护理

1. 应严密观察患者的生命体征

对发热患者应观察热型及伴随的症状和体征，注意有无恶心、呕吐、毒血症症状。仔细检查患者口腔、鼻腔、咽喉、肛门、皮肤等部位有无局部感染灶。高热时，可给予物理降温。将冰袋置于头、颈、腋窝、腹股沟等处，不要用乙醇擦浴，以免引起皮下广泛出血。此外，应经常检查患者皮下、齿龈、口腔黏膜等部位有无出血，关心患者大便和尿的情况。女患者经期要注意月经量。如患者出现头痛、烦躁、呕吐、视物模糊等症状，应考虑颅内出血可能，应及时报告医生，以便及早处理。

对于皮肤黏膜出血时，嘱患者身体勿受挤压或碰撞，以防加重皮下出血或发生血肿。少量鼻衄时，可用1%麻黄碱或0.1%肾上腺素棉球填塞鼻腔，局部给予冷敷；出血严重时可用凡士林纱布条填塞或单囊双腔管压迫止血。

2. 在给患者抽血检查时，要注意患者凝血情况

如发现迅速凝血，或全身皮肤黏膜尤其是注射部位出血、渗血，提示可能并发DIC，应及时报告医生并协助处理。

3. 应注意观察患者瞳孔及意识改变

如出现脑神经麻痹、截瘫或颈项强直，应考虑白血病细胞浸润至脑膜或中枢神经系统，应及时通知医生，并使患者安静卧床，密切监护。

4. 患者常有不同程度的贫血，并随病情进展而加重

须密切注意观察，如有严重贫血，可给予新鲜血液或输注红细胞悬液。输血时应控制输血的量及速度，防止发生输血反应。

5. 按医嘱准确及时给予化疗药物

如患者骨髓抑制及消化道反应重时，应及时通知医生处理。联合应用广谱抗生素时，注意有否二重感染，若发现口腔出现鹅口疮样变，立即涂片镜检，并通知医生。按医嘱备血、输血、协助医生行骨髓穿刺及椎管内用药等治疗。由于化疗而致的粒细胞缺乏患者，应加强隔离措施，以预防感染。长期应用马利蓝或靛玉红等药物治疗时，应观察其疗效，如缩脾速度及血象改变。观察药物的不良反应。急性变患者同急性白血病。

六、健康指导

1）针对处于疾病不同时期的患者，直接或间接使患者对诊断、治疗计划和预后有所了解，教育患者正确对待疾病，接受各项治疗与护理。

2）解释可能发生的并发症，使患者充分了解积极配合预防及治疗。

3）介绍治疗白血病的信息和治疗后长期缓解的病例，以建立治疗信心。

4）宣教良好生活、卫生、饮食习惯，指导预防感染、出血的方法，做好自我保护。

5）教育患者必须按照治疗计划坚持治疗，定期随访。

（王洪梅）

第二节 血友病

血友病是一种遗传性凝血因子缺乏的出血性疾病。可分为甲、乙型，血友病甲型缺乏凝血因子Ⅷ，血友病乙型缺乏凝血因子Ⅸ，甲、乙两型是通过性染色体隐性遗传，男性发病，女性传递，并有一定遗传方式。以上两型血友病以甲型最多见，部分血友病患者无家族遗传史，可能是由于基因突变，或隔代遗传所致。

一、病因和发病机制

真性血友病（血友病甲）是一种伴性隐性遗传性疾病。其病理基因在 X 染色体上，所以女性为血友病基因传递者，一般不发病，而将此基因遗传给下一代的男性而发病。血浆内缺乏抗血友病球蛋白（AHG）是本病的主要原因。血友病丙为常染色体显性或不完全隐性遗传。

二、护理评估

（一）病史

约 2/3 患者有家族成员出血史，应特别询问母亲家族成员出血史，或进行家族成员普查，对诊断有一定价值。

（二）身体状况

1. 肌肉出血

常在活动过久或创伤后发生。大多在用力的肌群，如腿部、臀部、前臂、腰大肌、腹膜后。深部肌肉出血可形成血肿。

2. 关节出血

关节出血常发生在创伤、活动或行走过久后，故大多发生在膝关节，其次为踝、髋、肘、腕、肩关节等大关节。急性期局部红肿痛热，以后由于白细胞所释放的酶等因素的作用，使关节发生炎症变化，滑膜增厚，关节纤维化而形成关节强硬、畸形、肌肉萎缩，造成血友病性骨关节病。

3. 其他出血

其他出血如血尿、消化道出血、颅内出血、创伤或小手术后出血不止等。

4. 假肿瘤

假肿瘤常见部位在大腿及骨盆。局部创伤后骨膜、肌腱、筋膜下出血形成囊肿，以后在囊肿内不断出血，体积逐渐增大，破坏和腐蚀周围组织而造成假肿瘤。

轻型及亚临床型无肌肉、关节出血和关节畸形，但可发生皮肤、黏膜出血，或在拔牙等小手术后因出血不止而发现本病。

血友病甲、乙的临床表现相似。血友病乙中、轻型较血友病甲多见，故总的临床表现似较轻。

（三）实验室检查

1. 凝血时间

凝血时间延长为本病的特征，但仅在Ⅷ：C浓度低于1%～2%时才延长，轻病型病例可正常。出血时间及凝血酶原时间皆正常。

2. 凝血酶原消耗试验

该试验较凝血时间敏感，但敏感度不如部分凝血活酶时间，部分轻型病例可正常。

3. 白陶土部分凝血活酶时间

敏感度较高，是目前本病最简便实用的过筛试验。当因子Ⅷ、Ⅸ活性减少到正常的30%时，即可延长，可检测轻型病例。

4. 凝血活酶生成试验

是一项敏感的检查方法，有助于诊断轻型病例，但操作方法较复杂，目前已少用。

5. 纠正试验

用于鉴别各类血友病。如凝血酶原消耗及凝血活酶生成试验不正常时，可做纠正试验。

6. 因子Ⅷ、Ⅸ、Ⅺ活性的测定

采用凝血酶原时间一期法，将已知有关因子缺乏的血浆作为基质血浆，加入兔脑浸出液、白陶土悬液、氯化钙及不同稀释在血浆或血清后，按凝固时间制成有关因子活性曲线后，对受检标本进行换算。

7. ⅧR：Ag的测定

采用不同的免疫学方法测定，血友病甲患者血浆中含量正常或增高。

8. Ⅷ：CAg的测定

在血友病甲患者中，血浆Ⅷ：CAg与ⅧRC平行减少。

三、护理目标

1）患者能描述预防出血的知识，减少了由于损伤而致出血的危险。

2）患者主述疼痛减轻，表现出放松和舒适感。

3）患者保持最佳活动状态，维持正常活动能力。

4）患者能复述血友病的有关知识，患者能够采取预防措施。

四、护理措施

（一）一般护理

1）向患者及家属说明本病的发生、发展及预后，鼓励患者树立战胜病魔的信心。动员家属及其他社会力量给予患者适当的心理支持和社会支持。

2）不要过度负重或做剧烈的运动，当使用刀、剪、锯等工具时，应戴手套。避免不必要的手术，如需手术时，应先补充凝血因子。不用或少用注射及静脉滴注药物，必须使用时应在注射完毕后至少压迫针孔部位5分钟。不使用静脉留置套管针，以免针刺点出血。注意口腔卫生，避免拔牙，不食带骨、刺的食物。

（二）病情观察与护理

1. 密切观察病情变化

如有烦躁不安、剧烈头痛、喷射性呕吐等症状出现，多提示有颅内出血，此时应避免搬动患者，及早给氧，头部冰敷，注意观察生命体征、瞳孔的变化，注意颅内压升高的征象，并立即报告医生，输入降颅内压药物及止血药物、血浆或凝血因子浓缩剂。对于消化道出血，应密切观察生命体征的变化。

2. 不可避免手术时

不可避免手术时必须在进行手术前补充足够的凝血因子，术后继续补充凝血因子，并密切观察有无伤口出血，直至伤口愈合为止。

3. 肌肉、关节出血

肌肉、关节出血若处理不当，可造成畸形和残疾，因此，出血部位应限制活动，放置冰袋或冰敷，适当加压包扎，抬高患肢时注意维持肢体功能。

4. 一切药物尽量采取口服

必须注射时，动作要轻，注射后用消毒棉球按压注射部位片刻，观察无出血，方可离去。

5. 防止感染

当机体感染时由于分解代谢和因子Ⅷ消耗增加，凝血因子生物学半衰期较正常缩短，易造成出血。应向患者及家属介绍防治知识。

五、健康指导

（一）普及疾病知识

向患者及家属介绍血友病为遗传性凝血因子缺乏疾病，需要终身补充治疗，并说明常易出血的部位及其遗传特点，使患者能主动预防出血及配合治疗。

（二）预防出血的措施

避免从事易引起受伤的工作和活动，如农业重体力劳动、各类强体力活动的工种、爬山、长跑等。患病时尽量不采用手术治疗，必须手术时，需术前补充凝血因子。有出血倾向时，应尽早去医院输注凝血因子。血友病患者禁用阿司匹林、双嘧达莫等抑制血小板功能或使血小板数减少的药物，以免加重出血。

（三）有关婚姻的指导

结婚前后应去遗传咨询门诊进行咨询，血友病患者和其传递者最好不要婚配，以减少本病的遗传。血友病传递者妊娠早期，应检查胎儿是否患血友病，以决定是否中止妊娠。

（王洪梅）

第十五章　内分泌和代谢疾病患者的护理

第一节 甲状腺功能亢进

甲亢主要累及妇女，男女之比约为1:4。可分为3类。①原发性甲亢：最常见，在甲状腺肿大的同时，出现功能亢进症状。患者年龄多在20~40岁。腺体肿大为弥漫性，两侧对称，常伴有眼球突出，故又称突眼性甲状腺肿。②继发性甲亢：指在结节性甲状腺肿的基础上出现甲亢，一般较少见，发病年龄多在40岁以上。肿大腺体呈结节状，两侧多不对称，无眼球突出，容易发生心肌损害。③高功能腺瘤：实际上是继发性甲亢的一种特殊类型，少见，腺体内有单个的自主性高功能结节，常无眼球突出。

一、病因和发病机制

（一）毒性弥漫性甲状腺肿

又称Graves病，由自身免疫过程和精神刺激引起。由于合成并分泌过多的甲状腺素，易产生交感神经兴奋性和代谢率增高。各年龄组均可患。

（二）毒性结节性甲状腺肿

又称Plummer病，病因不明，老年妇女居多。常于甲状腺肿大多年后出现甲亢，可分单结节和多结节两种。

（三）垂体性甲亢

由于垂体前叶肿瘤分泌过多的促甲状腺激素（TSH），致甲状腺肿大并分泌过多的甲状腺素而引起甲亢。

（四）甲状腺炎性甲亢

包括亚急性甲状腺炎合并甲亢及桥本甲状腺炎合并甲亢。亚急性甲状腺炎由于非细菌性炎症使甲状腺滤泡细胞损伤，释放出甲状腺素，引起一时性甲亢。桥本甲状腺炎合并甲亢时，除有甲亢症状外，此时患者血中抗甲状腺抗体阳性。

（五）外源性碘过多引起

如在缺碘区投碘过多，或服含碘药物所致的甲亢。

（六）分泌TSH样物质的恶性肿瘤所致的甲亢

如绒毛膜上皮细胞癌、支气管癌、胃肠道癌、前列腺癌等均可分泌TSH样物质引起甲亢。

甲亢的病理变化具有自身免疫性炎症的组织学特征，表现为甲状腺弥漫性肿大，滤泡细胞增生、变高，细胞器增多，间质淋巴细胞广泛浸润，伴有生发中心滤泡形成。

二、护理评估

（一）病史

详细了解患者有无家族发病史，患者及其家属是否还有其他的自身免疫疾病，如桥本甲状腺炎、萎缩性胃炎等。了解发病前有无精神刺激、病毒感染、劳累或严重应激等因素存在。

（二）身体状况

本病多见于女性，各年龄组均可发病，以 20 ~ 40 岁最多见。多起病缓慢。在表现典型时，高代谢症群、甲状腺肿和突眼征三方面的表现均较明显，但如病情较轻可与神经症相混淆。有的患者可以某种（些）特殊症状如突眼、恶病质或肌病等为主要表现。老年和儿童患者的表现常不典型。由于诊断水平的提高，轻症和不典型患者的发现已日见增多。典型病例常有下列表现。

1. 神经系统

患者易激动、精神过敏、伸舌和两手向前平举时可见细震颤、多言多动、失眠紧张、思想不集中、焦虑烦躁、多猜疑等，有时出现幻觉，甚至亚躁狂症，但也有寡言、抑郁不欢者。腱反射活跃，反射时间缩短。

2. 高代谢综合征

患者怕热多汗，皮肤、手掌、面、颈、腋下皮肤红润多汗。常有低热，发生危象时可出现高热，患者常有心动过速、心悸、食欲明显亢进，但体重下降，疲乏无力。

3. 甲状腺肿

多数患者以甲状腺肿大为主诉。呈弥漫性对称性肿大、质软，吞咽时上下移动。少数患者的甲状腺肿大不对称或肿大明显。由于甲状腺的血流量增多，故在上下叶外侧可闻及血管杂音和扪及震颤，尤以腺体上部较明显。甲状腺弥漫对称性肿大伴杂音和震颤为本病一种特殊体征，在诊断上有重要意义，但应注意与静脉音和颈动脉杂音相区别。

4. 突眼征

本病中有以下两种特殊的眼征。

1）非浸润性突眼：又称良性突眼，占大多数。一般属对称性，有时一侧突眼先于另一侧。主要因交感神经兴奋眼外肌群和上睑肌张力增高所致，主要改变为眼睑及眼外部的表现，球后组织改变不大。眼征有以下几种：①眼裂增宽，少瞬和凝视。②眼球内侧聚合不能或欠佳。③眼向下看时，上眼睑挛缩在眼下视时而不能跟随眼球下落。④眼上视时，额部皮肤不能皱起。

2）浸润性突眼：又称"内分泌性突眼""眼肌麻痹性突眼症"或"恶性突眼"，较少见，病情较严重。也可见于甲亢症状不明显或无高代谢症的患者中，主要由于眼外肌和球后组织体积增加、淋巴细胞浸润和水肿所致。

5. 心血管系统

心血管系统可有心悸、气促，稍事活动即可明显加剧。重症者常有心律不齐、心脏扩大、心力衰竭等严重表现。

1）心动过速：常系窦性，一般心率 100～120 次/分钟，静息或睡眠时心率仍快，为本病特征之一，是诊断和疗效观察的一个重要参数。

2）心律失常：以房性心律失常尤其是房性期前收缩为最常见，阵发性或持久性心房颤动和扑动以及房室传导阻滞等也可发生。

3）心音和杂音：心搏出量增加，心尖区第一音亢进，可闻及收缩期杂音，似二尖瓣关闭不全的杂音，偶可闻及舒张期杂音。

4）心脏肥大和充血性心力衰竭：多见于长年患病的男性重病者，如合并感染或应用 β 受体阻滞剂容易诱发心力衰竭。

5）收缩期动脉高血压：由于本病心搏出量和每分钟输出量增加，舒张压稍低或正常，脉压增大。

6. 消化系统

食欲亢进，体重却明显下降，两者伴随常提示本病或同时有糖尿病的可能。过多甲状腺素可兴奋肠蠕动以致大便次数增多，有时因脂肪吸收不良而类似脂肪痢。甲状腺激素对肝脏也可有直接毒性作用，致肝大和磺溴酞钠（BSP）潴留、ALT 增高等。

7. 血液和造血系统

周围血液中白细胞计数偏低，淋巴细胞及单核细胞增多，血小板生存期也较短，有时可出现紫癜症。由于消耗增加，营养不良和铁的利用障碍偶可引起贫血。

8. 运动系统

运动系统主要的表现为肌肉软弱无力，少数可表现为"甲亢性肌病"。

（三）实验室及其他检查

1）甲状腺摄 ^{131}I 率升高，且高峰前移（3 小时 >0.3，24 小时 >0.45）。

2）T_3 抑制试验阴性。

3）血清总甲状腺素（$TT_4 > 140$ μg/L），总三碘甲状腺原氨酸（$TT_3 > 1\,500$ μg/L），游离甲状腺激素（$FT_4 > 38.7$ mmol/L）升高，血清促甲状腺素（TSH）水平低（<50%），且对促甲状腺释放激素（TRH）兴奋试验无反应。

4）甲状腺有结节者可做 TSH 兴奋试验，以发现是否功能自主性或功能性结节。

5）基础代谢率（BMR）增高，+0.15～+0.3 者为轻度，+0.3～+0.6 为中度，>0.6 为重度。

6）血浆蛋白结合碘（PBI）>0.63 mmol/L。

三、护理目标

1）摄取的营养能够满足机体需要，体重增加。

2）能逐步增加活动量，活动时无明显不适。

3）能正确采用保护眼睛的方法，角膜损伤修复。

4）能正确认识自我，注意修饰，保持良好的形象，正常进行人际交往。

5）对疾病有正确的认识，能有效地控制焦虑紧张情绪。

四、护理措施

（一）一般护理

1. 休息与活动

保持环境安静，避免嘈杂。病情轻者可下床活动，以不感到疲劳为度。病情重、心力衰竭或合并严重感染者应严格卧床休息。协助患者完成日常的生活自理，如洗漱、进餐、如厕等，对大量出汗的患者，应随时更换浸湿的衣服及床单，防止受凉。

2. 饮食护理

给予高热量、高蛋白、高维生素（尤其是复合维生素 B）及矿物质的饮食，主食应足量，可以各种形式增加奶类、蛋类、瘦肉类等优质蛋白以纠正体内的负氮平衡，且两餐之间附加点心。每日饮水 2 000～3 000 ml 以补充出汗、腹泻、呼吸加快等所丢失的水分，对有心脏疾患的患者避免大量饮水，以防水肿和心力衰竭。禁止摄入刺激性的食物及饮料，如浓茶、咖啡等，以免引起患者精神兴奋。勿进食增加肠蠕动及导致腹泻的食物，如高纤维食物。

3. 心理护理

1）鼓励患者表达内心的感受，理解和同情患者，避免其情绪不安。

2）向患者家属和同室病友解释患者紧张易怒的行为是暂时性的，会因有效治疗而改善。

3）限制探视时间，提醒家属勿提供兴奋、刺激的消息，以减少患者激动、易怒的精神症状。

4）设计简单的团体活动，鼓励患者参与，以免社交障碍。

（二）病情观察与护理

1. 严密观察体温、脉搏、呼吸和心率等变化，观察有无甲状腺危象发生

如发现患者持续高热、心率快、躁动不安、谵妄、血压上升、呕吐、腹泻、大汗淋漓等症状，应及时通知医生。

2. 心律失常的患者

心律失常的患者测脉搏时应注意脉律，并测 1 分钟，发现异常应及时通知医生处理。

3. 腹泻的患者

腹泻的患者给予含纤维素少、易消化的食物，观察大便次数。

4. 应用卢戈液碘剂等治疗时

应用卢戈液碘剂等治疗时应准确掌握剂量，注意中毒反应；应用甲基或丙基硫氧嘧啶、甲巯咪唑等时，注意有无粒细胞减少和药物疹等反应，若伴药物热和肠胃道反应应通知医生避免发生剥脱性皮炎和中毒性肝炎；掌握基础代谢率和甲状腺摄[131]I 率的试验前准备及其临床意义。对需服^{131}I 和手术治疗患者，应及时与有关科室联系，做好转科工作。对眼球突出、眼睑不能闭合者应经常点眼药水、涂眼药膏或生理盐水纱布湿敷，以保护角膜和球结膜，预防损伤、感染和溃疡。

五、健康指导

1. 指导患者保持身心愉快

避免精神受刺激，建立良好的人际关系，并提供良好的社会支持系统。维持充足的睡眠时间，避免过于劳累，以免加重病情。

2. 向患者解释长期服药的重要性

指导患者按时服药，定期到医院复查，如服用抗甲状腺药物者应每周查血常规 1次，每隔 1~2 个月做甲状腺功能测定。讲解使用甲状腺抑制剂的注意事项，如需定期检查甲状腺大小、基础代谢率、体重、脉压、脉率，密切注意体温的变化，观察咽部有无感染，如出现高热、恶心、呕吐、腹泻、突眼加重等应及时就诊。

3. 妊娠期甲亢患者

在妊娠期间及产后力争在对母亲及胎儿无影响的条件下，使甲状腺功能恢复正常，妊娠期不宜用放射性碘和手术治疗，抗甲状腺药物的剂量也不宜过大，由于抗甲状腺药物可从乳汁分泌，产后如需继续服药，则不宜哺乳。

（宋敏）

第二节　糖尿病

糖尿病是一组以慢性血葡萄糖（简称血糖）水平增高为特征的代谢疾病群。高血糖是由于胰岛素分泌缺陷和（或）胰岛素作用缺陷而引起。除碳水化合物外，尚有蛋白质、脂肪代谢异常。久病可引起多系统损害，导致眼、肾、神经、心脏、血管等组织的慢性进行性病变，引起功能缺陷及衰竭。病情严重或应激时可发生急性代谢紊乱，如酮症酸中毒、高渗性昏迷等。本病使患者生活质量降低，寿限缩短，病死率增高，因此，应积极防治。

糖尿病是常见病、多发病，其患病率正随着人民生活水平的提高，人口老化，生活方式的改变而迅速增加。据世界卫生组织（WHO）估计，全球目前有超过 1.5 亿糖尿病患者，到 2025 年这一数字将增加一倍。1979—1980 年我国第 1 次调查成人患病率为1%，1994—1995 年第 2 次调查成人患病率为 2.5%，另有糖耐量减低（IGT）者2.5%。估计我国现有糖尿病患者约 3 000 万，居世界第 2 位（第 1 位为印度，第 3 位为美国）。2 型糖尿病（T2DM）的发病正趋向低龄化，尤其在发展中国家，近年发现T2DM 在儿童中的发病率升高。糖尿病已成为发达国家中继心血管病和肿瘤之后的第三大非传染性疾病，对社会和经济带来沉重的负担，是严重威胁人类健康的世界性公共卫生问题。为此，原卫生部早于1995年制定了国家糖尿病防治纲要以指导全国的糖尿病防治工作，并于2003年11月启动《中国糖尿病指南》的推广工作。

一、病因和发病机制

糖尿病的病因和发病机制至今尚不完全清楚，一般认为遗传因素和环境因素之间的复杂相互作用是糖尿病发病的主要因素。1型糖尿病和2型糖尿病在发病机制上又有很大区别。在1型糖尿病中胰岛素绝对不足是主要环节，而2型糖尿病中，靶细胞对胰岛素的敏感性下降，胰岛素分泌延迟则很重要，为胰岛素相对不足。

（一）1型糖尿病

1. 遗传因素

1型糖尿病的发病与遗传有一定关系，据对单卵双生子的研究，糖尿病的共显性接近50%。近年来研究发现，此型糖尿病与某些特殊的 HLA 型别有关。目前发现此型糖尿病患者群中 HLA – DW_3、DW_4、B_8、B_{15}、DR_3 等抗原的发生频率显著高于正常人群，相反，HLA – DW_2、DW_7 等的存在则可能对糖尿病的发病有一定保护性。

2. 病毒感染

1型糖尿病与病毒感染关系密切。如柯萨奇病毒、腮腺炎病毒、脑炎及心肌炎病毒感染，可直接或激发自身免疫反应损害胰岛 β 细胞，使胰岛素分泌减少。已成功地制造出了病毒感染导致1型糖尿病的动物模型。

3. 自身免疫

90%新发的1型糖尿病患者血浆中存在胰岛细胞抗体（ICA），胰腺病理检查常发现酷似自身免疫性疾病病理改变的胰岛炎，以上改变均支持自身免疫反应在此型糖尿病的发病机制上起重要作用。

（二）2型糖尿病

2型糖尿病的病因和发病机制尚未完全阐明，现扼要叙述如下。

1. 遗传因素

2型糖尿病在不同种族中患病率差别很大，有明显的家族史，同一家族中有两人以上发生糖尿病的并不少见。有报道同胞中38%发生糖尿病或糖耐量异常，而子女中有1/3发生糖尿病或糖耐量异常，同卵孪生成长后一个患糖尿病，另一个亦在5年内发生糖尿病的概率几乎为95%，说明遗传因素决定疾病的易感性和共显性，但是糖尿病的遗传方式多样化，有显性遗传、隐性遗传、X染色体伴性遗传，还有多基因遗传，形成遗传异质性。

2. 环境因素

包括肥胖、摄食过多、体力劳动强度减低、城市现代化生活方式等均可使易感人群的糖尿病患病率显著增加。

2型糖尿病发病机制显然与胰岛素抵抗和胰岛素相对缺乏有关，两者使肝脏葡萄糖产生增加和周围组织对葡萄糖利用减少，造成高血糖，而高血糖又加重胰岛素抵抗和胰岛素分泌不足、循环往复，使高血糖持久存在。胰岛 β 细胞功能在糖耐量正常和减低时往往随血糖增高而胰岛素分泌增加，而到显性糖尿病时 β 细胞不再因血糖升高而分泌增加，血糖曲线与胰岛素曲线显著分离。2 型糖尿病是一渐进性过程，始发因素有胰岛素抵抗基因、胰岛素分泌基因、β 细胞贮备基因和肥胖基因；而进展因素有肥胖、β 细胞因素、饮食和环境因素、年龄和活动程度等；两者共同作用，由于各种因素作用强度差异，在疾病进展中有不同表现。

二、病理

（一）组织学改变

1. 胰岛病变

胰岛肥大增生，有淀粉样变。1 型糖尿病 β 细胞减少，可仅为正常的10%，炎症明显，胰岛与周围组织有淋巴细胞和单核细胞浸润。2 型糖尿病组织学改变较轻。

2. 血管病变

特征性的基本病变是小血管和微血管有糖原染色（PAS）阳性的物质沉积于皮下，使血管基底膜增厚，管腔狭窄，称糖尿病微血管病变。中小动脉硬化及大动脉粥样硬化也最易发生。

3. 神经病变

主要为末梢神经轴突变性和脱髓鞘改变，脊髓病变以后索为主并有胶质增生和前角细胞脱失。

此外，肝脏可有脂肪沉积和变性。

（二）代谢紊乱

1. 糖代谢紊乱

胰岛素不足时，组织对葡萄糖的利用减少，糖原合成降低、分解增加，糖原异生增加，因而血糖升高，超过肾糖阈值，引起尿糖。

2. 蛋白质代谢异常

胰岛素不足时，蛋白质合成减少、分解代谢增加，导致负氮平衡。肌肉摄取氨基酸合成蛋白质的能力大大减弱，导致患者消瘦、乏力，组织修复能力和抵抗力降低，儿童则有发育障碍。

（三）脂肪代谢紊乱

胰岛素不足，使脂肪合成减少、分解增加，血中游离脂肪酸和甘油三酯增多，肝脏摄取脂肪酸后，产生大量中间代谢产物乙酰辅酶 A，之后产生乙酰乙酸，由乙酰乙酸可转化为丙酮和 β － 羟丁酸，此三者称为酮体，产生酮血症。当酮体生成超过组织利用和排泄的能力，大量酮体堆积，则形成酮症酸中毒（因乙酰乙酸和 β － 羟丁酸是强酸）。另外，脂肪代谢紊乱可形成高脂血症，此为糖尿病患者易患动脉粥样硬化的基础。

三、护理评估

（一）病史

患者多有多食、多饮、多尿、体重减轻、伤口愈合不良、经常感染等主诉。应详询其生活方式、饮食习惯、食量，有无糖尿病家庭史，体重，妊娠次数。有糖尿病慢性并发症者心血管、神经系统等体检可见异常。酮症酸中毒者呼吸深大伴脱水体征和意识改变。

（二）身体状况

1. 代谢紊乱综合征

1）胰岛素依赖型（1 型）：多发生于青少年，起病较急，病情较重，烦渴、多饮、多尿、多食、消瘦、疲乏等，有酮症倾向，以致出现酮症酸中毒。

2）非胰岛素依赖型（2 型）：多发生于 40 岁以上成人及老年人，多肥胖，起病缓慢，病情较轻，不少患者无典型症状，一般不发生酮症，病重时可并发高渗性糖尿病昏迷或乳酸性酸中毒。

2. 糖尿病慢性病变

1）糖尿病眼病：糖尿病病史超过 10 年患者半数以上出现视网膜病变，严重者可因视网膜剥离而导致失明。其他还常有动脉硬化眼底改变及屈光不正、白内障、青光眼、虹膜睫状体病变等。

2）心血管病变：大、中动脉粥样硬化主要侵犯主动脉、冠状动脉、大脑动脉、肾动脉和肢体外周动脉等部位，引起冠心病、缺血性或出血性脑血管病、肾动脉硬化、肢体动脉硬化等。糖尿病患者中动脉粥样硬化症的患病率较高、发病年龄较轻、病情进展也快。其中冠心病及脑血管意外为近代 2 型糖尿病患者死亡的主要原因，需及早防治。

3）肾脏病变：主要为肾小球微血管病变（肾小球硬化症）、肾动脉硬化及肾盂肾炎等病变，糖尿病病史超过 10 年，多数将并发肾病变，为 1 型糖尿病患者死亡的首位原因。早期仅有微量蛋白尿、管型及少量白细胞，典型患者可呈肾病综合征样表现，最终肾功能减退以至衰竭。

4）糖尿病神经病变：神经系统任何部分均可受累，以多发性神经炎最常见，其次为自主神经病变如瞳孔缩小且不规则、对光反射消失、调节反射存在、无汗、少汗或多汗、心动过速、体位性低血压、饭后和午夜腹泻、便秘、尿潴留、尿失禁、阳痿等。

5）糖尿病与脑血管病：在糖尿病合并脑血管病时，成为糖尿病的重要危险因素。其发病不受性别、年龄限制。其中缺血性脑血管病发生率明显高于出血性脑血管病。

6）皮肤、关节病变：可发生皮下出血和瘀斑，足部缺血性溃疡和疼痛以及营养不良性关节炎，受累关节可出现广泛骨质破坏和畸形。

7）其他：皮肤有癣、疖、痈发生而非好发季节；结核，中年以后初发肺结核，对抗痨治疗疗效不满意，易形成空洞，发病率比正常人高 3～5 倍；反复尿路、胆管感染；皮肤瘙痒，尤以外阴瘙痒、真菌性阴道炎为主；牙周炎、齿龈脓肿等。

（三）实验室及其他检查

1. 尿糖测定

尿糖阳性是诊断糖尿病的重要依据，24 小时尿糖总量通常与代谢紊乱程度相一致，因而也是判断治疗效果的一个指标。但肾糖阈升高时，血糖虽已轻度或中度升高，尿糖仍可阴性。

2. 血糖测定

空腹及饭后血糖升高是诊断糖尿病的主要依据。空腹静脉血糖的正常值为 3.3 ~ 5.6 mmol/L 全血，或 3.9 ~ 6.4 mmol/L 血浆。

3. 口服葡萄糖耐量试验

为确诊或排除糖尿病而空腹或饭后血糖未达到糖尿病诊断标准者，须进行口服葡萄糖耐量试验。

4. 胰岛素释放试验

反应胰岛 β 细胞贮备功能，用于诊断糖尿病前期、亚临床期，并对糖尿病分型有意义。

5. 糖化血红蛋白测定

反复测定用于判断对糖尿病的控制程度。此法正常值为 4% ~ 6%，糖尿病者可升高。

6. 糖化血浆蛋白测定

正常值为（1.9 ± 0.25）mmol/L，糖尿病患者可升高。

7. 其他

C 肽释放试验、血脂、尿比重、尿蛋白、尿酮体、血酮体、血液流变学、肾功能测定、CO_2CP、血 pH 值、血渗透压、心电图、眼底、肌电图等。

四、护理目标

1）血糖、体重达到或接近正常水平。

2）知道容易发生感染的原因，能积极采取合适的方法预防感染，病程中不发生严重感染。

3）能正确地对待自己的健康状况，有效地控制焦虑。

4）能获取糖尿病有关知识，自我护理能力增强。

五、护理措施

（一）一般护理

护理人员应向患者家属介绍饮食治疗的目的、意义及具体措施。使患者及家属意识到饮食控制的重要性，积极配合，共同制订饮食计划并指导患者正确进食。

1. 饮食护理

对糖尿病患者实施饮食治疗是一项基础治疗措施。不论病程久暂、病情轻重，也不论是否应用药物治疗，都应首先坚持饮食疗法。合理地调节和控制饮食，可以减轻胰岛负担，有利于控制病情。根据患者的标准体重、职业、劳动强度和年龄，可计算出患者应从食物中摄入的总热量。成年人休息者每日每千克体重给予 250～300 kcal，轻体力劳动者需 300～350 kcal，中度体力劳动者需 350～400 kcal，重体力劳动者需 400 kcal 以上。对肥胖性 2 型糖尿病患者应给予低热量饮食，以使其体重减轻，面对 1 型糖尿病患者尤其是儿童、少年、消瘦和营养不良者，则应给予足够的热量和丰富的蛋白质，这是生长发育和增加体重所必需的，饮食中的成分分配应合理。一般碳水化合物占 50%～60%，蛋白质占 15%～20%，脂肪占 20%～30%。高纤维素食物可以改善高血糖，减少胰岛素和口服降糖药物的剂量，包括树胶、果胶、黏胶和植物纤维等，每日需 10～20 g，主要含于蔬菜、水果中。乙醇的热量比较高，对肝、胰腺有害，导致高甘油三酯血症，抑制糖异生，可引起低血糖，故患者应尽量不喝酒。一日三餐的热量分配一般为 1/5，2/5，2/5，也可以把总热量分作 4～6 餐，使每餐的热量明显减少，降低血糖峰值。若患者定量进食后仍感饥饿，可以用绿叶蔬菜充饥。糖尿病患者在软食中应运用食品交换法，即把食品分为奶类、蔬菜、水果、米面、肉类和脂肪六类，每一单元的食品含有类同的碳水化合物、蛋白质、脂肪和热量，可以随意更换食用，这样就使患者对食品的选择性大为增加。

2. 休息

有糖尿病严重合并症者，如心肌梗死、糖尿病坏疽、糖尿病肾病、视网膜病、肺结核病、肝病、急性感染等，应注意休息，必要时应卧床休息。

3. 运动

2 型糖尿病肥胖者和血糖在 11.1 mmol/L 以下者或 1 型糖尿病病情稳定期的患者，适当的运动对他们的健康非常有益。可使糖尿病患者体力增强、机体抵抗力增加、思想开朗、精神放松、消除大脑皮质的紧张状态，有利于患者的病情好转。同时，运动疗法还有助于改善和增强呼吸、循环、内分泌及神经系统的功能，使心功能指数上升，肺活量增大，耗氧量增加，减少心血管并发症的发生；也是肥胖型糖尿病患者减轻体重和控制糖尿病发展的重要手段。肥胖型糖尿病患者体内脂肪堆积，对内生胰岛素和外源性的胰岛素不敏感，通过有氧运动使体内脂肪减少，体重减轻，组织细胞对胰岛素的敏感性增强，因而所用的药物明显减少，糖尿病也可以得到满意控制。对消瘦型糖尿病患者，药物治疗的同时，加以适量的运动，在病情改善的同时体重也会有所增加。但需注意患者必须逐渐增加活动时间和运动量，持之以恒，使用胰岛素治疗者若体力活动过强，常会引起低血糖反应，故需教会患者在从事较长时间的中等度运动或较激烈的运动前，应减少胰岛素用量，或多进食，或在运动时加餐。运动能使参与运动的肌肉附近注射的胰岛素吸收加快，所以要避免在运动肌肉附近注射胰岛素，以减轻和防止运动后出现低血糖反应。必须注意，患者的运动量宜适当，过量的运动可使病情加重。

4. 心理护理

糖尿病病程较长，反复发作，患者精神负担重，因此要做好心理护理，消除其思想顾虑，安定情绪，鼓励患者树立与疾病长期做斗争的信心。

（二）病情观察与护理

1）严密观察酮症酸中毒、低血糖昏迷、高渗性非酮症昏迷的临床表现，注意尿糖、血糖、血酮的变化，若患者出现四肢无力、头痛、头晕、意识障碍等，应立即通知医生。

2）密切观察生命体征及神志变化，例如有无心慌、出汗、头昏等低血糖先兆，定时监测血糖，注意血压、脉搏、呼吸等生命体征的变化。要注意观察尿、便情况，记录出入量。观察治疗前后的病情变化，评估治疗效果。临床上可见到低血糖患者抢救成功后再度发生昏迷的病例，因此，患者清醒后，仍需要观察12~48小时，以便及时处理。

3）在糖尿病的治疗过程中注射胰岛素或口服降糖药过多时，要注意避免低血糖的发生。除要严格掌握剂量外，还要密切观察，熟悉低血糖的诊断、临床症状、不同患者存在个体敏感性的差异。

4）遵医嘱及时采血、留尿，送检尿糖、尿酮、血糖、血酮、电解质及血气等。出现糖尿病酮症酸中毒时，应保持气道通畅。应密切观察和详细记录患者意识状态、瞳孔、血压、脉搏、呼吸等变化，还应注意气道、口腔、泌尿道、皮肤、眼睛、大便、肢体等的护理，防止并发症的发生。

5）当患者出现高渗性非酮症糖尿病昏迷时，在病情观察方面尚需注意以下情况，如迅速大量输液不当时，可发生肺水肿等并发症。补充大量低渗溶液，有发生溶血、脑水肿及低血容量休克的危险，故应随时观察呼吸、脉搏，如发现呼吸困难、咳嗽、咳粉红色泡沫样痰，烦躁不安，脉搏加快，特别是在昏迷好转过程中出现上述表现，应及时处理，并调整输液速度或停止输液。为防止输液过量，应及时测定中心静脉压。此外，应注意患者血压、脉搏、尿液情况及意识状态。在治疗过程中如意识逐渐恢复而再次出现意识不清应立即停用低渗溶液；如发现尿色变为粉红，即应及时报告医生。

六、健康指导

1）糖尿病是一种终身性疾病，应帮助患者及其家属掌握有关糖尿病的知识，树立战胜疾病的信心，积极控制血糖，预防慢性并发症的发生。

2）帮助患者学会监测尿糖，学会胰岛素的注射方法，每日收集4次尿做尿糖定性试验。使用胰岛素的患者应学会注射消毒方法、注射方法、胰岛素剂量计算方法及胰岛素保存方法。

3）掌握饮食控制的具体措施，坚持定时、定量进食。饮食清淡，菜谱应多样化，多食蔬菜。但要避免少吃主食、多吃副食的倾向。血糖控制较好时，可吃少量水果，但应禁烟酒。

4）服用降糖药时，应指导患者观察药物疗效、不良反应及处理方法。教会患者识别低血糖反应，嘱其随身携带糖果，以备低血糖时食用。注意监测血糖、血压、血脂和体重的变化，定期检查眼底、肾脏及心血管状况等。

（宋敏）

第十六章　神经系统疾病患者的护理

第一节 脑血栓形成

脑血栓形成（CT）是脑血管疾病中最常见的一种。指颅内外供应脑组织的动脉血管壁发生病理改变，血管腔变狭窄或在此基础上形成血栓，造成脑局部急性血流中断，脑组织缺血、缺氧、软化坏死，出现相应的神经系统症状与体征，常出现偏瘫、失语。

一、病因和发病机制

脑血栓形成最常见的病因是脑动脉粥样硬化，它多与主动脉弓、冠状动脉、肾动脉及其他外周动脉粥样硬化同时发生。但脑动脉硬化的严重程度并不与其他部位血管硬化完全一致。高血压常与脑动脉硬化并存，两者相互影响，使病变加重。高脂血症、糖尿病等则往往加速脑动脉硬化的进展。少见原因有脑动脉炎，如钩端螺旋体感染引起的脑动脉炎。胶原系统疾病、先天性血管畸形、巨细胞动脉炎、肿瘤、真性红细胞增多症、血液高凝状态等。颈动脉粥样硬化的斑块脱落引起的栓塞称为血栓—栓塞。

脑的任何血管均可发生血栓形成，但以颈内动脉、大脑中动脉为多见，基底动脉和椎动脉分支为次之。当血压降低、血流缓慢和血液黏稠度增高时，血小板，纤维蛋白，血液红、白细胞逐渐发生沉积，而形成血栓。其次，各种原因的脉管炎，可引起内膜增厚，管腔变窄，亦可引起血栓形成，如常见的钩端螺旋体脉管炎、闭塞性动脉内膜炎、胶原纤维病的血管损害等，此外，颈部外伤、感染、先天性血管变异也可造成脑血栓形成。

二、护理评估

（一）病史

约1/3的病例脑血栓形成前有一过性脑缺血发作史，其发作次数不等，多为2～3次，发生在血栓形成的同一血管或不同血管；发病前数日有头昏、头晕、头痛、周身无力、肢体麻木、言语不清或记忆力略显下降等。约有60%的患者起病有过度疲劳、兴奋、愤怒和气温突变等诱因，80%在安静状态下发病，其中约1/5在睡眠中发病。

（二）身体状况

很少有昏迷，少数可有意识模糊，只有在损害较大血管时才发生昏迷。典型病例在起病1～3天达高峰，神经系统定位体征决定于病变部位及范围。

1. 颈内动脉

病灶对侧偏瘫、偏身感觉障碍；病灶侧失明或视网膜中心动脉压降低，霍纳（Horner）征阳性，颈动脉搏动减弱或消失，有时颈部可听到血管杂音。

2. 大脑中动脉

病灶对侧偏瘫，偏身感觉障碍和同向偏盲，面部及上肢较下肢重；主侧半球受累时可伴有失语、失读及失写。

3. 大脑前动脉

远端闭塞时出现病灶对侧偏瘫，下肢重于上肢，可伴有感觉障碍、精神异常，智能和行为的改变，强握和吸吮反射阳性，因旁中央小叶受累排尿不易控制。

4. 椎基底动脉

以脑干及小脑体征为主，可出现交叉瘫、脑神经受损、交叉性感觉障碍及共济失调。如主干闭塞，可出现高热、昏迷、瞳孔针尖样缩小、四肢瘫痪、抽搐、去脑强直等体征。

5. 小脑后下动脉

眩晕、眼球震颤、交叉性感觉障碍、同侧软腭及声带麻痹、共济失调、霍纳征阳性，或有展神经、面神经麻痹。

6. 大脑后动脉

梗死时症状较轻。皮质支病变时出现对侧同向偏盲或上象限盲，主侧半球病变时出现失写、失读、失语等症状。深穿支受累时表现丘脑综合征，即对侧偏身感觉障碍、感觉异常、感觉过度、丘脑性疼痛及锥体外系症状（舞蹈手足徐动症、震颤等）。

（三）实验室及其他检查

1. 脑脊液检查

脑脊液检查一般正常，大面积梗死时，脑水肿明显可见压力增高。

2. 颅脑 CT 检查

颅脑 CT 检查 24 ~ 48 小时可显示低密度灶。

3. 脑电图检查

脑电图检查病灶侧广泛异常。

4. 脑血管造影

脑血管造影显示梗死部位、程度，有决定性意义。

5. 磁共振（MRI）

MRI 比 CT 具有一定优越性。梗死后任何时候都能显示病灶异常信号影，可以提供更多的切面影像，脑血管造影无骨性伪影干扰，并能显示颅后窝脑干内的较小病灶。

6. 血流变学指标

血流变学指标异常。

7. 单光子发射型计算机断层摄影（SPECT）

SPECT 发病后即可见病灶部位呈灌注或减退区或缺损区。

8. 经颅多普勒超声（TCD）

TCD 根据收缩峰流速、平均流速、舒张期末流速及脉动指数等衡量颅内主要动脉血管的血流状况，梗死区常出现相应血管多普勒信号减弱或消失。

三、护理目标

1）患者恢复最佳活动功能，躯体活动能力增强。

2）学会摆放瘫痪肢体的位置，保持身体平衡。

3）生活能逐步自理或恢复原来日常生活自理水平。

4）能用简短文字或其他方式有效表达基本需要，保持沟通能力。

四、护理措施

（一）一般护理

1）将日常用品和呼叫器置于患者健侧随手可及处，方便患者随时取用。为患者提供低盐、低糖、低脂、低胆固醇、丰富维生素、足量纤维素的无刺激性饮食，喂食或用健侧手自行进食。有面肌麻痹者，应将食物送至口腔健侧的舌后部；有吞咽困难及呛咳者要加强吞咽功能训练，做好进食护理，防止误吸发生。如发病24小时后仍不能进食时，应给予鼻饲，保证入量及营养。当患者能起坐时，指导并协助患者用健肢辅助瘫肢完成脱衣服、洗漱、取物、进食、大小便等生活自理活动。

2）急性期绝对卧床休息，避免搬动。一般取平卧位，头部禁用冷敷，将血压维持在略高于病前的水平，以防止脑血流量减少。

3）患者常因突然出现瘫痪、失语等，容易产生焦虑、情感脆弱、易怒等情感障碍。疾病后期，则因遗留症状或生活自理能力降低而形成悲观忧郁、痛苦绝望等不良心理。护士应提供有关疾病、治疗及预后的可靠信息；关心尊重患者，避免刺激和损伤患者自尊的言行；指导患者正确面对疾病，克服急躁心理或悲观情绪，避免过分依赖心理；增强患者自我照顾的能力与信心。鼓励家属、朋友多与患者交谈，并耐心、缓慢、清楚地逐个问题解释，直至患者理解；营造一种和谐的亲情氛围或语言学习环境。并充分利用家庭和社会力量的关心、帮助患者。

（二）病情观察与护理

由于此病是出现严重脑血管病的先兆。因此，严密观察病情，协助医生及早诊断及时治疗，对防止发展为完全性脑卒中十分重要，观察的重点包括神经系统局限症状与体征变化。

1. 颈内动脉系统的病变

注意观察一过性肢体单瘫和偏瘫，偏身麻木，失语及一侧视力障碍等。如有单一症状出现就应想到短暂性脑缺血发作的可能，应及时报告医生，采取相应的治疗。

2. 椎基底动脉系统的病变

注意观察发作性眩晕、呕吐，一侧或两侧的肢体瘫痪，感觉障碍、复视、吞咽困难及共济失调等，只要有单一症状出现就应报告医生处理。

3. 药物反应观察

1）抗凝治疗：应密切注意有无出血倾向，如消化道出血、皮下出血、鼻出血及结合膜出血等，在服药期间，应定期查出凝血时间、凝血酶原时间及尿常规等。

2）血小板抑制剂：为防止或减少此病的发作及脑卒中，可口服抗血小板聚集药物，如阿司匹林等。但长期大量应用，可引起恶心、呕吐、皮疹、消化道出血或其他部位的出血倾向，故有胃病及上消化道出血史者应慎用。应用药物期间，应严密观察上述药物反应，一旦出现，应立即报告医生，及时处理。

3）扩容剂：如低分子右旋糖酐常有过敏反应，表现为发热、荨麻疹，甚至休克。静脉点滴前应详细询问有无过敏史，静脉点滴时速度不宜过快，否则易引起心室纤颤。有出血倾向者也应慎用。

五、健康指导

1）积极治疗已有的高血压、动脉硬化、心脏病、糖尿病和高脂血症，避免精神紧张及操劳过度，保持情绪稳定，经常发作的患者不要从事过重的体力劳动及单独外出，以防疾病发作时跌倒。坚持锻炼身体，戒烟、戒酒，该病如能积极配合医生治疗，按时服药，预后较好。应定期复查血脂、血糖、胆固醇等。注意劳逸结合，避免情绪激动和重体力劳动。

2）多食谷类、豆类、蔬菜、水果等高复合碳水化合物、高纤维、低脂肪的食物，少食甜食，戒除烟酒，保持大便通畅。

3）出院时应注意指导患者避免过度劳累和精神刺激，加强瘫痪肢体功能锻炼，低脂饮食，多吃新鲜蔬菜，坚持语言训练。

（宋敏）

第二节　脑出血

脑实质内出血称为脑出血。临床上可分为损伤性和非损伤性两大类，非损伤性又称原发性或自发性脑出血。本节主要讨论局灶性原发性脑出血，它的主要病因是高血压。高血压伴发脑内小动脉病变，当血压骤升时破裂出血，又称高血压性脑出血。其他的病因还有脑动静脉畸形破裂、淀粉样血管病、系统性出血性疾病及应用抗凝药物治疗不当的并发症等。

一、病因和发病机制

脑出血的常见原因为高血压和高血压引起的小动脉硬化，其次为动脉淀粉样变性。深部出血多见于高血压，脑叶出血常认为是由脑淀粉样血管病所致。高血压性脑出血常见于下列部位：外囊壳核，内囊丘脑，脑桥中央和小脑。少数出血发生在皮质下白质，例如在额叶、颞叶及枕叶的极区。脑深部基底核、丘脑等部位的血供主要由大脑中动脉及大脑前动脉的深部穿透支供应，这些细小的穿透动脉呈垂直方向从主干分出，容易受血压波动的影响形成微型动脉瘤而破裂出血。脑深部出血是由直径在 50～150 μm 的小穿透动脉上的像葡萄串一样的微型动脉瘤破裂所致。微型动脉瘤的形成和高血压有密切联系。此外，高血压也造成小动脉硬化，导致坏死性血管变性引发出血。刚果红淀粉样血管病是老年人脑出血的病因之一，近年有逐渐增加的趋势。在不伴高血压的老年人，脑皮质及脑膜小血管的中层和外膜内有嗜伊红淀粉样蛋白沉积，形成脑淀粉样血管病变。它多见于非高血压性的脑叶内出血病例。近来发现载脂蛋白 E 和脑淀粉样血管病的脑出血有关。载脂蛋白 E 可促进血管内淀粉样蛋白的沉积，而加重血管壁的病变。

有报道发现低血清胆固醇血症（低于 160 mmol/L）是脑出血的危险因子，会增加脑内出血的发生率及死亡率，尤其在男性。机制尚不清楚。

脑出血其他病因有脑血管畸形、动脉瘤破裂、凝血障碍、应用抗凝药物或溶栓药物、肿瘤出血、毒品及滥用药物等。

原发性脑出血的典型病理表现是一个大的血液融合区，其内的血液凝块数周后会逐渐被吞噬细胞吞噬吸收，原出血灶成为一个塌陷的腔，内可含有少量微黄色的水样液体，腔壁内衬以含有含铁血黄素的巨噬细胞。急性期出血周围的脑组织水肿明显。出血可以破坏周围的脑组织，血液溶解吸收后，腔的周围脑组织形成一个软化带。

二、护理评估

（一）病史

了解起病的方式、速度及有无明显诱因。是否在白天活动中发病，是否因情绪激动、过分兴奋、劳累、用力排便或过度紧张。起病前有无头昏、头痛、肢体麻木和口齿不利。起病后主要的症状特点，是否存在头痛、呕吐、打呵欠、嗜睡等颅内高压症状。既往有无高血压、动脉粥样硬化、血液病和家族脑卒中病史。了解目前的治疗与用药情况，是否持续使用过抗凝、降压等药物。评估患者及家属心理状态，有无焦虑、恐惧、绝望等心理。

（二）身体状况

起病急骤，绝大多数患者出现不同程度的意识障碍，并伴有头痛、恶心、呕吐等急性颅内压增高症状。重症者迅速进入深昏迷，呕吐咖啡状胃内容物，面色潮红或苍白，双侧瞳孔不等或缩小，呼吸深沉，鼾声大作，大小便失禁或潴留。

根据出血部位可相应地出现神经系统症状和体征。

1. 基底核区出血

为高血压性脑出血最好发的部位，约占脑出血的 60%。而该区又以壳核出血为最多见，系豆纹动脉破裂所致，约占脑出血的 60%。由于出血经常波及内囊，临床上又称为内囊出血。根据症状，分为轻重两型。

1）轻型：多属壳核出血，出血量一般为数毫升至 30 ml，或为丘脑出血，出血量仅数毫升，出血限于丘脑或侵及内囊后肢。主要表现有以下几点。

（1）突然发生的头痛、恶心和呕吐。

（2）一般无意识障碍或有嗜睡、昏睡。

（3）病灶对侧有轻偏瘫。

（4）病灶对侧可出现偏身感觉障碍及偏盲。

（5）优势半球出血可出现失语。

2）重型：多属壳核大量出血，向内扩展或破入脑室，出血量可达 160 ml，或丘脑较大量出血、血肿及内囊或破入脑室。主要表现有以下几点。

（1）突然发生的剧烈头痛。

（2）频繁呕吐，可伴胃肠道出血，吐出咖啡色样胃内容物。

（3）意识障碍严重，呈昏迷或深度昏迷，鼾声呼吸。

（4）病灶对侧完全偏瘫。

（5）大多数患者脑膜刺激征阳性。

（6）两眼球可向病侧凝视或固定于中央位，丘脑出血患者两眼球常向内或内下方凝视。

（7）病情进一步发展，血液大量破入脑室或损伤丘脑下部及脑干，昏迷加深，可出现去大脑强直症状。

（8）脑水肿进一步加重，可发生颞叶沟回疝或枕骨大孔疝，病灶侧瞳孔散大，或两侧瞳孔散大，呼吸功能障碍等。

2. 脑叶出血

脑叶出血又称皮质下白质出血，占脑出血的 15%，仅次于壳核出血。发病年龄 11～80 岁不等。中青年的脑叶出血多由脑血管畸形或脑动脉瘤破裂所致，老年人主要见于高血压脑动脉硬化。临床症状可分为 3 组：

1）无瘫痪及感觉障碍者约占 25%，出现头痛、呕吐、脑膜刺激征和血性脑脊液，仔细检查还可发现与病变部位相应的体征，如偏盲及象限盲，各种类型不全失语和精神症状。

2）有瘫痪和躯体感觉障碍者，约占 65%，出血多位于额、顶叶，临床表现虽有偏侧体征，但上、下肢瘫痪程度或运动与感觉障碍程度明显不一致。

3）发病即昏迷者，出血量大，约占 10%。脑叶出血多数预后良好。

3. 丘脑出血

丘脑出血较少，占 5%～10%。主要为丘脑膝状体动脉或丘脑穿通动脉破裂出血，前者出血位于丘脑外侧核，后者位于丘脑内侧核。症状和病情取决于出血量的大小，但该部位出血有其特殊表现：可有丘脑性感觉障碍，出现对侧半身深浅感觉减退、感觉过敏或自发性疼痛。另外还可出现丘脑性痴呆，如记忆力和计算力下降、情感和人格障碍等。有时出现眼球活动障碍如双眼垂直性活动不能，两眼常向内或内下方凝视。若出血量大时，除了上述症状，还因血肿压迫周围组织，而出现类似于壳核出血的临床表现，病情重，预后不佳。丘脑出血量少者，除了感觉障碍外，无其他表现，有的甚至没有任何症状。

4. 桥脑出血

重症常迅速波及双侧，瞳孔呈针尖样，中枢性高热，双侧面瘫和四肢强直性瘫痪。

出血破入第四脑室呈深昏迷、高热、抽搐，终因呼吸衰竭而死亡。轻症常累及单侧，表现为交叉性瘫痪，即病灶侧面瘫、外展麻痹或面部麻木，对侧上下肢瘫痪，头和双眼偏向健侧，双眼凝视。

5. 中脑出血

轻者可表现为一侧或两侧动眼神经不全瘫，或 Weber 综合征；重者昏迷，四肢软瘫，迅速死亡。

6. 小脑出血

暴发型者常突然死亡。多数突感后枕部疼痛、眩晕、呕吐、复视、步态不稳、眼震而无肢体瘫痪。病情常迅速恶化进入昏迷。后期因压迫脑干可有去大脑强直发作，或因颅内压升高产生枕骨大孔疝而死亡。

7. 脑室出血

可由脉络丛血管破裂引起，但大多数是由脑出血时血肿破入脑室所致。常于起病 1~2 小时陷入深昏迷，四肢弛缓性瘫痪，或出现中枢性高热、去大脑强直、顽固性呃逆、瞳孔忽大忽小或左右不等、皮肤苍白或发绀、血压下降，多在 24 小时内因呼吸循环衰竭死亡。

（三）实验室及其他检查

1. 脑脊液检查

脑出血常破入脑室系统而呈血性脑脊液，可占全部脑出血病例的 86%~90%，约有 15% 的患者脑脊液清晰透明，蛋白增高。脑出血影响下丘脑，可有血糖及尿素氮升高。醛固酮分泌过多可致高血钠症，血液中免疫球蛋白增高。一周后脑脊液为澄黄或淡黄色，2~3 周脑脊液为清亮。

2. 小便检查

常可发生轻度糖尿与蛋白尿。有人报道脑出血病例中有 16% 出现暂时性尿糖增加，38% 出现蛋白尿。

3. 颅脑 CT 检查

CT 显示的特征是出血区密度增高，据此可确定脑出血的部位、大小、程度及扩散的方向。急性期可显示脑实质或脑室内血肿，呈高密度块影，血液可扩散至蛛网膜下腔，血肿周围脑水肿呈低密度改变，血肿和脑水肿引起脑瘤效应，以及脑室扩大等脑积水表现。

三、护理目标

1）患者意识障碍程度减轻。
2）无脑疝及消化道出血，或其先兆症状得到及时控制。
3）主动接受康复治疗。
4）无压疮发生。
5）无感染症状发生。

四、护理措施

（一）一般护理

1. 休息与安全

急性期应绝对卧床休息，抬高床头 15°~30°，以促进脑部静脉回流，减轻脑水肿；侧卧位，防止呕吐物反流引起误吸；头置冰袋或冰帽，以减少脑细胞耗氧量；发病 48 小时内避免搬动，保持环境安静，严格限制探视，避免各种刺激，避免咳嗽和用力排便，进行各项护理操作，如翻身、吸痰、鼻饲、导尿等均需动作轻柔，以免加重出血。

2. 饮食护理

禁食 24~48 小时，发病 3 日后，如不能进食者，鼻饲流质饮食，以保证营养供给。

3. 大小便护理

便秘者可用缓泻剂，排便时避免屏气用力，以免颅内压增高。尿潴留者，应及时导尿，留置导尿者用 1:5 000 呋喃西林液膀胱冲洗，每日 1~2 次，防止泌尿系统感染。

4. 生活护理

同脑血栓形成患者护理。

（二）病情观察与护理

1. 密切观察病情变化

详细记录患者意识、瞳孔、体温、呼吸、血压、脉搏的变化。定时观察瞳孔、意识改变，如昏迷加深、病灶侧瞳孔散大、对光反应迟钝或消失，即为脑疝症状，应立即静脉滴注脱水降颅压药物，同时通知医生进行抢救。

2. 注意呼吸频率、节律及形式

如呼吸由深而慢变为快而不规则或呈双吸气、叹息样、潮式呼吸，提示呼吸中枢受到严重损坏，按医嘱给予呼吸兴奋剂。呼吸过速者，注意可能引起碱中毒。

3. 观察心率及其他变化

观察心率、心律变化，观察呕吐物及大便的颜色及性质，如呕吐物为咖啡色及大便呈柏油样，应密切观察血压、脉搏变化，并做好输血准备。

4. 密切观察药物疗效及反应

如甘露醇要保持滴速不宜太慢，药液不要外渗。另外，还要及时查血、尿常规及血生化，防止发生水、电解质紊乱及肾功能障碍。同时输液速度不宜太快，以免增加心脏负担，影响颅内压。

5. 做好术前准备

需开颅手术清除血肿者，要做好术前准备及术后护理。

6. 恢复期

恢复期应配合针灸、按摩、理疗等，加强局部肌肉及关节的功能锻炼。

五、健康指导

预防脑出血的发生和再发，关键是控制高血压，定期监测血压，有规律地接受降压药物治疗等。适当的锻炼身体，如太极拳、太极剑和医疗气功等，平时应生活规律，劳逸结合，心平气和，戒除烟酒，以防止诱发高血压性脑出血。脑出血的急性期病死率虽高，但如能及时抢救，合理治疗，坚持康复训练，有半数或更多的患者可能存活，半数以上的患者可重获自理生活和工作能力。此外，要教育患者要克服急躁、悲观情绪，预防再次发生脑出血。

（庄乾芬）

第十七章 外科疾病患者的护理

第一节　细菌性肝脓肿

细菌性肝脓肿是由化脓性细菌感染肝脏后，未及时治疗而形成脓肿，亦称化脓性肝脓肿。临床以突发寒战、高热、肝区疼痛、肝区压痛和叩击痛为主要表现。本病多见于男性，但近年来性别差异已不明显，可发生于任何年龄，中年以上者约占 70%。

一、病因和发病机制

正常的肝脏是无菌的，如有少量细菌进入，可被肝脏所清除。但在因各种原因导致机体免疫功能下降时，则进入肝脏的细菌不易被清除，可引起细菌性肝脓肿。细菌性肝脓肿的病原菌多为大肠埃希菌、葡萄球菌、链球菌及厌氧菌。细菌可通过以下途径进入肝脏。①胆道系统：为最常见的病因，细菌可经胆道上行至肝脏，形成脓肿，如急性化脓性胆管炎；②门静脉系统：较少见，如化脓性阑尾炎；③肝动脉：常见于败血症或脓毒血症；④淋巴系统：肝脏附近的炎症，如胆囊炎、十二指肠穿孔、膈下脓肿等，细菌常经淋巴管道入肝；肝外伤后继发感染，细菌可直接入肝；⑤其他：为隐源性肝脓肿，即一些原因不明的肝脓肿。

细菌性肝脓肿的病理变化与细菌的传入途径、种类、毒性、患者抵抗力的强弱和治疗及时与否等因素有密切关系。化脓性细菌侵入肝脏后，发生炎症反应，或形成许多小脓肿，在适当的治疗下，散在的小脓肿，多能吸收机化，但在病灶较密集部位由于肝组织破坏，小的脓肿可融合成一个或数个较大的脓肿。细菌性肝脓肿可以是多发的，也可以是单发的。因为肝脏血运丰富，在肝脓肿形成发展过程中，大量毒素被吸收后呈现较严重的毒血症，患者发生寒战、高热、精神萎靡等。

二、护理评估

（一）病史

起病前常有原发感染病灶及其临床症状，如胆道化脓性感染或全身脓毒血症、败血症等。但约有半数患者发病原因和诱因不明显。

（二）身体状况

起病急，常见寒战、高热，是最早，也是最常见的症状；右上腹痛明显并牵涉至右肩背部，出现刺激性咳嗽或呼吸困难、食欲降低、乏力、出汗、贫血、恶心、呕吐，少数患者还出现腹泻、腹胀及恶性呃逆。查体可见肝脏肿大并有压痛和叩击痛。右上腹腹肌紧张，右季肋部饱满、水肿、压痛。部分患者有黄疸。少数患者可出现右肺底呼吸音减弱、啰音。

（三）实验室及其他检查

1. 血常规

血常规白细胞及中性粒细胞计数显著增高。

2. 诊断性穿刺

诊断性穿刺可抽出黄白色脓液，标本送细菌培养和药物敏感试验。

3. 血液细菌培养

血液细菌培养在急性期约1/3患者呈阳性。

4. 胸部 X 线片

胸部 X 线片显示右膈升高，活动受限，常有胸腔积液，肝影增大，偶见膈下气液面。

5. 超声波检查

B 超是最有效的检查方法，能显示脓肿的位置、大小和数目。为确定穿刺点提供依据。

6. CT 检查

肝脓肿的 CT 检查可以发现肝内较正常肝组织密度低的占位病变，但其影像学特点为非特异性，有时很难与其他占位性病变鉴别。

7. 肝动脉造影

肝动脉造影可发现脓肿使局部血管弯曲并移位，脓肿为无血管区，其周围显示"月晕"。此法有助于脓肿与肝癌的鉴别，故必要时可选用。

8. 肝穿刺

可在触痛最明显的肋间穿刺，最好在 B 超引导下进行。抽出脓液即可确诊。

三、护理措施

（一）一般护理

1）应绝对卧床休息，宜左侧卧位，以减低肝包膜张力而减轻疼痛。

2）给予高蛋白、高碳水化合物、多维生素、低脂肪而易消化饮食。高热者多饮水。

3）高热者按发热护理常规护理。

4）气促或呼吸困难者取半卧位，并给予氧气吸入。

5）做好患者的口腔护理，睡前、晨起、饭后协助患者漱口。出汗多者及时擦干汗液，更换被服，避免受凉。

6）主动地关心患者，及时满足患者生理上的护理需要。

（二）病情观察与护理

1）观察热型的变化和腹痛的部位和性质，如患者出现剧烈腹痛伴腹膜刺激症状，提示有巨大肝脓肿破裂的可能，应立即通知医生。

2）大量联合应用抗生素，应观察疗效和药物反应。需要肝穿刺抽脓时，应做好术前准备，术中配合并注意患者的反应和呼吸、脉搏、血压的变化。观察脓液的颜色、性质，并及时送检。若为切开引流，应注意保持引流管的通畅，准确记录引流量。

四、健康指导

细菌性肝脓肿是继发性疾病，如能早期治疗原发病灶，是可以预防的，即使在肝脏早期感染时，如能及时进行治疗，给予全身支持疗法，增强机体抵抗力，合理应用抗菌药物等，也可以防止肝脓肿形成。

（张宗伟）

第二节　阿米巴性肝脓肿

阿米巴性肝脓肿是肠道阿米巴病最常见的并发症，大多为单发性的大脓肿，好发于肝右叶，尤以右肝顶部多见。

一、病因和发病机制

溶组织阿米巴是唯一致病的阿米巴。机体或肠道抵抗力降低时，阿米巴滋养体侵入肠壁，形成溃疡；阿米巴滋养体再经肠壁破损处的静脉、淋巴管或直接侵入肝脏。大多数滋养体在肝脏中被灭活，少数存活并在门静脉内迅速繁殖播散，阻塞门静脉分支，造成局部缺血坏死；此外，阿米巴滋养体不断分泌溶组织酶，导致肝细胞坏死、液化及脓肿形成。阿米巴脓肿的脓腔较大，充满脓液，典型的脓液为果酱色（或巧克力色），较黏稠，无臭、无菌。

二、护理评估

（一）病史

多有阿米巴肠病或腹泻病史，一般发生于腹泻后 1~2 周或 1 个月。

（二）身体状况

以持续发热、右上腹肝区持续隐痛为本病最常见的症状，同时可扪及肿大、压痛的肝脏。虽本病继发于肠道阿米巴感染，但痢疾症状并不明显。早期多有畏寒、发热、乏力、食欲缺乏、恶心等。脓肿穿破至胸腔可引起脓胸、肺脓肿或支气管瘘，脓肿穿破至腹腔可产生腹膜炎，左叶肝脓肿可穿破至心包引起心包炎。

（三）实验室及其他检查

1. 血常规

白细胞计数和嗜中性粒细胞增高，血红蛋白降低，血沉增快。

2. 大便检查

伴有阿米巴肠病者可找到溶组织阿米巴滋养体或包囊。

3. 肝功能检查

肝功能检查 ALT、γ - 谷氨酰转肽酶、碱性磷酸酶轻度增高。

4. 血清学检查

应用间接血凝、酶联免疫吸附或间接荧光试验等方式可检测到血清阿米巴抗体，阳性率在 90% 以上。

5. X 线检查

胸腹部透视见右膈运动受限制，膈肌升高。

6. 肝放射性核素扫描

肝放射性核素扫描可见肝区占位性病变。

7. CT 检查

CT 检查见肝区含液性占位性病变。

8. 肝脏试验性穿刺

在超声定位下肝脏试验性穿刺可抽到脓液，并进行脓液培养或找阿米巴。

9. B 超检查

B 超检查肝区有脓腔液平段，对诊断及确定脓肿位置、数目和大小均有很大价值，并可引导穿刺确诊。

10. 诊断性治疗试验

对于脓肿较小未能经穿刺明确诊断者，可应用甲硝唑试验治疗，若应用甲硝唑治疗 3～4 天体温明显下降，自觉症状显著改善者，诊断基本确立。

三、护理目标

参见细菌性肝脓肿。

四、护理措施

1）患者应卧床休息，贫血及营养不良者，应注意补充蛋白质、维生素及热量，加强营养，吃一些养肝补血的食品，如猪肝之类。

2）嘱患者多取左侧卧位以减轻疼痛，注意观察肝区疼痛的性质和部位。若有脓肿向周围组织穿破征象，立即通知医生。

3）需肝穿刺抽脓时，应备好用品，并协助医生操作，抽出的脓液及时送检。

4）熟悉药物用法，并注意观察药物毒副反应。发现异常，及时通知医生处理。

五、健康指导

1）指导患者（家属）识别并及时报告体温异常的表现。

2）高热家庭护理指导。

3）高碳水化合物、富含维生素、低脂易消化饮食。

（张宗伟）

第三节　门静脉高压症

门静脉高压症是指门静脉未加阻断情况所测得的压力。门静脉压正常值为 13～24 cmH$_2$O，平均为 18 cmH$_2$O 左右，比肝静脉压 5～9 cmH$_2$O 高。如果压力高于 24 cmH$_2$O，可定义为门静脉高压症。门静脉高压症发生在门静脉血流受阻，血液瘀滞时。门静脉压力增高后，临床表现为脾肿大、脾功能亢进，进而发生食管胃底静脉曲张，呕血和黑便以及腹水等症状。传统的治疗方法是针对门静脉高压症的并发症进行治疗，其疗效是公认的、有效的。自 1980 年以来，肝移植已经成为外科治疗终末期肝病的有效手段，存活率已超过 75%。

门静脉主干由肠系膜上静脉和脾静脉汇合而成。脾静脉收集肠系膜下静脉的血液，其血流约占门静脉血流的 20%。门静脉主干是在第一肝门处分成左右两支进入左右半肝，并逐渐分支最终和肝动脉小分支汇合于肝小叶内的肝窦，即肝的毛细血管网。随后入肝小叶内的肝窦，即肝的毛细血管网。入肝小叶的中央静脉，再经肝静脉而入下腔静脉。因此，门静脉系位于毛细血管网中间，一端连胃、肠、脾、胰的血管网，另一端是肝小叶内的肝窦。由此可见肝的双重血液供应，以门静脉的血供应为主，占肝总血量的 70%～75%。门静脉血含氧量较体循环的静脉血高，故门静脉对肝的供氧量几乎和肝动脉相等。此外，门静脉系统内无瓣膜控制血流方向，与腔静脉之间有四处交通支。

（一）胃底、食管下段交通支

门静脉血流可通过胃冠状静脉、胃短静脉经此处交通支与奇静脉、半奇静脉的分支吻合后流入上腔静脉。

（二）直肠下端、肛管交通支

门静脉血流可通过肠系膜下静脉、直肠上静脉经此处交通支流入下腔静脉。

（三）腹壁交通支

门静脉血流可通过脐旁静脉与腹壁上静脉或腹壁下静脉吻合，分别流入上、下腔静脉。

（四）腹膜后交通支

在腹膜后，肠系膜上、下静脉与下腔静脉之间有许多分支相互吻合交通，构成腹膜后静脉丛。

在正常情况下，以上交通支血流量都很少，血流向肝侧。在门静脉高压症中，门静脉压力可高达 50 cmH_2O，此时门静脉血液即产生反常血流，通过上述四处交通支流入腔静脉。

一、病因和发病机制

根据阻塞部位可分为肝前性（门静脉阻塞），如先天性闭锁、栓塞或外周压迫等；肝内性，如肝炎后肝硬化、乙醇性肝硬化、血吸虫性肝硬化、胆汁性肝硬化等；肝后性，如 Budd – Chiari 综合征等。在我国主要是由肝炎后肝硬化引起。

肝炎后肝硬化，由于肝小叶内纤维组织的增生和肝细胞再生所形成的压迫，使肝小叶内的肝窦狭窄、闭塞，门静脉血流受阻于窦前或窦后，门静脉高压的病理变化以肝细胞病变为主，肝功能大多严重受损。血吸虫病性肝硬化，由于血吸虫卵沉积在肝小叶汇管区内的门静脉小分支，使管腔变窄，血流于肝窦前受阻，基本病理改变以肝间质病变为主，肝功能受损程度较轻。肝硬化后，肝动脉小分支和门静脉小分支之间的交通支大量开放，压力较高的肝动脉血，直接注入门静脉系统，使门静脉压力更高。压力超过 25 cmH_2O 时，可引起食管胃底静脉曲张破裂出血。主要病理变化为：

（一）脾肿大

门静脉血流受阻后，首先出现脾脏充血、肿大。脾窦长期充血使脾内纤维组织和脾髓细胞增生，引起脾破坏血细胞的功能增加，血液中红细胞、白细胞和血小板均减少。

（二）交通支扩张

由于正常的肝内门静脉通路受阻，门静脉又无静脉瓣，上述的四处交通支显著充血、曲张。临床上最重要的是胃底食管下段静脉交通支曲张，它离门静脉主干及腔静脉主干较近，压力差最大，因而受门静脉高压的影响也最早、最显著。该处静脉曲张后，可使覆盖的黏膜变薄，血管弹性差，易受胃液反流的侵蚀和粗糙食物的损伤。当患者腹内压骤增。如剧烈咳嗽、打喷嚏、恶心、呕吐、用力排便、负重因素等，可导致食管胃底静脉曲张破裂，引起急性大量出血。其他三处交通支也可发生静脉曲张，如直肠上下静脉曲张、充血，形成继发性痔；前腹壁静脉曲张及腹膜后小静脉的曲张、充血，一般不引起严重的不良后果。

（三）腹水形成

门静脉压力的升高，使门静脉系统毛细血管床的滤过压增加，与产生腹水有一定的关系，大量肝内淋巴液漏入腹腔，形成腹水。但是，主要原因是由于肝硬化后肝功能减退，血浆白蛋白合成障碍，使血浆渗透压降低，导致腹水和水肿。此外，肝功能不全时，肝内类固醇激素如醛固酮和垂体后叶的抗利尿激素分泌增多，促使肾小管对钠及水的重吸收增强，导致水钠潴留。因此，腹水形成是多种因素综合的结果。

二、护理评估

（一）病史

主要包括有无：①慢性肝炎、肝硬化、血吸虫病史；②长期大量饮酒史。

（二）身体状况

门静脉高压症的主要临床表现为脾肿大、脾功能亢进、上消化道出血、腹水，部分患者还有黄疸等症状。

1. 脾肿大、脾功能亢进

脾肿大是门静脉高压症突出的症状，其增大的程度不一，通常可在左侧肋缘下摸到或到达脐部，甚至达脐下。初期肿大时质地柔软，活动度亦大，晚期由于脾内纤维组织增生而变硬，脾周围粘连而活动度减少。一般情况下，脾脏愈大，其功能亢进愈严重，白细胞、红细胞、血小板均减少。

2. 上消化道大出血

曲张的食管及胃底静脉一旦破裂，即可发生急性大出血。一般以呕血为主，血色鲜红，并有血块。由于门静脉压高，肝功能不良致凝血功能障碍及血小板减少，出血不易自止。大出血后容易导致肝组织严重缺氧、肠道内积血经不完全消化和细菌分解产生氨，均可诱发肝昏迷的发生。部分患者可在第一次出血时即死亡，有些病例的出血呈自行停止，但多数患者在第一次出血后 1～2 年再次发生大出血。

3. 腹水

腹水为肝功能损害的表现，腹水的程度同肝功能有关。上消化道大出血、并发感染常可加剧腹水的形成。

（三）实验室及其他检查

1. 血象

脾功能亢进时，都有血细胞计数减少，以白细胞和血小板的计数改变最为明显。

2. 肝功能检查

肝功能检查可见不同程度的肝功能损害，絮状、浊度试验呈阳性；血浆白蛋白降低而球蛋白增高。白、球蛋白比例可倒置，凝血酶原时间可延长。

3. X 线钡餐检查

X 线钡餐检查可显示食管及胃底静脉曲张，表现食管及胃底黏膜紊乱，呈蚯蚓状或吞蚀样改变。

4. 内镜检查

内镜检查可见食管及胃底静脉曲张，一般曲张呈蓝色，如呈樱桃红色则预示静脉壁很薄，不久将破裂。

5. 超声检查

超声检查可见进肝波不光整，实质内回声不匀等肝硬化波型。同时可确定脾肿大和腹水。

三、护理目标

1）患者未出现出血、肝性脑病、静脉血栓等并发症。
2）患者的体液不足得到改善。
3）患者的腹水减少，体液平衡能得到维持。
4）患者肝功能和营养状况得到改善。
5）患者能正确描述预防再出血的有关知识。

四、护理措施

（一）心理护理

门静脉高压症患者因长期患病对战胜疾病的信心不足，一旦并发急性大出血，会极度焦虑、恐惧。因此在积极治疗的同时，应做好患者的心理护理，减轻患者的焦虑，稳定其情绪，使之能配合各项治疗和护理。

（二）预防上消化道出血

1. 休息与活动

合理休息与适当活动，避免过度劳累，一旦出现头晕、心悸和出汗等不适，立即卧床休息。

2. 饮食

禁烟、酒，少喝咖啡和浓茶；避免进食粗糙、干硬、带骨、渣或鱼刺、油炸及辛辣食物；饮食不宜过热，以免损伤食管黏膜而诱发上消化道出血。

3. 避免引起腹压升高的因素

如剧烈咳嗽、打喷嚏、便秘、用力排便等，以免引起腹内压升高诱发曲张静脉破裂出血。

（三）改善营养状况，保护肝脏

1. 加强营养调理

肝功能尚好者，宜给高蛋白、高热量、高维生素、低脂饮食；肝功能严重受损者，补充支链氨基酸，限制芳香族氨基酸的摄入。

2. 纠正贫血、改善凝血功能

贫血严重或凝血功能障碍者可输注新鲜血和肌内注射维生素 K，改善凝血功能。血浆白蛋白低下者，可静脉输入人体白蛋白等。

3. 保护肝脏

遵医嘱给予肌苷、乙酰辅酶 A 等保肝药物，避免使用红霉素、巴比妥类、盐酸氯丙嗪等有损肝脏的药物。

（四）术前护理

1）门静脉高压肝硬化患者，长期患有肝病，一旦并发急性大出血，会极度恐惧、紧张、焦虑或对疾病失去信心，通常要求医护人员尽快帮助止血。护士应尽量满足患者的要求，如通知家属来院，适时向患者解释所有处理过程，提供亲切的语言保证；插三腔双气囊管对患者是痛苦的过程，护士应安慰鼓励、具体指导使插管顺利完成，稳定患者情绪并使之理解如与医护人员积极配合，及时止血是可能的。如遇患者不能讲话，可用笔谈。

2）迅速把患者安置到有抢救医疗设备和安静、温暖的病室，如重症监护室、外科抢救室等。及时清理血迹和倾倒呕吐物，避免在病床边讨论病情，按医嘱给镇静剂，使患者情绪安定，产生安全感，减少再出血。分流术后24～48小时，平卧位，避免体位变动。

3）按普通外科术前准备护理。

4）给予高热量、多维生素、低脂肪饮食，有腹水者给低盐饮食，避免进食油炸、硬韧食物。

5）除无法控制的大出血以外，均应首选中西药物综合治疗，补充营养，增强全身抵抗力。

6）肝功能障碍者，应给予保肝治疗，按医嘱给予能量合剂、维生素K、维生素C等。

7）密切观察病情变化，如有出血现象，嘱患者卧床休息，并及时通知医生。

8）在急性出血期，应用三腔双气囊管压迫止血，并做好三腔双气囊管的护理。

（1）置管前检查：可先在胃、食管气囊内分别注气200 ml和150 ml，放在水中观察有无气泡溢出，无漏气可浸泡消毒。

（2）解释插管目的：是抢救生命的紧急措施，告诉患者注意事项。

（3）导管插入，在咽喉部喷黏膜麻醉剂，口服液状石蜡，轻柔地由患者鼻腔或口腔插入，随呼吸和吞咽缓慢下送50～60 cm，抽吸通胃腔管端，若有胃液和血液时，证明已在胃腔内。

（4）向胃气囊内注气200～300 ml，用止血钳夹住管尾，以不漏气为准。稍外拉，使气囊紧贴胃和食管交界处，在管端扎粗纱绳，将0.5 kg重量通过滑车悬吊架牵拉导管，床脚稍抬高，利用反牵引力压迫胃底，取得止血效果。若持续出血，则向食管气囊注气100～150 ml，并用止血钳夹住，同时压迫食管和胃底。

（5）胃管连接胃肠减压，可观察压迫止血效果。若有新血液，说明止血失败，或发生再出血。

（6）定时降低气囊压力以预防组织受伤。

（7）及时清理口腔及食管上段分泌物，预防吸入性肺炎。

（8）保持外鼻孔清洁及润滑，或置衬垫物，以预防管壁压迫引起的鼻孔糜烂。

（9）三腔双气囊管的每一管口都应有标签，床边还应备有剪刀。一旦发生胃囊破裂，食管囊滑出时，应立即将管子剪断拉出，以免引起气道阻塞。

9）行选择性分流者，须备供血管区皮肤，根据需要做肠道准备。

10）术日晨放置胃管，选择胃管要粗细适中，插管时，涂液状石蜡后缓慢插入。

（五）术后护理

1）术后1~2天严密观察腹腔内有无出血，注意保持腹腔引流通畅，记录引流量及性质。

2）禁食、输液，待肠蠕动恢复后，拔出胃管，进流质饮食。行门腔静脉分流术者，要限制蛋白质入量，忌用含氨药物。包括给大剂量保肝药物，精氨酸、谷氨酸钠、支链氨基酸等。

3）施行分流术者，术后须取平卧位，2~3天改为斜坡位或半卧位，5天后可酌情下地活动。

4）分流术后注意预防肝昏迷是术后护理重要的一环，如发现患者出现反应迟钝、嗜睡、答非所问等现象，应及时与医生联系，并给予积极处理。

5）术后如发生腹痛、腹胀及腹膜炎征象，应及时通知医生。

6）术后发热（脾后热）要对症处理。

7）施行分流术者，出院时嘱患者家属注意观察患者有无出血及肝昏迷症状，如有异常应及时就医。

（六）腹水的护理措施

1）向患者解释腹水形成的常见原因，解释门脉高压症、血浆胶体渗透压降低以及钠、水潴留的含义和在腹水形成中的作用。

2）按照医嘱提供液体量及其他治疗。

3）每日定时测量腹围及体重，并做记录。

4）向患者宣传自我保健的有关知识，如饮食调节、评估体重及腹围，及时向医生咨询等。

（七）预防肝昏迷

为减少肠道细菌量，使用非肠道吸收的抗生素，用轻泻剂刺激排泄，或生理盐水灌肠。避免胃肠道残血被分解，产生氨，引起肝性脑病。

五、健康指导

门静脉高压症的外科治疗并未解决肝硬化的问题，术后再出血、肝昏迷的危险仍然存在，故需终身加强保肝措施，切勿掉以轻心。一旦有出血征象，立即来院就诊。

1）无渣软食，避免食用粗糙、坚硬、多刺、油炸和辛辣的食管胃底，以免损伤食管胃底黏膜，诱发再出血。

2）饮食要有规律，少量多餐。以碳水化合物为主。

3）肝硬化患者饮食指导应根据患者的不同病情、病程给予高蛋白或低蛋白饮食。

应随时评估，避免患者/家属未能正确运用，如未出现肝昏迷，可酌情摄取优质高蛋白饮食（50~70 g/d）；有肝昏迷先兆症状时，应限制食物中蛋白质（<20 g/d）、钠盐和水的摄入量。

4）避免劳累和过度活动，保证充分休息。一旦出现头晕、心慌、出汗等症状，应卧床休息，逐步增加活动量。

5）保持安静、乐观、稳定的情绪，避免精神紧张、抑郁。

6）指导患者制订并完成戒烟、酒计划，认识必要性。

7）不穿过紧衣服，用软牙刷刷牙，避免用力解大便、打喷嚏及抬重物，减少出血的危险性。

8）指导患有严重的食管胃底静脉曲张症患者及家属掌握识别出血先兆和拟订一份急救计划，列举出急救电话号码。向患者及家属讲解该计划，帮助家属学会基本观察方法和主要急救措施。

（刘贝贝）

第十八章　妇产科疾病患者的护理

第一节 流 产

妊娠不足 28 周，胎儿体重不足 1 000 g 而终止者称流产。在妊娠 12 周前终止者称早期流产，在妊娠 12 周至不足 28 周终止者称晚期流产。流产分为自然流产和人工流产。自然流产的发病率占全部妊娠的 10% ~15%，多数为早期流产。

一、病因和发病机制

（一）染色体异常

染色体异常是流产的主要原因。早期自然流产时，染色体异常的胚胎占 50% ~60%，多为染色体数目异常，其次为染色体结构异常。数目异常多见三体、三倍体及 X 单体等；结构异常有染色体断裂、倒置、缺失和易位。染色体异常的胚胎多数结局为流产，极少数可能继续发育成胎儿，但出生后也会发生某些功能异常或合并畸形。若已流产，妊娠产物有时仅为一空孕囊或已退化的胚胎。

（二）环境因素

许多外界不良因素可以直接或间接对胚胎或胎儿造成损害。过多接触某些有害的化学物质（如砷、铅、苯、甲醛等）和物理因素（如放射线、噪声及高温等），均可引起流产。

（三）母体因素

1. 生殖器官疾病
1）先天性子宫畸形：子宫纵隔、单角子宫、双子宫等生殖器官疾病，因子宫发育不健全影响孕卵着床及发育，故易致流产发生。
2）肿瘤：子宫肌瘤是最常见的引起流产的生殖器官肿瘤，肌瘤本身除可影响孕卵着床及发育外，还可因引起子宫收缩从而导致流产。
3）宫颈内口松弛：先天性的宫颈内口功能不全或因损伤所致的继发性宫颈内口功能不全，伴随孕周的延长，宫腔内压力逐渐增大，宫颈难以承受更大的压力，而导致中期流产，这是习惯性流产诸多因素中最常见的原因之一。
2. 内分泌失调
雌孕激素的正常分泌是孕卵发育的基础，如果雌孕激素分泌失衡，必然导致胚胎发育受限或停止发育，从而导致流产。还有学者指出多囊卵巢综合征也可以导致流产。此外，如糖尿病、甲状腺疾病等因影响体内的生殖内分泌变化，也可造成流产。

3. 母体全身性疾病及其感染因素

母体在孕期患急性感染性疾病，或合并某些慢性疾病，如心脏病、肾炎、高血压等，可使胎盘发生梗死或早剥而致流产。巨细胞病毒、弓形虫病毒、支原体、沙眼衣原体、梅毒螺旋体以及类病毒体等感染也可引起流产。

4. 其他

精神心理因素如惊恐、抑郁；过度劳累、持重物、性交、行腹部手术、跌倒或其他外伤；妊娠期营养缺乏、过量吸烟等，均可发生流产。

（四）免疫因素

1. 组织相容抗原（HLA）

HLA 复合体定位于人的第 6 对染色体短臂的一个区段上，至少包括 4 个与移植有关的基因位点。正常妊娠时夫妇 HLA 不相容，可维持遗传的多样性，防止致死纯合子的产生。而习惯性流产夫妇间 HLA 抗原相容的频率较大，过多的共有抗原，阻止母体对妊娠作为异体抗原的辨认，不能刺激母体产生维持妊娠所需的抗体，从而缺乏抗体的调节作用，母体免疫系统易对胎儿产生免疫学攻击，而导致流产。

2. 抗磷脂抗体

抗磷脂抗体是一组自身免疫性抗体，其中包括狼疮抗凝抗体及抗心磷脂抗体。近年来研究发现，在自身免疫性疾病、某些感染及一些不明原因的疾患中，如抗磷脂抗体阳性，习惯性流产发生率极高。抗磷脂抗体不是作用于妊娠早期导致流产，而是作用于妊娠中、晚期使胎儿死亡，因此，抗磷脂抗体可能是中晚期流产的因素。

3. 抗精子抗体

研究发现，在反复自然流产（RSA）夫妇中，双方或男方血清中存在抗精子抗体。动物实验证明抗精子抗体有杀死胚胎的作用，提示该抗体的存在与 RSA 有关。抗精子抗体引起的流产，多发生在 3 个月以内的早期流产。

（五）其他

其他如血型不合，由于以往的妊娠或输血，致 Rh 因子不合的 ABO 血型因子在母体中产生抗体，此次妊娠由胎盘进入胎儿体内与红细胞凝集而产生溶血，以致流产；精神或神经因素，如惊吓、严重精神刺激等也都可致成流产。

早期流产多数因胚胎先死亡，继之底蜕膜坏死，造成胚胎及绒毛与蜕膜层剥离，血窦开放引起出血，剥离的胚胎组织如同异物，引起子宫收缩而被排出。所以早期流产，往往先有流血而后有腹痛。在妊娠 8 周以前绒毛发育尚不成熟与子宫蜕膜联系还不牢固，此时发生流产，妊娠产物多数可以完全从子宫壁剥离而排出，故流血不多。妊娠 8 ~ 12 周，胎盘绒毛发育繁盛，与蜕膜联系较牢固，此时发生流产，妊娠产物往往不易完整剥离排出，常因剥离不完全影响子宫收缩而出血较多。妊娠 12 周以后，胎盘完全形成，流产过程常与足月分娩相似，先有阵发性子宫收缩，然后排出胎儿及胎盘。但也有可能胎盘滞留于子宫腔中，引起大量出血。有时由于底蜕膜反复出血，凝固的血块包绕胎块，形成血样胎块稽留于宫腔内不易排出，时间久后，血红蛋白被吸收形成肉样胎块，有时胎儿被挤压，形成纸样胎儿，或钙化后称为石胎。

二、护理评估

(一) 病史

停经、阴道流血和腹痛是流产孕妇的主要症状。应详细询问患者停经史、早孕反应情况；阴道流血与阴道流血量及其持续时间；有无腹痛，腹痛的部位、性质及程度。此外，还应了解阴道有无水样排液，阴道排液的色、量及有无臭味，以及有无妊娠产物排出等。

对于既往病史，应全面了解孕妇在妊娠期间有无全身性疾病、生殖器官疾病、内分泌功能失调及有无接触有害物质等，以识别发生流产的诱因。

(二) 身体状况

1. 先兆流产

有停经史，阴道少量流血，下腹微痛，下坠，腰酸痛。子宫大小与闭经月份相符，宫口未开。早孕反应仍然存在，经过治疗，可继续妊娠，但也可能进一步发展为难免流产。

2. 难免流产

流产不可避免。由先兆流产发展而来。阴道流血增多，阵发性腹痛加重或出现阴道流水。宫颈口已扩张，胚胎组织或胎囊堵塞于宫颈口内，子宫大小与停经月份相符或略小。

3. 不全流产

妊娠产物已部分排出体外，尚有部分残留于宫腔内，由难免流产发展而来。

4. 完全流产

妊娠产物已全部排出，阴道流血逐渐停止，腹痛消失。

5. 过期流产

胚胎或胎儿在宫内已死亡 2 个月以上尚未自然排出者。多有先兆流产史，及（或）少量不规则阴道流血。宫颈口未开，子宫较停经月份小，质地不软。未闻及胎心。

6. 习惯性流产

自然流产连续发生 3 次或 3 次以上者。每次流产多发生于同一妊娠月份，其临床经过与一般流产相同。

7. 感染性流产

流产并发感染，患者发热、腹痛，阴道分泌物呈脓血性，味臭。子宫及附件压痛，严重者可形成炎性肿块或脓肿，甚至出现盆腔或弥漫性腹膜炎及（或）感染性休克。

(三) 实验室及其他检查

1. 妊娠试验

测定尿 HCG 定性，多采用酶联免疫法测定；为了进一步了解流产的预后，可以进行 HCG 的定量测定，多选用放射免疫法。

2. B 超检查

B 超检查目前应用较广，对鉴别诊断中确定流产类型有实际价值。疑为先兆流产者，可根据有无妊娠囊，有无胎心反射及胎动，确定胎儿或胚胎是否存活，可协助选择适当治疗方法。不全流产、稽留流产等均可借助 B 超检查加以确定。

3. 其他激素测定

其他激素测定主要有人胎盘催乳素（HPL）、雌二醇（E_2）及孕二醇等的测定，可辅助判断妊娠是否能继续或需终止。

4. 病理检查

排出物的病理组织切片检查有助于鉴别是否为妊娠产物，确定诊断。

5. 病原体检查

近年来发现流产与早期宫内感染关系较为密切，宫腔拭子的细菌培养结果有助于确定感染病菌，有利于治疗。对反复流产且原因不明者，应常规行 TORCH 检查。

6. 免疫学检查

对原因不明反复流产的夫妇双方须进行 ABO 血型及 Rh 血型测定，必要时可做 HLA 位点抗原检查。

三、护理目标

1）出院时，护理对象无感染征象。
2）先兆流产孕妇能积极配合保胎措施，继续妊娠。
3）护理对象能复述流产相关知识，从而使再次流产的发生率降低。

四、护理措施

（一）先兆流产患者的护理

1）除要了解患者的主诉外，还要注意她的生活环境、工作性质和家庭关系等，作为制订护理计划的参考资料。

2）为患者提供精神上的支持和心理治疗是非常重要的措施，让患者和家属保持镇静，恰如其分地宣传优生的重要性，说明当确实不能保胎时，应顺其自然，解除不必要的紧张气氛，给孕妇一个令心情舒畅且安静的休息环境。

3）对曾有流产史者，更应给予较多的精神支持和关怀，使其对未来抱有希望、充满信心。卧床休息、提供足够的营养，按医嘱给予适量对胎儿无害的镇静剂、孕激素等，对治疗先兆流产均有良好的效果。

（二）习惯性流产的护理

1）患者应卧床休息，禁止性生活和不必要的妇科检查。禁止灌肠。勿食辛辣刺激性食物。

2）加强心理护理，解除患者思想顾虑，避免过度紧张。

3）对于习惯性流产者，应做好宫颈缝合术的护理。

（三）难免流产和不全流产的护理

1）做好心理护理，安慰患者，准备外阴皮肤，及时送手术室清理宫腔。对于流血多者，要防止休克的发生。

2）刮宫后注意外阴清洁，禁坐浴两周。

3）出院时嘱患者1月内禁止性生活，采取避孕措施1~2年，寻找原因，以防止再次流产。

（四）过期流产的护理

1）确诊后不能自动排出胚胎，应行手术清除，并做好术前各项实验室检查，做好输液、输血准备。尽早施行刮宫或引产术。

2）术后注意子宫收缩、阴道流血和体温变化，发现异常及时报告医生处理。

（五）感染性流产的护理

1）注意做好床边隔离，防止交叉感染。

2）注意外阴清洁，半卧位以利于恶露流出。

3）每日用1:1 000新洁尔灭棉球擦洗外阴2次，控制感染后，按医嘱进行刮宫准备，如各项化验检查及术前各项准备工作。

（六）完全流产的护理

嘱患者适当休息，注意观察病情，排出物送病理检查。

五、健康指导

搞好出院卫生宣教。

（一）继续怀孕者

1）返家后仍需卧床休息。

2）避免从事粗重工作或剧烈活动。

3）教导孕妇自我观察流产征兆：①阴道出血现象；②腹痛；③基础体温下降。

4）按时接受产前检查。

（二）接受流产手术者

1）手术后一周内，不可从事粗重工作。

2）出血期间或手术后，两周内不宜性交、阴道灌注及用阴道塞剂。

3）指导患者流产手术后合并症的自我观察：①发热体温37.5℃以上及寒战现象；②阴道分泌物有恶臭现象；③严重腹痛、恶心、呕吐现象；④大量阴道出血或出血现象持续一周以上者，需到医院就诊。

（三）其他指导

1）注意饮食的均衡。

2）按时返院追踪检查。

3）提供避孕知识，宜于流产 6 个月后再怀孕。

（王新）

第二节　异位妊娠

正常妊娠时，受精卵着床于子宫体腔内膜，当受精卵于子宫体腔以外着床，称为异位妊娠，是妇产科常见的急腹症之一，若诊治不及时，可危及生命。异位妊娠包括输卵管妊娠、卵巢妊娠、腹腔妊娠、宫颈妊娠等，其中以输卵管妊娠为最常见。故本节主要介绍输卵管妊娠。

输卵管妊娠是妇产科的常见急腹症。根据孕卵在输卵管内着床部位的不同，分为间质部、峡部、壶腹部、伞部妊娠等，其中以壶腹部及峡部妊娠最常见。

一、病因和发病机制

（一）慢性输卵管炎

慢性输卵管炎为输卵管妊娠最常见的病因，淋病奈瑟菌、沙眼衣原体感染常引起输卵管内膜炎，可造成输卵管黏膜粘连，轻者可使宫腔狭窄、黏膜破坏、纤毛缺损，严重者宫腔完全堵塞。足月产和流产后感染引起的输卵管周围炎，使输卵管粘连、扭曲、宫腔狭窄、蠕动减弱。两种情况均可造成受精卵运动受阻。

（二）输卵管发育或功能异常

输卵管发育异常，如肌层发育不良、过长、弯曲、憩室，额外伞部，黏膜纤毛缺如等都是导致输卵管妊娠的因素。输卵管管壁肌肉无力或痉挛也可影响受精卵的运行而成为发病的原因。

（三）输卵管手术后

如输卵管吻合、造口、粘连分离等手术，均可由于手术仅部分恢复输卵管之通畅度而影响受精卵之运行。绝育术后则可能因结扎部位部分沟通或形成瘘管而导致输卵管妊娠。

（四）盆腔子宫内膜异位症

子宫内膜异位症引起的输卵管妊娠，主要由于机械因素所致。而异位在盆腔的子宫内膜，对孕卵有趋化作用，促使其在宫腔外着床。

（五）孕卵外游

孕卵外游移行时间过长，不能适时到达宫腔，或发育时日较长，孕卵已长大而无法通过相对狭窄的输卵管管腔。

（六）辅助生育技术后

辅助生育技术后异位妊娠的发生率为 5%，主要是下列因素。

1）不孕者自身的输卵管病变和多种异位妊娠的高发因素：盆腔炎、盆腔手术史、子宫内膜异位症、前次异位妊娠史等。

2）移植胚胎技术因素：包括置管过程、置入的数量和质量、胚胎冷冻移植等均为发生异位妊娠的因素。

3）激素环境：女性甾体激素和前列腺素 E 和 F 等能影响输卵管运动，"拾卵"前高雄激素水平可改变输卵管收缩功能，影响子宫内膜和输卵管内膜增殖，为异位妊娠形成因素之一。辅助生育技术后异位妊娠的发生部位：输卵管、卵巢、宫颈、腹腔易发生宫内宫外复合妊娠。

（七）计划生育有关因素

1）输卵管绝育术：手术后再通形成瘘管，导致绝育失败而致异位妊娠。

2）人工流产、中期妊娠引产和药物流产，常因消毒不严格，术后感染、炎症、内膜损伤，宫腔残留物引起炎症，成为异位妊娠的易感因素。因此，多次流产、引产者更易发生异位妊娠。

3）口服避孕药：复合型口服避孕药，同时抑制宫内妊娠和宫外妊娠。但用含大剂量雌激素片的事后避孕，避孕失败后则易致异位妊娠，其发生率占异位妊娠的 1/10。一般认为是由于高雌激素水平对输卵管和子宫内膜的不良影响，为异位妊娠制造了条件，国外使用的低剂量纯孕激素制剂，由于未完全抑制排卵功能，降低了输卵管平滑肌张力及正常功能，受精卵运行受到干扰，易致异位妊娠。

4）宫内节育器（IUD）：IUD 是否会增加异位妊娠发生率是有争议的。我国 13 个省市对 6 236 例 IUD 使用者作了前瞻性研究，观察时间 3 年，异位妊娠发生率 0.55%。Org 等指出，用 IUD 与不用 IUD 的异位妊娠危险性相同，但用 IUD 比口服避孕药者异位妊娠率大 3 倍，应用时间大于 25 个月者比短期应用者异位妊娠率大 3 倍。

（八）性传播疾病（STD）

STD 病原体导致宫颈管、宫腔黏膜、输卵管功能受到破坏，易致异位妊娠。

（九）其他

盆腔内肿瘤压迫或牵引，可使输卵管移位变形，阻碍孕卵通过而发生输卵管妊娠。

孕卵在输卵管内着床，由于输卵管管壁较薄，黏膜只有上皮缺少黏膜下组织，在孕卵种植后不能形成完整的蜕膜层，而且输卵管的血管系统亦不同于子宫，既不能抵御绒毛的侵蚀亦不能提供足够的营养，孕卵遂直接侵蚀输卵管肌层。绒毛侵及肌壁微血管，引起局部出血，进而由蜕膜细胞、肌纤维及结缔组织形成包膜。输卵管的管壁薄弱、管腔狭小，不能适应胎儿的生长发育，因此，妊娠发展到某一阶段即被终止（未破裂型）。如孕卵着床在靠近伞端的扩大部分——壶腹部，则发展到一定程度即以流产告终（流产型）。当胚胎全部流入腹腔（完全流产）一般出血不多；如部分流出（不完全流产）则可反复多次出血。如孕卵着床在狭窄的输卵管峡部，则往往招致输卵管破裂而发生严重的腹腔内大出血。

二、护理评估

（一）病史

应仔细询问月经史，以准确推断停经时间。注意不要将不规则阴道流血误认为末次月经，或由于月经仅过期几天，不认为是停经。此外，对不孕、放置宫内节育器、绝育术、复孕术、盆腔炎等与发病相关的高危因素予以高度重视。

（二）身体状况

1. 症状

1）停经：多数患者停经6周以后出现不规则的阴道流血，但有些患者因月经期仅过几天，误将不规则的阴道流血视为月经，也可能无停经主诉。

2）腹痛：病因多因突然腹痛而来就诊。腹痛多发生在排大便时或增加腹压时。开始为患侧下腹剧痛，呈持续性或间歇性，疼痛为钝痛、绞痛或欲便感的肛门坠痛，这是由于血聚集在直肠子宫陷凹处引起。出血多时可刺激腹膜产生全腹剧痛。血液达上腹刺激膈肌，则产生上腹痛及肩胛区放射性疼痛。

3）阴道流血：胚胎死亡常有不规则阴道流血，色暗红或深褐色，量少呈点滴状，一般不超过月经量，少数患者阴道流血量较多，类似月经。阴道流血可伴有蜕膜管型或蜕膜碎片排出，系子宫蜕膜剥离所致。阴道流血一般常在病灶去除后，方能停止。

4）晕厥与休克：其发生与内出血的速度和内出血的量有关。出血越多、越快症状出现越迅速、越严重。休克的严重程度与阴道流血量不成比例。由于骤然发生内出血及剧烈腹痛，患者常感头晕、眼花、恶心、呕吐、心慌，并出现面色苍白、四肢发凉乃至晕厥，诊治不及时患者将死亡。

2. 体征

1）一般情况：腹腔内出血较多时，呈急性贫血外貌。大量出血时则有面色苍白、四肢湿冷、脉搏快而细弱及血压下降等休克症状，体温一般正常，休克时略低，腹腔内血液吸收时，可稍升高，但不超过38℃。

2）腹部检查：全腹有压痛、反跳痛和移动性浊音。腹腔内出血如凝固、机化或与周围组织器官粘连，则可触到包块。

3）阴道检查：宫颈触举痛明显。直肠子宫陷凹如有积血，则后穹隆饱满并有触痛。子宫稍大而软。

（三）实验室及其他检查

1. 阴道后穹隆穿刺术

阴道后穹隆穿刺术是常用的辅助诊断方法，可获得90%的阳性率。

2. 尿妊娠试验

尿妊娠试验阳性有诊断意义，但用一般方法测定常为阴性，故不能只据本试验阴性而否定本病。

3. β-HCG放免测定

受精7~10天即可从血中测出β-HCG，宫内孕受精最初3周的β-HCG倍增时间为1.2~1.4天，4~6周为3.3~3.5天。若动态观察中发现低于此水平，则应疑宫外孕。动态观察与B超结合，更有助于早期诊断。β-HCG阴性或<10 mU/ml，可排除宫外孕。单纯β-HCG测定对异位妊娠的阳性率为93%。利用腹腔血测β-HCG，阳性率可达95.9%。近年应用β-HCG单克隆抗体酶标法检测尿或血中β-HCG，其灵敏度和特异性与放免法相似，方法简便，40分钟即有报告，尤其是适用于急诊患者。

4. B超检查

B超检查，可显示宫旁肿块或其中的胚囊和胎心搏动。

5. 子宫内膜组织检查和诊断性刮宫

子宫内膜组织检查和诊断性刮宫可肉眼观察阴道排出的组织无绒毛。

6. 腹腔镜检查

腹腔镜检查有助于提高宫外孕诊断水平，腹腔镜检查适用于未破裂型或流产型早期患者，大量出血伴休克者，禁用腹腔镜检查。腹腔镜下可见患侧输卵管肿大，呈紫蓝色，腹腔内可见少量出血或无出血。流产型还可见血从输卵管伞端流出。确诊后还可以在腹腔镜直视下，行输卵管孕囊穿刺，注药杀胚。

三、护理目标

1）患者出血性休克迅速得到纠正；非手术治疗期间不发生或及时发现出血性休克。

2）患者主诉疼痛减轻，舒适感增加。

3）患者能叙述出恐惧的原因和心理感受；主诉在心理和生理上舒适感增加，情绪稳定。

4）满足患者的基本生活需要。

四、护理措施

（一）一般护理

1）向孕妇及家属讲解疾病有关情况及治疗情况，使孕妇正确认识自己的病情并积极配合治疗。提供安静舒适的环境。关心体贴孕妇。

2）嘱孕妇绝对卧床休息，避免突然变换体位及用力排便等增加腹压的动作；保持大便通畅，防止腹胀及便秘。

3）及时送检化验单、备血及做好应急手术的准备。

4）对腹腔大出血的孕妇，嘱立即平卧、保暖，迅速建立静脉通道，遵医嘱及时给予吸氧、输血、输液、补充血容量。

5）积极配合做好各项检查及阴道后穹隆穿刺。

6）嘱孕妇禁食，送手术通知单，并按腹部急诊手术常规迅速完成术前准备，如普鲁卡因皮试、备皮、放置尿管等。

（二）病情观察与护理

1）注意观察腹痛的性质，如患者突感下腹部一侧撕裂样的疼痛，逐渐扩散到全腹，持续或反复发作，常伴有恶心、呕吐、突然晕厥、肛门坠痛、排便感，下腹部有明显的压痛、反跳痛。常为异位妊娠破裂表现，应立即报告医生，并协助处理。

2）注意观察体温、脉搏、呼吸、血压，出现休克征象如面色苍白、四肢厥冷、脉搏细弱、周身冷汗、血压下降等表现者应立即报告医生，并迅速做好抢救准备，输血、输液，抗休克，为挽救患者生命争取时机。

3）药物治疗早期未破裂型宫外孕，可避免手术带来的并发症，但无论用何种药物治疗异位妊娠，护士均要熟悉药物的不良反应及作用机制，并注意监测以下几点。

（1）连续监测血、尿或血 β-HCG 下降情况，一般每周不少于 2 次。

（2）注意患者血流动力学变化及腹痛、阴道流血情况。

（3）酌情复查 B 超、血象、肝功能、肾功能等。

（4）强调住院用药观察，绝对卧床休息，待病情稳定可轻微活动。

（5）注意营养、卫生，预防感染。

4）有手术指征需手术治疗者，应按妇产科手术前护理。准备腹部皮肤时，动作须轻柔，切勿按压下腹部。禁止灌肠，以免加重内出血。

5）手术后执行妇产科手术后护理。

五、健康指导

输卵管妊娠的预后在于防止输卵管的损伤和感染，因此，护理工作者应做好妇女的护理保健工作，防止发生盆腔感染。教育患者保持良好的卫生习惯，勤沐浴、勤换衣、性伴侣稳定。发生盆腔炎后，须立即并彻底治疗，以免延误病情。

（王新）

第三节　妊娠高血压综合征

妊娠高血压综合征（PIH）是妊娠特有的疾病，简称妊高征。临床表现为妊娠 20 周以后出现高血压、蛋白尿和水肿，严重时出现抽搐、昏迷、心肾功能衰竭，甚至母婴死亡。妊高征发病率为 9.4%，其围生儿死亡率为 16.6‰，孕产妇死亡率达 46.9/10 万。

高危人群：①家族中有高血压史，尤其是孕妇母亲有妊高征史。②患有慢性高血压、慢性肾炎、糖尿病者。③体型矮胖的孕妇，体重指数 >24 $\mu g/m^2$。④葡萄胎、羊水过多、双胎妊娠、巨大儿致子宫张力过高者。⑤低钙、贫血、低蛋白血症等营养不良患者。⑥初孕妇，年龄 <16 岁或 >35 岁者。⑦精神过分紧张者。

一、病因和发病机制

目前病因不明。近年来国内外学者对妊高征的病因进行了大量研究，提出了多种病因学说，诸如子宫—胎盘缺血学说、神经内分泌学说、免疫学说和慢性 DIC 学说等。

（一）子宫胎盘缺血学说

妊高征多发生于年轻的初产妇及高龄初产妇，尤其是双胎、羊水过多、葡萄胎时。其共性为：子宫张力大，子宫胎盘血流阻力增加，灌注量下降，局部缺血。这种状况造成胎盘合成的肾素增多，释放后进入血循环，引起肾素—血管紧张素—醛固酮系统活性增高导致小动脉痉挛、水钠潴留。因局部缺血影响具有显著扩张血管的前列腺素的生成障碍，使子宫的血液供应进入恶性循环。

（二）肾素、血管紧张素、醛固酮、前列腺素系统失常

妊高征时，子宫胎盘缺血，子宫、胎盘变性，肾素增加，血管紧张素 Ⅱ 增加，同时伴随血管对血管紧张素 Ⅱ 的敏感性增强，而血管紧张素降解酶的活力降低，导致子宫动脉收缩。另外，子宫血流减少时，进入子宫的前列腺素的前身物质——花生四烯酸的量减少，小动脉亦易发生痉挛，外周阻力增加。肾血管痉挛以及肾小球中纤维素凝集引起肾小球损害，肾小球上皮通透性增加，蛋白随尿漏出，血管紧张素 Ⅱ 还刺激肾上腺皮质分泌醛固酮，增加钠的回吸收，使细胞外容量扩张而发生水肿。

（三）免疫学说

母胎关系似异体移植，虽然胎儿有来自父亲的抗原，但一般在妊娠期母体免疫呈抑制状态，所以并不表现出异体排斥。近来有学者用免疫荧光法在妊高征患者的肾小球、子宫和胎盘等处的毛细血管内皮中发现有免疫复合物沉积，此种复合物被认为是胎盘组

织作为抗原进入母体循环后母体产生的抗体。这种抗体沉积于血管壁，激活补体系统，吸引白细胞，进而产生溶酶体，造成血管及其他组织损害。血管内皮损害，血小板在损害区聚集、破坏，进而释放血管活性胺。这些物质和溶酶体酶的作用造成周身小动脉痉挛，血管通透性增强。

（四）遗传因素

从回顾性调查发现妊高征妇女的女性后代，发病率高于无家族史者。从普查中发现，近亲婚配因有同一家庭中具有较近的组织相容性。其发病率低于随机婚配者。这种事实从正反两方面说明遗传基因与发病有一定关系。

（五）其他

近来研究发现妊高征与体内钙、锌代谢失调有关。与内皮素的增高、尿钙/肌酐比值的异常、血 β – HCG 的异常升高、甲状旁腺分泌异常以及血糖和胰岛素的异常密切相关，正在进一步地研究探讨。

妊高征最主要的病理变化为全身小动脉痉挛，血液浓缩，血容量减少。全身小动脉痉挛可造成各重要器官如脑、心、肝、肾、胎盘等缺血，缺氧产生一系列病理变化。

1. 脑

脑血管痉挛时间延长，可有点状和局限性斑状出血，脑血栓形成，脑组织软化或血管破裂，脑出血。

2. 心脏

冠状动脉痉挛，心内膜点状出血，心间质水肿，毛细血管血栓形成。心肌局灶性坏死，可致心力衰竭。

3. 肝脏

肝脏小动脉痉挛，血栓形成，肝组织梗死或坏死，也可发生肝小血管破裂出血。

4. 肾脏

肾脏小动脉痉挛，肾血管缺氧缺血，血管内皮细胞肿胀，体积增大，血流受阻，血栓形成，肾小球梗死。

5. 胎盘

胎盘血管痉挛，子宫肌层、蜕膜层血管硬化，血栓形成，蜕膜坏死，或出现胎盘早剥。

二、护理评估

（一）病史

详细了解患者在孕前及孕 20 周前有无高血压、蛋白尿及水肿、抽搐等征象，有无家族史。此次妊娠本身的情况，征象出现的时间及程度，结合患者的年龄、胎次、体型，并参考本病的好发因素不难得出初步印象。

（二）身体状况

妊高征的临床表现主要是高血压、水肿、蛋白尿、随其程度的轻重不同分为轻、中、重 3 种类型。

1. 轻度妊高征

主要表现为血压轻度升高，可伴有轻度蛋白尿和（或）水肿，此阶段可持续数日以至数周，或逐渐发展，或迅速恶化。

1）高血压：孕妇在未孕或妊娠 20 周前血压不高，孕后或妊娠 20 周后血压升高达 130/90 mmHg 或以上，或较原先收缩压超过基础血压 30 mmHg，舒张压超过基础血压 15 mmHg。

2）水肿：开始可表现为体重增加异常，每周超过 0.5 kg（称为隐性水肿）。若体内积液过多，可导致临床可见的显性水肿。水肿多由踝部开始渐延至小腿、大腿、外阴部、腹部以至全身，肿部按之凹陷，称凹陷性水肿。水肿分为 4 度，1 度：踝部及小腿水肿，经休息不退者，以"＋"表示；2 度：水肿达大腿，以"＋＋"表示；3 度：水肿达外阴及腹部，以"＋＋＋"表示；4 度：水肿为全身性或伴有腹水，以"＋＋＋＋"表示。水肿程度不一定与妊高征程度成比例。

3）蛋白尿：蛋白尿的出现常迟于血压升高，开始可无或量微少。

2. 中度妊高征

血压可超过轻度妊高征，但不超过 160/110 mmHg，尿蛋白"＋"，24 小时尿蛋白量超过 0.5 g，一定程度的水肿，无自觉症状。

3. 重度妊高征

病情进一步发展，血压可 ≥160/110 mmHg，不同程度的水肿，尿蛋白"＋～＋＋"，24 小时定量可超过 5 g，可有一系列自觉症状出现，据症状的不同可分为先兆子痫和子痫。

1）先兆子痫：在三大症状的基础上（主要是高血压及蛋白尿），患者出现头痛、眼花、恶心、呕吐、上腹不适等症状，预示病情进一步发展恶化，抽搐即将发生，则称先兆子痫，即使自觉症状不明显，但高血压及蛋白尿达到重度标准，也应警惕子痫的发生。

2）子痫：在先兆子痫的基础上患者发生抽搐或伴昏迷，称为子痫。少数病例发展较快，未见明显的先兆征象，而骤然发生抽搐。

典型的子痫发作过程可分为四期：

（1）侵入期：发作时开始于面部、眼睑及颈项肌肉强直，头扭向一侧，眼球固定，瞳孔散大，继而出现口角及颜面部肌肉颤动。此期持续仅 10 秒钟。

（2）强直期：上述病情很快发展至两臂及全身肌肉强直性收缩，出现两臂屈曲，双手紧握，眼球上翻，牙关紧闭，呼吸暂停，面色青紫。此期约持续 20 秒钟。

（3）抽搐期：全身肌肉强烈抽搐，头向一侧扭转，眼睑及颌部时开时闭，口吐白沫或血沫，面色青紫，四肢抽动，每次抽搐历时 1～2 分钟。此期易发生唇舌咬伤及坠地损伤等。

（4）昏迷期：抽搐逐渐停止，全身肌肉松弛，呼吸恢复，发出深而长的鼾声，继而进入昏迷状态。昏迷时间长短不一，病情轻者可以立即清醒。清醒后患者对发作前后情况记忆不清。重者抽搐反复发作，甚至昏迷呈持续状态直至死亡。

抽搐发作次数和间隔时间与病情程度及预后相关。抽搐愈频、时间愈长，病情愈重、预后愈差。

子痫患者除上述典型征象以外，抽搐时血压显著升高，少尿、无尿，偶然也有平时血压不高，发病时也无特殊高血压现象，少数病例病情进展迅速，子痫前期的征象不显著，而突然发生抽搐、昏迷。

产前和产时子痫发作时，因全身肌肉强直性收缩可促使分娩发动和加速产程进展，故应注意产科情况。

妊高征并发症主要发生于重度的患者，其并发症有：

1. 外伤

子痫抽搐时咬伤舌头或坠地摔伤。

2. 吸入性肺炎

进入昏迷期时，积聚喉间的分泌物或呕吐物没有及时吸出，呼吸时被吸入肺部；在昏迷未清醒时即予进食，食物误入气道，亦可发生吸入性肺炎。

3. 脑出血

可因血压升高或抽搐，使脑血管破裂而发生脑出血，虽然少见，但是为妊高征主要的死亡原因之一。

4. 急性心力衰竭和肺水肿

冠状动脉痉挛，致使心肌供血不足，间质水肿，出血、坏死，心肌受损。加之体内水钠潴留，周围循环阻力升高，血液黏稠度增高，致使心脏负荷加重导致心力衰竭与肺水肿。

5. 胎盘早期剥离

妊高征的子宫血管痉挛，引起其远端毛细血管缺血、缺氧而发生损伤，当痉挛暂时松弛时，这些毛细血管又骤然充血、破裂，导致底蜕膜出血，继而形成胎盘后血肿，造成胎盘早期剥离。

6. 产后血循环衰竭

产后血循环衰竭原因是多方面的。主要是由于妊娠期过多地限制食盐摄入或利尿剂使用不当；产时大量使用解痉、降压药使血管扩张；产后腹压骤降，内脏血管扩张，血液涌向腹腔脏器，回心血量突然减少所致。

（三）实验室及其他检查

1. 尿液检查

测定尿蛋白量和有无管型，可了解肾功能受损情况。尿蛋白定量每 24 小时大于 0.5 g 属异常，每 24 小时大于 5 g 则为重症。

2. 血液检查

测定血红蛋白、红细胞比容、血浆黏度、全血黏度，以了解血液有无浓缩；重症患者测定血小板计数、凝血时间及凝血酶原时间、纤维蛋白原和鱼精蛋白副凝试验，以了解有无凝血功能异常。测定血电解质及 CO_2CP 等，以便及时了解有无电解质紊乱及酸中毒。

3. 肝、肾功能测定

测定 ALT、血尿素氮、肌酐及尿酸，必要时重复测定，以便判断肝、肾功能情况。

4. 眼底检查

眼底改变是反映妊高征严重程度的一项重要标志，对估计病情和决定处理方法均有重要意义。眼底的主要改变为视网膜小动脉痉挛，动静脉管径之比可由正常的 2∶3 变为 1∶2，甚至 1∶4。严重时可出现视网膜水肿、视网膜剥离，或有絮状渗出物及出血。

5. 其他检查

如母、儿心电图，超声，羊膜镜等检查，胎盘功能及胎儿成熟度检查等，可视病情而定。

三、护理目标

1）患者血压能持续在正常范围（120/75 mmHg），头痛、头晕、恶心、呕吐、视物模糊减轻或消失。

2）患者及家属能叙述出此病的基本知识及防止外伤的预防措施；住院期间不出现抽搐和外伤。

3）在使用硫酸镁治疗过程中，患者显示呼吸、心率、膝反射正常，尿量 > 30 ml/h；血清镁浓度不超过 3 mmol/L。

4）患者面部及下肢水肿减轻或消失，尿量增加，血浆蛋白在正常范围，尿蛋白阴性。

5）患者及家属能叙述出焦虑的原因和心理感受，患者主诉恐惧感减轻，情绪稳定。

四、护理措施

（一）轻症患者的护理

1. 嘱加强营养，左侧卧位

摄入足够的蛋白质、蔬菜，水肿者限制食盐。保证足够的睡眠时间，常左侧卧位以解除妊娠增大的子宫对下腔静脉的压迫，增加回心血量，改善肾脏及胎盘的血供。

2. 向孕妇说明药物治疗的重要性

向孕妇说明药物治疗的重要性以取得孕妇的合作，定时服药，观察效果。

3. 加强随访

凡在门诊观察及治疗的轻症患者，应有随访卡，孕妇未按期复诊时，应随时电话或信函督促孕妇就诊，以免疾病发展。

（二）中、重症患者的护理

1. 先兆子痫的护理

1）一般护理

（1）患者在住单间暗室卧床休养，减少声光刺激。取左侧卧位，以免仰卧可能引起体位性低血压综合征，并可减轻子宫对下腔静脉的压迫，增加肾血流量，改善子宫胎盘血循环。

（2）给予高蛋白、富有维生素的饮食（不一定限制食盐）。

（3）每 4~6 小时测量和记录血压 1 次。如发现血压突然升高，或出现头痛、眩晕、恶心、胸闷等，应及时报告医生。

（4）准备子痫发作时的抢救物品与药物：手电筒、氧气、开口器、舌钳、压舌板、吸痰器以及镇静、降压、利尿、脱水等药物。

（5）记液体出入量。每日测量体重 1 次。

（6）产后 3 天密切观察血压变化，防止发生产后子痫。

2）病情观察与护理

（1）对于先兆子痫应严密观察有无产兆、腹痛及阴道流血情况，并注意胎心变化。检查肌腱反射，如有膝反射亢进，常反映神经应激性过高。随时注意头痛、眩晕、眼花、呕吐、上腹部不适等先兆子痫症状的出现。一旦出现，应及时报告医生。

（2）备好急救用物，如开口器、压舌板、拉舌钳、吸痰器、气管切开包、纱布、胶布、弯盘。此外，还有氧气、床挡、手电、地灯等。抢救车内应有急用药品，如 25% 硫酸镁、10% 葡萄糖酸钙、吗啡或哌替啶、地西泮、西地兰、呋塞米、催产素、20% 葡萄糖及降压等药物。

（3）按医嘱静脉点滴或深部肌内注射 20%~25% 硫酸镁。应测量血压、呼吸，检查膝腱反射和计算尿量。如呼吸少于 16 次/分、膝腱反射消失、24 小时尿量少于 600 ml，应停止用药。如出现镁中毒，立即静脉推注钙剂。

2. 子痫的护理

1）一般护理

（1）患者应住单人暗室，空气流通新鲜，温度及湿度适中，保持绝对安静，避免一切外来的声、光和冷刺激。一切治疗和操作如注射、导尿等均应相对集中，动作需轻柔，因任何刺激均可诱发抽搐发作。

（2）准备下列物品：①呼叫器，并置于患者随手可及之处；②放好床挡，防止患者坠床、受伤；③吸引器、氧气、开口器、舌钳等以备随时使用；④急救药品，如硫酸镁、肼苯哒嗪、10% 葡萄糖酸钙等；⑤产包。

（3）昏迷时应禁食，患者平卧头低位，头偏向一侧，便于呕吐物排出。取出活动义齿，以免脱落堵塞气管引起窒息。将卷有纱布的压舌板置于上下白齿间，以防唇舌被咬伤。保持气道通畅，及时吸出气道分泌物及口腔内呕吐物，防止窒息和吸入性肺炎。必要时用舌钳将舌拉出，以免舌后坠影响呼吸。

（4）注意口腔卫生，做好口腔护理。床铺应平整、干燥，保持皮肤清洁，按摩受压部位，定时协助翻身。以防发生压疮。每日清洁外阴，防止感染。

（5）昏迷者应放置保留导尿管，准确记录尿量及性质。

2）病情观察与护理

（1）护士应观察抽搐情况，详细记录抽搐持续时间、间隔时间及次数，及时给予氧气吸入。在抽搐发作时可引起子宫收缩，应勤听胎心音及观察宫缩，做好分娩及抢救婴儿的准备。患者出现抽搐时必须安排专人护理，详细填写护理记录。

（2）对子痫患者应注意血压、脉搏、呼吸和体温变化，发现异常及时报告医生。严密观察病情，观察丧失意识的时间。密切注意产兆的出现。

（3）注意药物不良反应的观察，如①硫酸镁：注射硫酸镁前须同时备好急救药品，并应严格检查膝反射、尿量和呼吸，当发现下列任何情况之一时即予禁用。a. 膝反射消失（常最早出现）；b. 尿量小于 600 ml/24 h；c. 呼吸低于 16 次/分。严重中毒者可发生呼吸、心率抑制现象，出现呼吸、心搏骤停。一旦出现中毒现象，应立即静脉注射 10% 葡萄糖酸钙 10 ml 解救。②冬眠合剂：可引起体位性休克。尤其在静脉注射或滴注时，嘱患者绝对卧床，严密监测血压，随时调整滴速；如血压下降至 130/90 mmHg，应考虑停止用药。

（4）严密观察有无并发症出现，一旦发现，应及时报告医生，并做好相应的紧急处理，如①妊高征性心脏病：心力衰竭发生时，可出现呼吸困难、发绀、咳粉红色泡沫痰。②肾功能不全或衰竭：出现少尿（24 小时尿量少于 400 ml）或无尿（24 小时尿量少于 100 ml）。③胎盘早剥：密切观察胎心变化，注意有无腹痛和阴道流血。④脑出血：可出现昏迷、抽搐和半身不遂等症状。⑤产后血液循环衰竭：因长期限制钠盐，使用大量解痉降压药物和产后腹压骤降引起，可在分娩结束后突然出现面色苍白、血压下降、脉搏细弱等休克征象。⑥其他：视网膜病变可引起视物模糊，甚至失明。DIC 可导致广泛出血不止。胎盘功能障碍可造成胎盘窘迫甚至胎死宫内。

（5）临产及分娩时，需有足够的医护人员密切配合，备好各种急救药物及器械。密切观察血压、脉搏及宫缩的变化，以防再次发生抽搐或婴儿突然娩出，产妇发生创伤和意外。第三产程后给宫缩剂催产素肌内注射，预防产后出血。禁用麦角新碱及垂体后叶素，因其中含有加压素，可致血压升高对产妇不利。

（6）分娩后，多数产妇病情缓和并逐渐恢复正常，少数产妇于产后 24～72 小时仍有发生子痫的危险，仍需严密观察血压、脉搏、尿量，认真听取产妇主诉，以便及早处理。

（7）产褥期：产妇应很好的休息，除按照产科常规护理外，待血压和体力逐渐恢复后，方可哺乳和下地活动。下地活动应逐步过度，以免突然起床晕倒。对婴儿夭折的产妇应安排在没有婴儿的环境，医护人员需给予安慰和关怀，以免触景伤情，因悲伤而引起血压波动。

五、健康指导

（一）心理指导

首先指导产妇了解妊娠、分娩、产褥期的一般常识，避免一切不良的刺激，解除对分娩的恐惧心理，防止因情绪紧张、恐惧而引起交感神经兴奋，儿茶酚胺分泌增加使血管痉挛，肾血流量减少而加重病情。

（二）环境与休息及卧位指导

1）居室环境要安静，减少探视，避免光声刺激，防止诱发抽搐。

2）绝对卧床休息，尽量取左侧卧位，有利于子宫胎盘的血液灌注，改善胎儿缺氧。每晚睡眠不少于 8 小时，并保证有 1~2 小时的午休，可消除疲劳，减低机体的耗氧量，减轻心脏负担。

3）昏迷、抽搐时，平卧位将头偏向一侧，有利于口腔分泌物及呕吐物流出，防止吸入窒息。

（三）饮食指导

1）多进高蛋白、高维生素和无刺激性食物，以补充从尿中丢失的蛋白质，避免诱发抽搐；水肿严重者，进低盐饮食，每日盐的摄入量 2~4 g，以减少水钠潴留，避免加重水肿。

2）昏迷时，给予鼻饲流质饮食，保证营养供给，防止鼻饲管脱出。

（四）血压的监测

血压超过 160/110 mmHg 者，应密切检测血压。

（五）体重的监测

每周测体重、尿检 1~2 次，以了解水肿程度、肾功能受损程度。

（六）先兆子痫症状的观察

注意有无头痛、眼花、眩晕、呕吐、上腹部不适等先兆子痫的症状，一旦出现立即报告医护人员进行处理。

（七）子痫患者并发症的预防

子痫患者是妊高征最严重的一种，常因昏迷、抽搐而引起外伤、窒息、泌尿系感染、口腔溃疡、压疮等并发症，应指导家属掌握有关预防知识。

1）防止外伤：①床边加床栏，防止患者坠床；②适当地固定患者四肢；③不用暴力强行制止抽搐，以免引起误伤；④将缠有纱布的压舌板置放于上、下白齿之间，防止抽搐时咬伤舌唇。

2）保持气道通畅，有活动义齿要取出，避免引起窒息。

3）为了防止患者尿失禁污染床单，需给予留置导尿管，应注意：

（1）防止导尿管脱出。避免重插尿管增加尿路感染。

（2）注意保持导尿管通畅，防止扭曲和受压。

（3）尿液引流袋不要高于患者会阴平面，以免逆行感染。

（4）引流袋内尿液满后，应从尿袋下通的活塞处流出尿液。

（5）每天要用消毒水棉球擦洗会阴部 1~2 次，以预防上行感染。

4）保持口腔清洁，预防口腔感染，每日用漱口液棉球清洗口腔 1~2 次。

5）保持床单清洁、平整、干燥，协助医护人员为患者翻身，每 2 小时 1 次，防止压疮发生。

（王新）

第四节　前置胎盘

胎盘通常附着于子宫体部的后壁、前壁或侧壁。若胎盘附着于子宫下段，甚至胎盘下缘达到或覆盖宫颈内口处，其位置低于胎儿先露部，称为前置胎盘。前置胎盘是妊娠晚期出血的主要原因之一，是严重威胁母儿生命安全的并发症。

一、病因和发病机制

确切病因尚不清楚，但目前认为子宫内膜退化、受精卵发育迟缓、胎盘发育异常等为发病基础。而导致上述情况可能与以下因素有关：

（一）人工流产

有关报道认为前置胎盘的发生与流产（人工流产及自然流产）、引产刮宫有关。因无论刮匙清宫或人流吸引均可损伤子宫内膜，引起内膜瘢痕形成，再受孕时蜕膜发育不良，使孕卵种植下移；或因内膜血供不足，为获得更多血供及营养，胎盘面积增大，因而导致前置胎盘。

（二）剖宫产

国内外均有报道有剖宫产史的患者前置胎盘发生率明显增高；前次为古典式或下段直切口的剖宫产，宫体或下段纵向有瘢痕形成，局部蜕膜血供差，再孕时前置胎盘发生率高，胎盘植入机会也大。

（三）胎盘异常

前置胎盘于胎盘娩出后检查胎盘可能发现有胎盘异常者，如副叶胎盘、膜状胎盘。

也有因胎盘过大，宫内种植面增加，使其下缘延至子宫下段，最常见的是双胎妊娠合并前置胎盘，胎盘过大亦为前置胎盘常见原因之一。

（四）吸烟及毒品影响子宫胎盘血供

国外有吸烟及嗜可卡因诱发前置胎盘的报道。吸烟孕妇的胎盘面积增大、重量增加。因为尼古丁可促使肾上腺皮质释放肾上腺素，使血管收缩，影响子宫胎盘血流量，因此胎盘为获取较多氧供而扩大面积，即有可能覆盖宫颈内口。

妊娠晚期、临产后子宫下段逐渐扩展、拉长，而附着于子宫下段或宫颈内口的胎盘不能相应地伸展，以致胎盘的前置部分自其附着处剥离，血窦破裂而出血。若出血不多，剥离处血液凝固，出血可暂时停止。随着子宫下段不断伸展，出血常反复发生，且出血量也越来越多。

二、护理评估

（一）病史

询问患者阴道流血的时间、出血量及有无腹痛；了解有无妊高征、慢性高血压、外伤史等；了解产次、人工流产次数、剖宫产史等情况。

（二）身体状况

前置胎盘的主要症状是妊娠晚期或分娩开始后突发的无诱因、无痛性、反复发作的阴道流血。妊娠晚期子宫开始不规则收缩，子宫下段肌纤维被动伸展，附着在子宫下段及宫颈内口上的胎盘不能相应地随之扩展，胎盘前置部分与其附着处之间发生错位，引起部分胎盘剥离出血，剥离处血液凝固可暂时止血。随着子宫下段继续伸展，剥离部分逐渐扩大，故可多次反复出血，出血量多少不一，间隔时间愈来愈短。前置胎盘发生出血的时间早晚、长短，出血量的多少、间隔时间、发作的次数与其种类有关，完全性前置胎盘初次出血时间早且出血量多，妊娠28周左右即可有出血。有时一次大出血便可导致患者休克，危及母儿生命。边缘性前置胎盘出血较迟，多在妊娠37～40周，有时在分娩开始后才发生出血、出血量也较少。部分性前置胎盘介于两者之间。

患者一般情况随出血的多少而定，反复出血者可有贫血貌，严重时出现面色苍白、脉搏微弱、血压下降等休克现象。腹部检查子宫大小与停经周数相符，因子宫下段有胎盘占据，影响胎先露入盆，故先露高浮，约有15%并发胎位异常，尤其为臀位。临产时检查，宫缩为阵发性，间歇期子宫可以完全放松。有时可在耻骨联合上方听到胎盘杂音。阴道检查可在穹隆部与先露之间触及海绵状组织。产后检查胎盘，可见胎盘边缘及部分胎盘有凝块。

（三）实验室及其他检查

1. 阴道检查

1）应在鉴别前置胎盘与宫颈、阴道的病理改变所致的出血及决定分娩时使用。一般只做阴道窥诊及阴道穹隆部扪诊，不应行宫颈管内指诊。同时检查前必须做好输液、输血及手术的急救准备。

2）检查方法：严格消毒外阴后，先用窥器（最好用双叶阴道拉钩），暴露阴道和宫颈，检查有无出血灶，再用一手食、中指触摸阴道穹隆部，检查手指与胎先露间有无厚而软的胎盘组织。切忌用手伸入宫颈管内触动胎盘，以免引起大出血。

2. B超检查

B超检查可用作胎盘的准确定位，其准确率高达98%。目前B超检查已基本上取代了以往所有的检查方法。因胎盘边缘与宫颈内口的相互关系随着妊娠时间的增长、宫颈管的消失和宫颈口的逐渐扩大而不断改变。因此在确诊时间上应注意。妊娠34周前一般不做前置胎盘的诊断。而且，目前均以处置前的最后一次检查来决定其分类。B超诊断的类型同前。

3. 产后检查胎盘及胎膜

胎盘娩出后应仔细检查胎盘边缘有无积血块及其与胎膜破口距离，若＜7 cm即可进一步确诊为前置胎盘。

近年来为了更明确诊断，还可应用MRI进行诊断。其特点是可得到立体观察，对产妇胎儿无损伤，准确率高，但较昂贵。

三、护理目标

1）孕妇出血得到有效控制。
2）孕妇获得有力支持，基本需求满足。
3）孕妇住院期间无感染发生。

四、护理措施

（一）接受终止妊娠孕妇的护理

1）应立即安排孕妇去枕侧卧位。
2）开放静脉通道，配血，做好输血准备。
3）在抢救休克的同时，按腹部手术患者的护理进行术前准备。
4）做好母儿生命体征监护及抢救准备工作。

（二）接受期待疗法的孕妇的护理

1）绝对卧床休息，待出血停止后可酌情安排下地轻微活动。
2）入院后立即检查血型，做好输血及紧急手术的各项准备。
3）对胎儿进行监护，必要时给母体吸氧。
4）加强会阴护理，保持外阴清洁，禁止肛门检查和灌肠。
5）备好母婴抢救药品和器械，做好患者心理护理，消除患者因出血而引起的紧张、恐惧心理，使其积极配合治疗。
6）行剖宫产时，术前应做好一切抢救准备，术后应加强观察及护理。

（三）病情观察与护理

1）密切观察病情变化，监测生命体征，注意阴道流血量、色和性质，并完善护理记录。如孕妇出现头晕、腹痛、宫缩，血压或血红蛋白下降，胎心变化等，需及时报告医生。

2）严密观察与感染有关的体征，如体温、脉搏、子宫的压痛情况、阴道分泌物的性状；认真评估胎儿宫内感染的征象，如出现胎心率加快和生物物理评分下降情况，需及时收集血、尿标本，监测白细胞计数和分类，发现异常及时和医生联系。

五、健康指导

孕妇的心理状况直接影响其血压及疾病的处理过程，护士必须重视评估孕妇的心理状况，予以相应的解释和支持；与孕妇一起听胎心音，解释目前胎儿状况等措施均有助于减轻顾虑，稳定孕妇血压；允许家属陪伴，消除患者的孤独感。此外，提供倾诉的环境和机会，鼓励孕妇说出心中疑虑，有助于稳定孕妇情绪，减少恐惧感；同时，把病情及处理方案及时通知患者和家属并予以必要解释，可获得患者及家属理解，取得患者的主动配合。

（王新）

第五节　胎盘早剥

妊娠 20 周后或分娩期，正常位置的胎盘在胎儿娩出前部分或全部从子宫壁剥离，称为胎盘早剥，是妊娠晚期的一种严重并发症，往往起病急、进展快，严重威胁母儿生命。

一、病因和发病机制

胎盘早期的发生可能与以下几种因素有关，但其发病机理尚未能完全阐明。

（一）血管病变

妊高征和妊娠合并慢性高血压、慢性肾炎等的患者，其底蜕膜小动脉痉挛或硬化，引起底蜕膜缺血、坏死、破裂、出血，造成胎盘后血肿，胎盘因而与子宫壁分离。

（二）机械性因素

外伤（特别是腹部直接受撞击）、外转胎位术矫正胎位、脐带 <30 cm 或脐带绕颈，均可引起胎盘早剥。

（三）子宫体积骤然缩小

双胎妊娠第一胎儿娩出后，羊水过多破膜时羊水流出过快，使子宫内压骤然降低，子宫突然收缩，胎盘与子宫错位而剥离。

（四）子宫静脉压突然升高

晚期妊娠或临产后，孕产妇长时间取仰卧位，可发生仰卧位低血压综合征。此时巨大妊娠子宫压迫下腔静脉，回心血量减少，血压下降，而子宫静脉淤血，静脉压升高，导致底蜕膜静脉床淤血或破裂，而发生胎盘剥离。

由于底蜕膜层血管破裂出血形成血肿，使胎盘自附着处剥离。如剥离面小，血浆很快凝固，临床可无症状；如果胎盘剥离面大，继续出血。

根据出血的临床表现，分为 3 种类型。

1. 显性出血（外出血）

底蜕膜出血存在于胎盘边缘，血液沿胎盘与子宫壁间的空隙，经宫颈流出体外。

2. 隐性出血（内出血）

部分胎盘剥离，但胎盘边缘仍然附着；或因胎头已固定入盆，致使胎盘后血液不能外流，积聚于胎盘与子宫壁之间，形成内出血。出血严重时子宫内压力增高，血液渗入子宫肌层，可使子宫肌肉失去收缩力；若渗血深达子宫浆膜层，子宫表面呈紫蓝色，称子宫胎盘卒中，可致产后大出血。

3. 混合性出血

内出血较多，胎盘后血肿逐渐增大，胎盘剥离面也越来越广，血液逐渐将胎盘边缘与胎膜和宫壁分离。一部分血液穿过胎膜与宫壁之间，经宫颈流出体外。

根据以上临床表现，结合病史及实验室检查可诊断。

根据胎盘剥离的面积可分为轻型和重型。

1. 轻型

胎盘剥离的面积不超过胎盘的 1/3，一般症状、体征较轻。

2. 重型

胎盘剥离的面积超过胎盘的 1/3，一般症状、体征较重。

二、护理评估

（一）病史

孕妇在妊娠晚期或临产时突然发生腹部剧痛，有急性贫血或休克现象，应引起高度重视。护士需结合有无妊高征或高血压病史、胎盘早剥史（复发率约 10%）、慢性肾炎史、仰卧位低血压综合征史及外伤史等，进行全面评估。

（二）身体状况

1. 轻型

表现为阴道流血，量较多，可伴有轻微腹痛或无腹痛。检查子宫软，局部轻压痛，子宫大小与孕周相符，胎位清楚，胎心多正常。

2. 重型

表现为突然发生的持续腹痛，无或少量阴道流血，贫血程度与阴道外出血不相符，休克时面色苍白、脉搏细数、血压下降。检查子宫硬如板状，有压痛，子宫大于孕周，胎位不清，胎心多消失。

由于突然发生的腹痛及出血，且病情变化迅速，母儿生命将面临威胁，使孕妇及家属感到意外，无法接受这个事实，而表现出紧张、恐惧、忧伤的心理。

（三）实验室及其他检查

B超依据胎盘与子宫壁之间的液性暗区，可确诊胎盘早剥并估计胎盘剥离面大小。做血常规、血小板、出凝血时间及纤维蛋白等有关检查，可了解贫血程度及凝血功能情况。

三、护理目标

1）孕妇出血得到有效控制。
2）孕妇满足基本需要。
3）孕妇自述恐惧感减轻，身心舒适程度增加。
4）孕妇、胎儿安度妊娠期和分娩期。

四、护理措施

（一）一般护理

1）加强与孕妇的沟通，引导其说出恐惧的原因，鼓励孕妇及家属提出有关问题，解释腹痛及出血的主要原因，配合治疗及护理。

2）对轻型胎盘早剥的孕妇，注意观察生命体征、阴道流血量及宫底高度。做好阴道助产手术的准备和新生儿抢救的准备。

3）对重型胎盘早剥的孕妇，嘱其绝对卧床休息，取平卧位，观察意识变化、腹痛的性质和程度、阴道及宫腔出血量及宫底高度；准确记录24小时液体出入量，少尿或无尿时警惕急性肾衰竭发生；迅速建立静脉通道，吸氧、输血、输液、补充血容量，纠正休克；做好剖腹探查准备及应急抢救工作。

4）嘱孕妇保持外阴清洁干燥，勤换会阴垫。遵医嘱给予抗生素。

5）必要时给予吸氧。

（二）病情观察与护理

1）密切观察病情变化，注意脉搏、血压、子宫收缩、阴道出血等情况。当有血压下降、脉搏细弱等休克症状时，应按休克患者抢救护理。

2）以子宫胎儿监视器持续监视胎心音的变化并记录，观察羊水中有无胎便出现。发现异常及时报告医生。

3）注意观察凝血功能障碍，观察产程，同时应注意阴道流血有无凝血块。应根据患者情况输新鲜血及纤维蛋白，必要时加用肝素及抗纤溶治疗，并注意药物疗效及不良反应。

4）诊治过程随时注意尿量，如每小时少于 30 ml，应及时补充血容量；如每小时尿量少于 17 ml 或无尿，应考虑急性肾衰竭，可及时报告医生并协助处理。

五、健康指导

加强产前检查，对妊高征等高危人群加强管理、积极治疗，向孕妇宣传避免腹部外伤的重要性，以预防和治疗胎盘早剥的发生。

由于产前出血较多，患者体质比正常的孕产妇虚弱，因此，在体力上更需护理人员的帮助。由此产生的虚弱无力也往往影响患者的心理状态，她们更需要周围的工作人员、家属予以心灵上的慰藉，以及提供一些诸如自我照顾、婴儿喂养等方面的实际帮助，使她们再树信心。对于失去孩子，甚至遭受子宫切除的患者，护理人员尽量安排她们在周围没有婴儿的房间，让家人尽量陪伴，以免触景生情；或联系心理医生，共同解决她们的心理障碍，尽快走出阴影，接受现实，恢复正常的心态。

（王新）

第六节　产后出血

胎儿娩出后 24 小时内，阴道流血量达到或超过 500 ml 者称产后出血。约 80% 发生在产后 2 小时内。

产后出血是产科严重并发症，发生率为 3% ~ 5%，是产妇死亡的首位病因，多数产后出血是可以避免的，产科工作者应重视对产后出血的预防。

一、病因和发病机制

子宫收缩乏力、胎盘因素、软产道裂伤及凝血功能障碍是产后出血的主要原因。这些原因可共存、相互影响或互为因果。

（一）子宫收缩乏力

子宫收缩乏力是产后出血最常见原因。妊娠足月时，血液以平均 600 ml/min 的速度通过胎盘，胎儿娩出后，子宫肌纤维收缩和缩复使胎盘剥离面迅速缩小；同时，其周围的螺旋动脉得到生理性"结扎"，血窦关闭，出血控制。所以，任何影响子宫肌收缩和缩复功能的因素，均可引起子宫收缩乏力性出血，常见因素有：

1）全身因素：产妇精神过度紧张，对分娩恐惧；体质虚弱或合并慢性全身性疾病等。

2）产科因素：产程延长使体力消耗过多；前置胎盘、胎盘早剥、妊高征、宫腔感染等，可使子宫肌水肿或渗血，影响收缩。

3）子宫因素：①子宫肌纤维过分伸展（如多胎妊娠、羊水过多、巨大胎儿）；②子宫肌壁损伤（剖宫产史、肌瘤剔除术后、产次过多等）；③子宫病变（子宫肌瘤、子宫畸形、子宫肌纤维变性等）。

4）药物因素：临产后过多使用镇静剂、麻醉剂或子宫收缩抑制剂。

（二）胎盘因素

1. 胎盘滞留

胎盘多在胎儿娩出后 15 分钟内娩出，若 30 分钟后胎盘仍不娩出，将导致出血。常见原因有①膀胱充盈：使已剥离的胎盘滞留宫腔；②胎盘嵌顿：子宫收缩药物应用不当，宫颈内口附近子宫肌出现环形收缩，使已剥离的胎盘嵌顿于宫腔；③胎盘剥离不全：第三产程过早牵拉脐带或按压子宫，影响胎盘正常剥离，胎盘已剥离部位血窦开放而出血。

2. 胎盘植入

指胎盘绒毛在其附着部位与子宫肌层紧密连接。

根据胎盘绒毛侵入子宫肌层深度分为胎盘粘连、胎盘植入、穿透性胎盘植入。胎盘绒毛黏附于子宫肌层表面为胎盘粘连；绒毛深入子宫肌壁间为胎盘植入；穿过子宫肌层到达或超过子宫浆膜面为穿透性胎盘植入。胎盘植入主要引起产时出血、产后出血、子宫破裂和感染等并发症，穿透性胎盘植入也可导致膀胱或直肠损伤。

根据胎盘植入的面积分为部分性或完全性。部分性胎盘粘连或植入表现为胎盘部分剥离，部分未剥离，导致子宫收缩不良，已剥离面血窦开放发生致命性出血。完全性胎盘粘连与植入因胎盘未剥离而出血不多。

胎盘植入常见原因有：

1）子宫内膜损伤，如多次人工流产、宫腔感染等。

2）胎盘附着部位异常如附着于子宫下段、宫颈部或子宫角部，因此处内膜菲薄，使得绒毛易侵入宫壁肌层。

3）子宫手术史，如剖宫产术、子宫肌瘤剔除术、子宫整形后。尤其是多次剖宫产者，发生前置胎盘并发胎盘植入的概率增加，是导致凶险性产后出血的主要原因。

4）经产妇子宫内膜损伤及发生炎症的机会较多，易引起蜕膜发育不良而发生植入。

3. 胎盘部分残留

指部分胎盘小叶、副胎盘或部分胎膜残留于宫腔，影响子宫收缩而出血。

（三）软产道裂伤

软产道裂伤后，尤其是未及时发现时，可导致产后出血。常见原因有阴道手术助产（如产钳助产、臀牵引术等）、巨大胎儿分娩、急产、软产道静脉曲张、外阴水肿、软产道组织弹性差而产力过强等。

（四）凝血功能障碍

任何原发或继发的凝血功能异常，均能造成产后出血，原发性血小板减少、再生障碍性贫血、肝脏疾病等，因凝血功能障碍可引起手术创伤处及子宫剥离面出血。胎盘早剥、死胎、羊水栓塞、子痫等产科并发症，可引起 DIC，从而导致子宫大量出血。

二、护理评估

（一）病史

护士除收集一般病史外，尤其要注意收集与诱发产后出血有关的病史，如孕前患有出血性疾病、重症肝炎、子宫肌瘤；多次人工流产史及产后出血史；妊娠期合并妊高征、前置胎盘、胎盘早剥、多胎妊娠、羊水过多；分娩期产妇精神过度紧张，过多地使用镇静剂、麻醉剂；产程过长，产妇衰竭或急产导致软产道裂伤等。

（二）身体状况

出血原因不同，故临床表现也各有差异。

1. 宫缩乏力性出血

胎盘娩出前无出血或出血不多，胎盘娩出后突然大量出血，量多者产妇出现失血性休克表现，心慌、出冷汗、头晕、脉细弱、血压下降。检查腹部时往往摸不到子宫底，系子宫无收缩之故。应警惕有时胎盘已剥离，但子宫无力将其排出，血积聚于子宫腔内，按摩、推压宫底部，可将胎盘及积血压出。

2. 软产道裂伤

出血特点是出血发生在胎儿娩出后，流出的血自凝，血色较鲜红。仔细检查宫颈、阴道及外阴有无裂伤及裂伤的程度。

3. 胎盘因素

胎盘剥离不全，滞留及粘连时，胎盘未娩出前出血量较多，胎盘部分残留常在胎盘娩出后，检查胎盘、胎膜时发现胎盘母体面有缺损或胎膜有缺损；胎盘嵌顿时子宫下段出现狭窄环。

4. 凝血功能障碍

在孕前或妊娠期已有易于出血倾向，胎盘剥离或产道有损伤时，出血不止，血不凝。

三、护理目标

1）产妇不出现失血性休克的临床表现。
2）产妇不出现感染症状。
3）产妇主诉疲劳感觉减轻。
4）产妇主诉心理及生理上的舒适感增加。

四、护理措施

（一）一般护理

1. 做好产前检查，及时采取相应的措施

为防止发生产后出血，首先要做好产前检查，及时发现引起产后出血的存在因素，给予相应处理。

2. 饮食护理

产前应摄入足够的蛋白质、维生素及钙、铁等矿物质，尤其对贫血的患者应食入含铁丰富的食物如动物肝、木耳等。住院期间应给予含有高蛋白、高维生素易消化的食物，产后产妇应多吃营养丰富的饮食以利于恢复。

3. 心理护理

子宫收缩乏力占产后出血的 70% ~ 75%，其中因精神高度紧张、恐惧引起的占相当多的比例。由于产妇尤其是初产妇在分娩时下腹部疼痛而出现紧张、恐惧、烦躁不安、大汗淋漓，造成体力大量消耗，以致子宫收缩乏力，造成滞产，因而产后易发出血。住院后，针对孕妇的心理反应，给予适当的心理护理，讲述分娩时腹痛是一种正常现象，精神紧张、恐惧会给分娩带来不良后果。为了消除这种心理反应，可采用音乐疗法，在分娩的过程中放一些能使产妇放松的音乐，这样可减轻不良的心理反应。

4. 产后的护理

产后应测体温、脉搏、呼吸及血压，使产妇安静休息，保暖。严密观察子宫收缩情况，查看会阴垫以了解出血情况。发现有大量出血征象者，根据产后失血原因，尽快配合医生进行必要的处理。出血及宫腔内操作都会增加产妇产褥期感染的机会，应保持会阴部清洁，每天用洁尔阴或呋喃西林液冲洗阴道一次，并应用广谱抗菌药物。

（二）症状护理

1. 出血及休克的护理

大量出血可引起出血性休克。休克时应设专人护理，休克的护理原则：

1）严密观察病情：应设护理记录，详细记录病情变化及液体出入量（特别是要记录尿量），每 15 ~ 30 分钟测体温、脉搏、呼吸、血压一次，着重观察下列变化：

（1）意识与表情：因血流灌注不足，中枢神经处于缺氧状态，出现表情淡漠、烦躁、意识模糊或昏迷、神志恍惚，早期休克的患者需要心理护理，耐心劝慰患者，使其接受治疗和护理。

（2）皮肤色泽及肢体温度：休克时面色苍白、皮肤湿冷、口唇发白、四肢冰凉。皮肤有出血点或淤斑，提示可能进入 DIC 阶段。皮肤逐渐转红，出汗停止，肢体转暖，均说明血流灌注良好，休克好转。

（3）血压与脉压：通常血压低于 70/45 mmHg，且伴有毛细血管灌流量减少症状，如肢端厥冷、皮肤湿冷等。若血压渐次下降，甚至不能测知，脉压减少，说明病情加重。血压回升，脉压 >30 mmHg，或血压虽低，但脉搏有力、手足转暖，则表明休克趋向好转。

（4）脉搏：休克时脉搏增快。随着病情恶化，脉搏加速，变为细弱直至摸不到。若脉搏逐渐增强，脉率转为正常，脉压由小变大，提示病情好转。

（5）呼吸：注意呼吸次数，有无节律变化。呼吸增速、变浅、不规则为病情恶化；反之，呼吸频率、节律及深浅度逐渐恢复正常，提示病情好转。注意保持气道通畅，有分泌物时及时吸出，鼻导管给氧时用 40%～50% 的高流量（6～8 L/min），保持气道湿润，防止黏膜干燥。

（6）体温：出血性休克时体温均偏低。护理时应防止患者受寒，因低温影响血流速度，增加血液黏稠度，对微循环不利。一般用室内调温，或可用棉被保暖。局部敷热水袋使皮肤血流扩张，破坏机体调节，减少重要器官的血液供应，对休克不利，应避免。

（7）瞳孔：正常瞳孔双侧等大、圆形。瞳孔观察的重点是瞳孔大小、对光反应及双侧是否对称。如双侧散大，对光反应减弱或消失，说明脑组织缺氧，患者濒于死亡。

（8）尿量：尿量能反映肾血液灌注情况，对有休克者应留置导尿管，每小时测尿量一次，尿量每小时少于 25 ml，比重增加，表明肾脏血管收缩或血流量不足，每小时尿量 30 ml 以上提示休克好转。

2）及时调整输液量和输液速度：休克时尽快建立两条输液通道，一条通道可滴入血管活性药物或其他需要控制滴速的药物；另一条通道可快速滴入液体或输血。抢救休克时，常有大量的临时口头医嘱，执行前后应及时查对，避免差错。每 24 小时总结一次液体的出入量，保持适量的液体输入，注意纠正电解质紊乱。

3）应用升压药物的护理

（1）用升压药时，应 5～10 分钟测量血压一次。根据血压的高低适当调节药物浓度和滴数。

（2）静脉点滴升压药时，应随时观察有无液体外渗，以免升高药物浓度致组织坏死，如升压药外渗应即用 2.5% 普鲁卡因、苄胺唑啉在血管周围封闭，并更换输液部位。

（3）长期输液患者，注意保护血管，选择血管时宜先难后易、先下后上。

（4）烦躁不安或神志不清时，输液的肢体宜用夹板固定。

2. 预防压疮

对长期卧床患者，随时保持床单清洁、平整、干燥。病情许可时每 2 小时给患者翻身、拍背一次，身体的受压部位做好皮肤护理。

五、健康指导

1）宣传并指导产褥期康复的技巧。产妇发生大出血后虽然得救，但因垂体缺血可能出现席汉综合征，或面临体力差、活动无耐力、生活自理有困难等问题。面对上述情况，尽量给产妇及家属提供解释的机会，鼓励产妇说出内心的感受并参与出院计划的讨论。

2）针对产妇的具体情况，指导其如何加强营养，有效地纠正贫血，逐步增加活动量，以促进身体的康复过程。

3）出院后，指导家属及产妇注意继续观察子宫复旧及恶露情况，发现异常情况及时返院就诊。护士要使产妇及家属明确产后检查的时间、目的、意义，使产妇能按时接受检查，以核实产妇心身康复情况，解决哺乳中的问题，调整产后指导计划。

（李林红）

第七节　前庭大腺炎

前庭大腺位于两侧大阴唇后 1/3 深部，腺管开口于处女膜与小阴唇之间。因解剖部位的特点，在性交、分娩等其他情况污染外阴部时，病原体容易侵入而引起前庭大腺炎。此病以育龄妇女多见，幼女及绝经后妇女少见。

一、病因和发病机制

常见病原体为葡萄球菌、大肠埃希菌、链球菌、肠球菌，随着性传播疾病发病率的增加，淋病奈瑟球菌、沙眼衣原体已成为常见病原体。本病常为混合感染。急性炎症发作时，病原体侵犯腺管，引起前庭大腺导管炎，腺管开口因肿胀或渗出物凝聚而阻塞，脓液不能外流，积存而形成脓肿，称前庭大腺脓肿。

二、护理评估

（一）病史

注意询问病史，有无不良卫生习惯、有无损伤等病史。

（二）身体状况

前庭大腺炎常单侧发病，分急、慢性 2 种。

急性患者患侧腺体肿大，小阴唇红肿、触痛，行动不便；腺管外口红肿、有脓性分泌物排出。形成脓肿时局部触痛明显，有波动感，伴发热、白细胞增多，有时脓肿自行溃破。

慢性者多由于急性期未彻底治愈或脓肿溃破后引流不畅，炎症反复发作使腺管堵塞，感染物潴留于腺体内形成前庭大腺囊肿。

（三）实验室检查

血白细胞偶可升高。

三、护理目标

1）体温恢复正常。
2）患者主诉疼痛减轻或消失，脓肿消退。
3）患者能够谈论与性有关的问题，并掌握应对措施。

四、护理措施

（一）一般护理

1）患者应卧床休息，注意外阴部清洁，可用氯己定或新洁尔灭液冲洗外阴。
2）局部热敷或高锰酸钾坐浴。
3）饮食宜清淡，忌食辛辣刺激性食物及海鲜、鱼虾、蟹、羊肉、猪头肉等。

（二）病情观察与护理

1）注意观察病情变化，脓肿形成应观察脓肿是否破损，脓液的性质、颜色、气味。发现异常及时报告医生。
2）按医嘱使用抗生素治疗，并观察药物疗效及不良反应。做囊肿造口术者，应按手术后换药及外阴清洁护理。

五、健康指导

加强体质锻炼，提高机体抗病能力。注意个人卫生，保持外阴清洁，勤换内裤，不要穿紧身裤。性生活要有节制，性生活后要清洁外阴。加强卫生宣传教育，使患者尽早就医及治疗。

（李林红）

第八节　阴道炎

病原体侵入阴道，使阴道黏膜产生炎症，白带出现量、色、质的异常，称阴道炎。临床常见的有滴虫性阴道炎、念珠菌性阴道炎、老年性阴道炎及非特异性阴道炎。阴道炎各年龄层次的妇女均可发生，为妇科生殖器炎症中最常见的疾病。

滴虫性阴道炎

一、病因和发病机制

滴虫性阴道炎由阴道毛滴虫（简称滴虫）引起，是常见的阴道炎。阴道毛滴虫适宜在温度 25~40℃、pH 值 5.2~6.6 的潮湿环境中生长，在 pH 值 5 以下或 7.5 以上的环境中则不生长。滴虫的生活史简单，只有滋养体而无包囊期，滋养体生命力较强，能在 3~5℃生存 21 日，在 46℃生存 20~60 分钟，在半干燥环境中约生存 10 小时；在普通肥皂水中也能生存 45~120 分钟。月经前、后阴道 pH 值发生变化，经后接近中性，故隐藏在腺体及阴道皱襞中的滴虫于月经前、后常得以繁殖，引起炎症发作。滴虫能消耗或吞噬阴道上皮细胞内的糖原，阻碍乳酸生成，使阴道 pH 值升高。滴虫阴道炎患者的阴道 pH 值 5~6.5。滴虫不仅寄生于阴道，还常侵入尿道或尿道旁腺，甚至膀胱、肾盂以及男方的包皮皱襞、尿道或前列腺中。

传播方式：①经性交直接传播，由于男性感染滴虫后常无症状，易成为感染源；②间接传播，经公共浴池、浴盆、浴巾、游泳池、坐式便器、衣物、污染的器械及敷料等传播。

二、护理评估

（一）病史

详细询问病史，有无直接和间接传染病史。

（二）身体状况

滴虫性阴道炎的主要症状是稀薄的泡沫状白带增多及外阴瘙痒，若有其他细菌混合感染则排出物呈脓性，可有臭味，瘙痒部位主要为阴道口及外阴，间或有灼热、疼痛、性交痛等。若尿道口有感染，可有尿频、尿痛，有时可见血尿。少数患者阴道内有滴虫存在而无炎症反应，称为带虫者。

检查时可见阴道黏膜充血，严重者有散在的出血斑点，后穹隆有多量白带。

（三）实验室检查

以悬滴法检查阴道分泌物，可发现活动的滴虫。阴道 pH 值 5.1~5.4。

三、护理目标

1）患者阴道分泌物转为正常性状，瘙痒、疼痛症状减轻。
2）患者能叙述该病的有关知识并积极治疗，其丈夫也能同时治疗。

四、护理措施

（一）指导患者进行自我护理

保持外阴部清洁、干燥，外阴瘙痒时不要用力搔抓、用热水烫洗或用刺激性的药物。治疗期间禁止性生活、勤换内裤。患者的内裤、坐浴及洗涤用物应煮沸消毒 5～10 分钟，以避免交叉及重复感染的机会。

（二）指导患者掌握正确的阴道用药方法

指导患者正确应用阴道栓，外用药液的配用注意浓度，并坚持按医嘱要求的正规疗程进行。常用酸性药液冲洗阴道后再塞药，可提高治疗效果。在月经期应暂停外阴坐浴、阴道冲洗及阴道用药等措施。

（三）治疗必须彻底

治疗后滴虫检查为阴性时，仍应于下次月经干净后继续治疗 1 个疗程，以巩固疗效。治愈标准为连续 3 次月经干净后复查阴道分泌物中滴虫均为阴性。取阴道分泌物前 24～48 小时应避免性交、局部用药、阴道灌洗及擦洗；并注意不做双合诊，窥器不涂润滑剂，以提高滴虫的阳性检出率。已婚者还应检查男方是否患有生殖器滴虫病，必要时应同时接受治疗。

五、健康指导

1）注意个人卫生，保持外阴清洁，勤换内裤，外阴用具专人专用。公共场所注意预防交叉感染。
2）建议加强公共卫生设施，如公共厕所、游泳池、浴室等。
3）夫妻双方应同时接受治疗，并做检查是否已愈。治疗期内忌性生活。
4）治疗痊愈的标准是 3 个周期月经后复查白带均阴性。
5）治疗期间常消毒接触物及内裤（煮沸法）。

念珠菌性阴道炎

念珠菌性阴道炎是一种常见的阴道炎，过去称为霉菌性阴道炎。80%～90% 的病原体为白念珠菌，白念珠菌是真菌。念珠菌对热的抵抗力不强，加热至 60℃ 1 小时即可死亡；但对干燥、日光、紫外线及化学制剂的抵抗力强。最适 pH 值 4.0～5.0。

一、病因和发病机制

念珠菌可存在于人的口腔、肠道与阴道黏膜上，这三个部位的念珠菌又可互相传染。此外，亦可通过性生活等接触传播。据统计，约 10% 非孕妇女和 30% 孕妇的阴道中有少量念珠菌寄生，却不引起症状。然而，当机体抵抗力降低时，或当阴道酸度因糖原增多而增高时，念珠菌即迅速繁殖而致病。所以，念珠菌性阴道炎多见于严重传染性疾病、慢性消耗性疾病、糖尿病和接受较大剂量雌激素治疗的患者。孕期除胎盘分泌大量雌激素外，肾脏的糖阈降低，尿糖含量增高，也促使念珠菌加速繁殖。长期应用广谱抗生素时，由于敏感的菌群受抑制或被杀灭，而不敏感、耐药的菌株增殖，改变了阴道内微生物之间的相互制约关系；由于药物毒性作用，影响机体产生相应抗体、消灭肠道内敏感菌而抑制 B 族维生素的产生，削弱机体抵抗力，可导致念珠菌生长。长期应用免疫抑制剂、肾上腺皮质激素，引起免疫机制改变，降低机体抗感染能力，均可促使念珠菌繁殖。

二、护理评估

（一）病史

长期大量应用广谱抗生素，造成阴道菌群失调；长期应用肾上腺皮质激素、雌激素，妊娠以及患糖尿病时阴道酸度升高可诱发此病。

（二）身体状况

主要症状为外阴瘙痒、灼痛。从轻微痒感到难以忍受的奇痒。大多数患者瘙痒均较严重，坐卧不安，影响工作与生活，且伴烧灼痛，尤其在性生活、排尿时更甚。有的可有尿频、尿急及性交痛。

另一症状为白带增多，典型白带黏稠，呈白色豆渣样或凝乳状。无混合感染时，一般无臭味。

检查可见小阴唇内侧、阴道黏膜上紧紧黏附有白色片状薄膜，如鹅口疮样伪膜，不易擦去，若揭去伪膜可见其下黏膜红肿，可有小的浅表溃疡与渗血。

（三）实验室检查

白带中找到真菌菌丝及芽孢，即可诊断。一般涂片即可发现。若在玻片上加一小滴等渗氯化钠溶液或 10% ~ 20% 氢氧化钾溶液，加盖玻片，微加热镜检，红、白细胞及上皮细胞立即溶解，便于查找真菌菌丝及芽孢，或涂片后经革兰染色镜检，可靠性可提高 80%，最可靠的方法当属真菌培养。

三、护理目标

参见滴虫性阴道炎。

四、护理措施

1）基本同滴虫性阴道炎。消毒用具用物，隔离患者，防止交叉感染。
2）鼓励患者坚持用药，不应随意中断。示教及指导正确阴道用药、外阴洗涤。

五、健康指导

1）同滴虫性阴道炎。

2）增强机体抵抗力。

老年性阴道炎

一、病因和发病机制

老年性阴道炎见于自然绝经及卵巢去势后妇女，因卵巢功能衰退，雌激素水平降低，阴道壁萎缩，黏膜变薄，上皮细胞内糖原减少，阴道内 pH 值增高，常接近中性，局部抵抗力降低，致病菌容易入侵繁殖引起炎症。

二、护理评估

（一）病史

注意询问病史，有无阴道壁、子宫创伤或子宫内膜炎病史。

（二）身体状况

主要症状为阴道分泌物增多及外阴瘙痒、灼热感。阴道分泌物稀薄，呈淡黄色，感染严重者呈脓血性白带。由于阴道黏膜萎缩，可伴有性交痛。检查见阴道呈老年性改变，上皮皱襞消失，萎缩，菲薄。阴道黏膜充血，有散在小出血点或点状出血斑，有时见浅表溃疡。溃疡面可与对侧粘连，严重时造成狭窄甚至闭锁，炎症分泌物引流不畅形成阴道积脓或宫腔积脓。

（三）实验室检查

必须常规做白带检查、阴道细胞学检查，必要时尚需做宫颈或子宫内膜活组织检查。

三、护理目标

参见滴虫性阴道炎。

四、护理措施及健康指导

加强健康教育，注意保持会阴部清洁，勤换内裤。告知患者局部用药方法，用药前注意洗净双手及会阴，以减少感染的机会。自己用药有困难者，指导其家属协助用药或由医务人员帮助使用。

（李林红）

第九节 慢性宫颈炎

一、病因和发病机制

慢性宫颈炎多由急性宫颈炎未治疗或治疗不彻底转变而来，主要病原体为葡萄球菌、链球菌、大肠埃希菌及厌氧菌，常因分娩、流产或手术损伤宫颈后，病原体侵入而引起感染。其次为性传播疾病的病原体，如淋病奈瑟球菌、沙眼衣原体。部分患者无急性宫颈炎病史，直接表现为慢性宫颈炎。卫生不良或雌激素缺乏，局部抗感染能力差，也易引起慢性宫颈炎。

（一）慢性宫颈炎分类

1. 宫颈糜烂

宫颈糜烂是慢性宫颈炎炎性病变过程中最多见的局部特征。宫颈表面呈红色病损，糜烂面与周围正常上皮有清楚的界限。在炎症初期，表面平坦、光滑，称为单纯性糜烂；随后由于宫颈腺上皮过度增生和间质的增生，糜烂面凹凸不平呈颗粒状，称为颗粒性宫颈糜烂；若炎症继续，间质增生显著，表面不平现象更明显，形成一团，呈乳头状，称乳头型糜烂。

2. 宫颈肥大

由于慢性炎症的长期刺激，宫颈组织反复发生充血、水肿、炎性细胞浸润及结缔组织增生，致使宫颈肥大，严重者可较正常宫颈增大 1 倍以上。

3. 宫颈腺体囊肿

囊肿如在宫颈深部，使宫颈变肥大；如近宫颈表面，则表现为透亮小疱，内含无色黏液，继发感染时，变为黄白色胶冻状物。在宫颈糜烂愈合过程中，新生的鳞状上皮可覆盖宫颈腺管口或伸入腺管而造成。此外，腺管亦可因周围结缔组织增生而受压变窄或闭塞。腺管口封闭，腺体分泌物潴留，即成囊肿。

4. 宫颈息肉

慢性炎症长期刺激使宫颈管局部黏膜增生，增生的黏膜向宫颈外口突出而形成息肉。色红、质软、易出血，一个或多个不等。由于存在慢性炎症，故摘除后常复发。

5. 宫颈管炎

宫颈表面光滑，炎症局限于宫颈管黏膜及黏膜下组织。充血与水肿的宫颈管黏膜可翻出于宫颈口外。

（二）慢性宫颈炎分度

1. 轻度

糜烂面积占整个子宫颈面积不足 1/3。

2. 中度

糜烂面积占整个子宫颈面积的 1/3～2/3。

3. 重度

糜烂面积占整个子宫颈面积的 2/3 以上。

二、护理评估

（一）病史

患者多有急性宫颈炎病史，常因分娩、流产或手术损伤宫颈后，病原体侵入而引起。卫生状况不良或雌激素缺乏，局部抗感染能力差也易引起。

（二）身体状况

1. 白带增多

白带增多有时为慢性宫颈炎的唯一症状。通常为乳白色黏稠的黏液或淡黄色脓性黏液，有时分泌物中有少量血丝或血液，也可有接触性出血。由于白带的刺激可引起外阴瘙痒。

2. 疼痛

当炎症沿子宫骶韧带扩散到盆腔时，患者经常感到下腹及腰骶部疼痛，并于月经期、排便及性生活时疼痛加重。

3. 不孕

宫颈黏稠分泌物不利于精子穿过，可造成不孕。

妇科检查时可见宫颈有不同程度的糜烂、肥大，或见息肉、宫颈腺囊肿或宫颈管外口红肿。

三、护理目标

1）患者舒适感增加。

2）患者焦虑感消失。

四、护理措施

1）宫颈糜烂轻度者可局部药物治疗，中度和重度者应采用物理治疗。治疗前常规和宫颈刮片细胞学检查，以除外癌变可能。

2）对于接受物理治疗的患者，术后应每日清洗外阴 2 次，保持外阴清洁，禁止性交和盆浴 2 个月。患者在痂皮脱落前，阴道有大量黄水流出，在术后 1～2 周脱痂时可有少量血水或少许血液。如出血多则需急诊处理。局部用止血粉或压迫止血，必要时加用抗生素。一般于两次月经干净后 3～7 天复查，如未痊愈可择期再做第 2 次治疗。

3）加强心理护理，患者一般心理负担较重，常出现不安、烦躁、焦虑、紧张等情绪，帮助患者树立治疗信心，减轻心理负担，坚持治疗。

五、健康指导

1）宫颈糜烂发病率较高，中、重度宫颈糜烂宜即治疗，因宫颈癌常在宫颈糜烂的基础上发展而来，因此从防癌观点出发亦应积极治疗。

2）重视妇科病普查，定期检查宫颈，早期发现炎症及早治疗。

（甘静）

第十节　盆腔炎

女性内生殖器官（子宫、输卵管和卵巢）及其周围结缔组织、盆腔腹膜发生炎症，称盆腔炎（PID）。本病是妇科常见病之一，多见于已婚生育年龄的妇女。按其发病部位，有子宫内膜炎、子宫肌炎、输卵管炎、卵巢炎、盆腔结缔组织炎、盆腔腹膜炎等。炎症可局限于一个部位，也可以几个部位同时发病。临床表现可分为急性与慢性两种。急性盆腔炎有可能引起弥漫性腹膜炎、败血症、脓毒血症，甚至感染性休克而危及生命。慢性盆腔炎由于顽固难愈，反复发作，影响妇女的健康和工作，故应予重视及积极防治。本节重点介绍急性盆腔炎。

一、病因和发病机制

（一）经期卫生不良

在月经期，子宫内膜剥脱后致该血窦扩张或有血块，为细菌滋生提供了良好环境，如果不注意卫生、使用不洁卫生巾、月经期性交等使致病原菌侵入生殖道，通过上行蔓延引起盆腔炎。

（二）流产后、产后感染

流产后妊娠组织残留、阴道出血时间过长、手术器械消毒不严格、手术无菌操作不当造成术后感染，阴道分娩后会阴侧切伤口、阴道黏膜损伤、宫颈口裂伤且未很好关闭、产后胎盘残留，均有利于病原菌侵入宫腔引起感染。

（三）宫腔内手术操作后感染

放置或取出宫内节育器、刮宫，输卵管通气、通液、碘油造影术，宫腔镜检查、剖宫产等，由于手术消毒不严格或术前有慢性炎症，经手术干扰可引起急性发作或扩散。

（四）阑尾炎、腹膜炎等邻近器官的炎症

阑尾炎、腹膜炎等邻近器官的炎症经过直接蔓延也可致盆腔炎。

二、护理评估

（一）病史

有分娩或流产史、宫腔内手术操作史及经期不卫生、不洁性交等病史。

（二）身体状况

下腹痛伴发热是典型症状，严重者可有寒战、高热、头痛、食欲缺乏及恶心、呕吐、腹胀、腹泻等。体温可高达 40℃，心率快，下腹部有肌紧张、压痛及反跳痛。盆腔检查可见，阴道充血，并有大量脓性分泌物，穹隆有明显触痛；宫颈充血、水肿及脓性白带流出，举痛明显；宫体略大，有压痛，活动受限；双侧附件有增厚、压痛或触及痛性包块、边界不清。

（三）实验室及其他检查

1. 血液

血液白细胞计数及中性粒细胞均增高，红细胞沉降率增速。

2. 尿常规

尿呈葡萄酒色，并出现急性肾衰竭。病情恶化，应高度怀疑产气荚膜杆菌感染。

3. 宫颈排出液

宫颈排出液培养致病菌（包括淋病奈瑟球菌）及药物敏感试验。

4. 后穹隆穿刺

后穹隆穿刺抽出液中含有白细胞和细菌。可送培养病原体（包括淋病奈瑟球菌）及药物敏感试验，比宫颈排出液更为可靠。

三、护理目标

1）疼痛减轻或消失。
2）体温恢复正常。
3）腹胀减轻，舒适感增加。
4）患者基本生活需要得到满足。

四、护理措施

1）体温过高应给予物理降温。每 4 小时测一次体温、脉搏、呼吸，观察病情变化。
2）卧床休息，半卧位，使盆腔位置相对较低有利于脓液积聚于直肠子宫陷凹而使炎症吸收或局限。

3）静脉输液，输液量 2 500~3 000 ml/d，纠正电解质紊乱及维持酸碱平衡。

4）遵医嘱准确给予抗生素并注意过敏反应。

5）腹胀时可行胃肠减压，并观察恶心、呕吐及腹胀的情况。

6）给予心理支持，解释疾病的原因、发展及预后，手术的重要性，解除患者的困惑和恐惧。

五、健康指导

1）加强经期、孕期及产褥期的卫生宣教工作。严格掌握产科、妇科手术指征。术前做好充分准备，术时注意无菌操作，术后加强护理，预防感染。计划生育手术应与其他手术同等对待，严格遵守无菌操作常规。

2）近年来性病又有迅速蔓延的趋势，以淋病尤为多见。目前因淋病导致的急性盆腔炎时有发生，故应提高对性传播疾病的认识，才不致忽略了淋菌性急性盆腔炎的发生和诊治。

（甘静）

第十一节　生殖器结核

由结核分枝杆菌引起的女性生殖器炎症称为生殖器结核，又称结核性盆腔炎。生殖器结核多见于 20~40 岁妇女，也可见于绝经后的老年妇女，常继发于身体其他部位结核如肺结核、肠结核、腹膜结核。约 10% 的肺结核患者伴有生殖器结核。生殖器结核潜伏期很长，可达 10 年，多数患者在日后发现生殖器结核时，其原发病灶多已痊愈。

一、病因和发病机制

病原体是结核分枝杆菌，传染源主要是身体其他部位的结核病灶，如肺结核、肠结核、腹膜结核，亦可继发于肠系膜淋巴结核、骨结核等。

（一）传播途径

生殖器结核是全身结核的一部分，主要通过以下途径传播。

1. 血行传播

血行传播最常见。肺、胸膜或附近淋巴结形成病灶后，通过血运传播至生殖器官。首先受累的是输卵管、子宫内膜及卵巢。子宫颈、阴道及外阴感染少见。

2. 腹腔内直接蔓延

结核性腹膜炎、肠系膜淋巴结核，或结核分枝杆菌由胃肠道直接蔓延到内生殖器官表面，首先是输卵管。

3. 淋巴传播

结核分枝杆菌由腹内脏器结核病灶通过淋巴管逆行传播到内生殖器官，由于内生殖器官与腹内脏器淋巴系统是逆行的，因此，淋巴系统传播少见。

4. 性交传播

泌尿生殖系统结核也可通过性交直接传染，形成原发性外阴或宫颈结核。但这种情况极为罕见。

生殖器结核的传播以血行及直接蔓延为主，常首先感染输卵管然后蔓延到子宫、卵巢、宫颈、阴道和外阴各部。其发生率依次为 85%～90%、50%、20%～30%、2%～4%、1%。

（二）病理

1. 输卵管结核

输卵管结核占女性生殖器结核的 90%～100%，双侧居多，外观可有不同的表现：少数在其浆膜面可见粟粒结节，有的输卵管增粗肥大，其伞端外翻如烟斗嘴状，是输卵管结核所特有的表现。有的输卵管僵直变粗，峡部有多个结节隆起。在输卵管管腔内见到干酪样物质，有助于与非结核性炎症鉴别。输卵管与其邻近器官如卵巢、子宫、肠管粘连。

2. 子宫内膜结核

子宫内膜结核常由输卵管结核蔓延而来。由于子宫内膜受到不同程度破坏，最后代以瘢痕组织，可使子宫腔粘连变形、缩小。

3. 宫颈结核

宫颈结核较为少见。常由子宫内膜结核直接蔓延、经血或经淋巴传播。外观不易与宫颈癌鉴别。

4. 卵巢结核

卵巢结核常为双侧，由输卵管结核蔓延而来，可形成结核性肉芽组织、脓肿，卵巢深层侵犯较少见。

5. 盆腔腹膜结核

盆腔腹膜结核多合并输卵管结核，可分为渗出型腹膜炎和粘连型腹膜炎两型。渗出型以渗出为主，特点为腹膜上布满无数大小不等的散在灰黄色结节，渗出物为浆液性草黄色澄清液体，积聚于盆腔，有时因粘连可形成多个包裹性囊肿；粘连型以粘连为主，特点为腹膜增厚，与邻近脏器之间发生紧密粘连，粘连间的组织常发生干酪样坏死，易形成瘘管。

二、护理评估

（一）病史

详细询问病史，注意有无肺结核、肠结核、腹膜结核、泌尿系结核以及其他部位结核病史。

（二）身体状况

随病情的轻重而不同，大部分症状不明显或无自觉症状。

1. 不孕

由于输卵管管腔封闭或管壁变硬，黏膜受损而有粘连，使输卵管失去正常功能，或子宫内膜结核时内膜遭受破坏，皆可导致不孕。

2. 月经失调

病初因子宫内膜充血及溃疡致月经过多或不规则阴道出血，后因子宫内膜遭受破坏而致月经稀少或闭经，临床以后一种情况多见。

3. 下腹疼痛

由于炎症、粘连，或干酪样物刺激，可有不同程度的下腹坠痛、胀痛或隐痛，经期加重。

4. 全身症状

在结核活动期出现潮热、盗汗、乏力、食欲缺乏和消瘦等。轻者全身症状不明显，有时仅有经期发热。

体征因病变程度、部位、范围的不同而有较大的差异，多数患者因不孕而行诊断性刮宫、子宫输卵管碘油造影及腹腔镜检查才发现结核，而无明显体征及自觉症状。若有腹膜结核时，触之腹部有柔韧感或腹水征。形成包裹性积液时，腹部可触及囊性肿块，边界不清，不活动。妇科检查子宫发育一般较差，因周围有粘连而使活动受限。若附件受累，在子宫两侧可触及大小不等及形状不规则的包块，质地较一般炎性包块坚实，表面不平，多与周围粘连。

（三）实验室及其他检查

1. 实验室检查

实验室检查急性期白细胞可升高达 $15 \times 10^9/L$，单核细胞增多，急性期过后，淋巴细胞增加；结核病灶活动期，血沉增快可达 55 mm/h；约有 1/3 病例在腹水中可找到结核分枝杆菌；如有条件，可取腹水、月经血、子宫腔吸出物、子宫内膜刮出物、宫颈活组织做结核分枝杆菌培养，阳性率与检查时间及次数多少有密切关系。

2. 子宫内膜病理检查

子宫内膜病理检查是诊断子宫内膜结核最为可靠的依据。于月经来潮 12 小时内做诊断性刮宫。术前 3 天及术后 4 天内给予抗结核治疗。手术时应注意刮取双侧子宫角部，将刮出物全部送病理检查。如看到典型结核结节，诊断可肯定。但阴性结果不能排除结核，因输卵管结核可单独存在。如子宫小而坚硬，无组织刮出，仍应考虑子宫内膜结核。如宫颈有可疑，做活组织切片检查，以明确诊断。

3. X 线检查

做胸部、泌尿系统、消化道平片检查，以便发现原发病灶。盆腔平片检查如存在孤立的钙化点，则提示有结核病灶。

4. 子宫输卵管碘油造影

利用此法一般能查出不易发现的生殖器结核，其特征有：①子宫腔变形，子宫内膜边缘呈锯齿状或龛影。②输卵管管腔不规则，粗细不等，有多发性狭窄部分；管壁体有龛影或斑点状缺损。③输卵管管腔狭窄、僵直，且断续呈铁丝状。④伞端梗阻时造影剂呈小束状或呈串珠样，或局限性膨胀大如花蕾状。⑤如碘油进入子宫旁一侧或双侧静脉丛或淋巴时，亦应考虑结核破坏了子宫内膜造成溃疡而使碘油逆入。造影术前后均应给予抗结核治疗。

5. 腹腔镜检查

腹腔镜能直接观察盆腔情况，并可取液做结核分枝杆菌培养，或在病变部位取组织做病理检查，但操作时避免损伤粘连的肠管。

6. 结核菌素试验

十多岁的女孩如有附件炎可疑时，做此试验如为强阳性，有提示结核之意义。如为成人则无意义。

三、护理目标

1）焦虑症状减轻或消失。

2）患者能了解有关知识。

四、护理措施

（一）一般护理

1）病房要空气流通，安逸舒适。患者须卧床休息，急性期需卧床休息 3 个月，以后可以适当活动，做一些体格锻炼的运动，促使食欲增加，体质增强。

2）要增加含蛋白质、钙质、维生素等丰富的营养食物，如牛奶、鸡蛋、鱼、新鲜蔬菜及水果，有助于促进治疗的效果。

3）做好心理护理，多做卫生宣教，讲解疾病虽需要较长时间治疗，但后果是好的，因有针对性药物可以治疗。要坚持用药，服药按时，以免影响疗效。护士要定时发药或随时提醒患者按时自己服药，建立"用药日历"以免遗忘。消除患者的悲观、急躁情绪，使患者建立信心，主动配合药物治疗，主动接受护理指导，进行利于增强体质的日常活动。

（二）病情观察与护理

密切观察病情，了解药物治疗后症状是否改善，药物是否产生良效。临床有效的表现是：症状改善，如有月经量多症状的，逐渐恢复了正常经量；闭经者有月经回潮；下腹痛者疼痛减轻或消失；附件包块缩小；刮宫取子宫内膜检查已无病理变化等，均为治疗有效的标志。但刮宫子宫内膜无病变不代表输卵管内病变已愈，仅为子宫病变好转，因为输卵管黏膜皱褶较多，结核分枝杆菌不易被消灭，所以治疗不能因此而中断，需要对患者解释清楚，并遵医嘱完成疗程。

五、健康指导

增强体质，做好卡介苗的接种，积极防治肺结核、淋巴结核和肠结核等。

（甘静）

第十二节 功能失调性子宫出血

正常月经是下丘脑—垂体—卵巢轴生理调节控制下的周期性子宫内膜剥脱性出血。正常月经的周期、持续时间、月经量呈现明显的规律性和自限性。当机体受到内部和外部各种因素诸如精神过度紧张、情绪变化、环境气候改变、营养不良、贫血、代谢紊乱、甲状腺、肾上腺功能异常等影响时，均可通过中枢神经系统引起下丘脑—垂体—卵巢轴功能调节异常，导致月经失调。

功能失调性子宫出血（DUB）简称功血，是由下丘脑—垂体—卵巢轴功能失调引起的异常子宫出血。按发病机制可分无排卵性和排卵性功血两大类，前者占70%～80%，多见于青春期和绝经过渡期妇女；后者占20%～30%，多见于育龄妇女。

一、病因和发病机制

机体内部和外界许多因素诸如精神过度紧张、恐惧、忧伤、劳累、环境和气候骤变以及全身性疾病，均可通过大脑皮质和中枢神经系统影响下丘脑—垂体—卵巢轴的相互调节。营养不良、贫血和代谢紊乱也可影响性激素的合成、转运和对靶器官的效应而导致月经失调。

二、分类

（一）无排卵型功血

无排卵型功血多见于青春期和更年期妇女。在青春期是由于下丘脑—垂体—卵巢轴调节功能尚未健全而出现。更年期妇女，则由于卵巢功能衰退，卵泡几乎耗竭而出现。

（二）有排卵型功血

大多数发生在生育年龄妇女。这些妇女虽然有排卵功能，但黄体功能异常，常见两种类型。

1. 黄体功能不足

月经周期中有卵泡发育及排卵，但黄体期孕激素分泌不足或黄体过早衰退，导致子宫内膜分泌反应不良。黄体功能不足由多种因素所致如神经内分泌调节功能紊乱、LH不足，生理性因素如初潮、分娩后及绝经前，也可以因下丘脑—垂体—卵巢轴的功能紊乱，导致黄体功能不足的发生。

2. 子宫内膜不规则脱落

在月经周期中，患者有排卵，黄体发育良好，但萎缩过程延长，导致子宫内膜不规则脱落。子宫内膜不规则脱落是由于下丘脑－垂体－卵巢轴功能紊乱引起黄体萎缩不全，内膜持续受到孕激素影响以致不能如期完整脱落。

三、护理评估

（一）病史

询问患者年龄、月经史、婚育史、避孕措施、既往史、有无慢性疾病（如肝脏疾病、血液病、高血压、代谢性疾病等），了解患者发病前有无精神紧张、情绪打击、过度劳累及环境改变等引起月经紊乱的诱发因素，回顾发病经过如发病时间、目前流血情况、流血前有无停经史及诊治经历、所用激素名称和剂量、效果、诊刮的病理结果，区分异常子宫出血的几种类型。①月经过多：周期规则，但经量过多（＞80 ml）或经期延长（＞7 天）；②月经频发：周期规则，但短于 21 天；③不规则出血：周期不规则，在两次月经周期之间任何时候发生子宫出血；④月经频多：周期不规则，血量过多。询问有无贫血和感染。

（二）身体状况

1. 症状

有月经失调的表现，经期的长短、经量的多少、经血的性质等发生改变。可有经前情绪紧张、乳房胀痛、下腹部胀痛以及白带增多等。常见的月经变化类型有①月经过多：周期规则，但经量过多或经期延长；②月经频发：周期规则，但短于 21 日；③不规则出血：在两次月经周期之间任何时候发生子宫出血；④月经频多：周期不规则，血量过多。

2. 体征

①全身情况：评估精神和营养状态、是否有贫血或其他病态。②乳房：发育情况。③腹部：触诊检查。④盆腔检查：排除器质性病灶。⑤阴道检查：排除器质性病灶。已婚妇女如无阴道出血，应常规地用扩张器检查阴道壁、穹隆、宫颈。未婚妇女，一般只做外阴检查及肛诊，如经治疗无效或病史明显地提示有器质性病灶，应征得本人及家长的同意后进行阴道检查。

（三）实验室及其他检查

1. 血常规等检查

血常规等检查如红、白细胞，血红蛋白，血小板以及出凝血时间，以了解贫血程度及有无血液病。

2. 基础体温测定

基础体温呈单相型，提示无排卵；呈双相型，但上升幅度偏低或缓慢，后期升高时间短，仅 9～11 天，为黄体不健；呈双相型，直至行经始缓慢下降，则是黄体萎缩不全。

3. 宫颈黏液结晶检查

经前出现羊齿状结晶，提示无排卵。

4. 阴道脱落细胞检查

出血停止间连续涂片检查反映有雌激素作用但无周期性变化，为无排卵型功血。如缺乏典型的细胞堆集和皱褶，提示孕激素不足。

5. 激素测定

如需确定排卵功能和黄体是否健全，可测孕二醇，如疑卵巢功能失调者，可测雌激素，睾酮，孕二醇，17－羟、17－酮或 HCG 等水平。

6. 诊断性刮宫

为排除子宫内膜病变和达到止血目的，必须进行全面刮宫，搔刮整个宫腔。若确定排卵或黄体功能，应在经前期或月经来潮 6 小时内刮宫；若怀疑子宫内膜脱落不全，应在月经来潮第 5 天刮宫；不规则流血者可随时进行刮宫。刮出物送病理，病理检查子宫内膜呈增生期变化或增生过长，无分泌期出现。

7. B 型超声波检查

可除外器质性病变，并可监测卵泡大小，以除外其他原因引起的出血。

四、护理目标

1）患者不发生感染。

2）患者舒适感增强。

3）患者焦虑症状减轻。

五、护理措施

（一）一般护理

1）避免引起本病的诱因，避炎暑高温、涉水冒雨，忌食辛燥和生冷饮食。

2）患者体质往往较差，应加强营养，改善全身情况，可补充铁剂、维生素 C 和蛋白质。成人体内大约每 100 ml 血中含铁 50 mg。行经期妇女，每天从食物中吸收铁 0.7～2.0 mg，经量多者应额外补充铁。向患者推荐含铁较多的食物如猪肝、豆角、蛋黄、胡萝卜、葡萄干等。按照患者的饮食习惯，为患者制订适合个人的饮食计划，保证患者获得足够的营养。

3）做好心理护理，由于异常出血、月经紊乱等都会造成患者的思想压力，护士应耐心聆听患者的主诉，了解患者的疑虑，尽可能提供相关信息，解除思想顾虑，树立信心，积极配合治疗。

4）注意观察阴道出血量的多少，做好抢救准备，必要时予以输血。

5）做好会阴护理，保持局部清洁。

（二）病情观察与护理

1）注意观察阴道出血量的多少、血质的稀稠、血色的浓淡，估计出血量，注意血压、脉搏、面色、神志的变化。发现异常，及时报告医生。

2）备好各种抢救药品及器械。注意观察药物的疗效及反应。协助做好各项检查及验血型。对出血多者，按医嘱做好配血、输血、止血措施，配合医生治疗方案维持患者正常血容量。

3）嘱患者保留会阴垫及内裤，以便准确估计流血量。如有感染征象，应及时与医生联系并选用抗生素治疗，预防上行性感染。功血患者的治疗以性激素的应用为主，在治疗中必须遵医嘱按时按量服用激素，不得随意停服或漏服。药物减量必须按规定在血止后才能开始，每3天减量1次，每剂减量不得超过原剂量的1/3。维持量服用时间，通常按停药后发生撤退性出血的时间，与患者上一次行经时间相应考虑。

六、健康指导

1）青春发育期少女及更年期妇女分别处于生殖功能发育及衰退的过渡时期，情绪不稳定，应使其保持身心健康，注意饮食营养，注意锻炼，使尽快度过这一过渡时期。

2）行经期避免剧烈活动，流血时间长者要保持会阴清洁，以防继发感染。

3）已有贫血者要补充铁剂，加强营养。

4）测定基础体温，预测是否为排卵周期，如持续单相体温，提示无排卵，应及时治疗。

（甘静）

第十三节　痛　经

痛经为妇科最常见的症状之一，是指行经前后或月经期出现下腹疼痛、坠胀、腰酸或合并头痛、乏力、头晕、恶心等其他不适，严重者可影响生活和工作质量。痛经分为原发性和继发性两类，前者指生殖器官无器质性病变的痛经，后者指由于盆腔器质性疾病如子宫内膜异位症、盆腔炎等引起的痛经。本节只叙述原发性痛经。

一、病因和发病机制

（一）精神、神经因素

痛经常发生于严重精神抑郁、焦虑、恐惧及精神过度紧张的患者，由于对月经产生恐惧心理，使疼痛降低，无法忍受月经期的不适，而致痛经。

（二）内分泌因素

痛经常发生于有排卵周期，无排卵周期一般不发生疼痛，因此认为痛经与体内孕激素水平增高有关。分泌期子宫内膜可产生大量的前列腺素，尤其是前列腺素 $F_{2\alpha}$ 增高明显，前列腺素 $F_{2\alpha}$ 过多，作用于子宫及其血管，引起痉挛性收缩，造成子宫血运不足，组织缺氧，产生疼痛。部分前列腺素 $F_{2\alpha}$ 还可进入血循环，引起胃肠道平滑肌收缩，产生恶心、呕吐及腹泻等症状。

二、护理评估

（一）病史

了解患者的年龄、月经史与婚育史，询问与诱发痛经相关的因素，疼痛与月经的关系，疼痛发生的时间、部位、性质及程度，是否服用止痛药缓解疼痛，用药量及持续时间，疼痛时伴随的症状以及自觉最能缓解疼痛的方法和体位。

（二）身心状况

了解小腹痛和腹痛及其伴随症状。原发性痛经在青少年期常见，多在初潮后 6～12 个月出现。

（三）实验室检查及其他

主要是排除子宫内膜异位症、子宫肌瘤、盆腔粘连、感染、充血等。腹腔镜检查是最有价值的辅助诊断方法之一。

三、护理目标

1）患者的疼痛减轻。
2）患者的恐惧感消失。

四、护理措施

（一）一般护理

1）患者应卧床休息，给易消化清淡食物，忌食生冷及刺激性食物。
2）加强心理护理，消除精神紧张，避免情绪波动。
3）因受寒腹痛明显者，可做下腹热敷。
4）注意经期卫生。

（二）病情观察与护理

了解有无月经来潮时腹痛的病史，初次发病年龄、时间及既往有无子宫内膜异位症、盆腔炎等妇科疾病。发作时注意观察神志、脉象、面色及腹痛等情况。

五、健康指导

积极参加体育锻炼，增强体质，心胸开阔，保持身心健康，建立和睦的人际关系。更多地了解月经的生理知识，保持外阴清洁。经期避免剧烈运动和劳累，不要喝冷水，不宜受寒湿刺激和吃冷饮及刺激性食物，多吃水果蔬菜等。

（李林红）

第十四节　闭　经

闭经是妇科常见症状，表现为无月经或月经停止。通常根据既往有无月经来潮将闭经分为原发性和继发性两类。原发性闭经是指年龄超过 16 岁（有地域性差异）、第二性征已发育、月经尚未来潮，或年龄超过 14 岁、尚无第二性征发育者；继发性闭经是指以往曾建立正常月经周期，后因某种病理性原因月经停止 6 个月以上者，或按自身原来月经周期计算停经 3 个周期以上者。根据其发生原因，闭经又可分为生理性和病理性两大类。青春期前、妊娠期、哺乳期及绝经后的月经不来潮均属生理现象。

一、病因及分类

月经是指子宫内膜周期性变化随之出现的周期性子宫出血。正常月经的建立和维持有赖于下丘脑—垂体—卵巢轴的神经内分泌调节，以及靶器官子宫内膜对性激素的周期性反应，其中任何一个环节发生障碍就会出现月经失调，甚至导致闭经。

（一）子宫性闭经

闭经的原因在于子宫，月经调节功能正常，卵巢有功能，但子宫内膜对卵巢不能产生正常的反应，称子宫性闭经。引起子宫性闭经的常见疾病有：

1. 先天性无子宫或子宫发育不良

如始基子宫、实体子宫，由于副中肾管不发育或发育不全所致，均表现为原发性闭经。

2. 子宫内膜损伤或粘连综合征

常发生在人工流产后、产后出血或流产后出血，刮宫以后，多是由于刮宫过度，损伤了子宫内膜，造成宫腔粘连，出现闭经。

3. 子宫内膜结核

青春期前，体内任何脏器的结核感染可经血循环扩散到生殖器，也可由腹腔结核直接蔓延到生殖器，子宫内膜因结核感染而被破坏，最后形成瘢痕组织，失去功能，而表现为原发性闭经。如月经来潮后患病则表现为继发性闭经。

4. 子宫内膜反应不良

子宫内膜对卵巢分泌的性激素不起反应，无周期性改变，故无月经。

5. 子宫切除后或子宫腔内放射治疗后

因生殖道疾病切除子宫后或因某些子宫恶性肿瘤经腔内放射治疗破坏子宫内膜后而出现闭经。

6. 神经反射性刺激

如哺乳时间过长可使子宫内膜过度萎缩。

（二）卵巢性闭经

闭经的原因在于卵巢，卵巢性激素水平低落，子宫内膜不发生周期性变化而致闭经，常见的疾病有：

1. 先天性无卵巢或卵巢发育不良

如性染色体异常引起特纳综合征、真性卵巢发育不全。

2. 卵巢损坏或切除

卵巢组织因物理性创伤（如放射治疗、手术切除）、炎症或肿瘤全部被破坏。

3. 卵巢功能性肿瘤

如睾丸母细胞瘤、含肾上腺皮质瘤、卵巢门细胞瘤等，产生雄激素，抑制下丘脑—垂体—卵巢轴的功能而致闭经。卵巢颗粒细胞瘤、卵泡膜细胞瘤等产生雌激素，可抑制排卵，并使子宫内膜过度增生以致短暂闭经。

4. 无反应性卵巢综合征

此征可能由于细胞膜受体缺陷，使卵巢对垂体促性腺激素不敏感，而起对抗作用。

5. 卵巢功能早衰

妇女绝经期提早，40岁前绝经者为卵巢功能早衰（POF）。具有高促性腺素及低雌激素特征，卵巢组织学呈围绝经期或老年妇女绝经后的变化。

卵巢功能早衰其病因不明，可能有如下因素：

1）遗传学因素：因某种原因卵巢中贮存的始基卵泡先天性减少，出生后不断闭锁，至青春期仅剩下少数始基卵泡，不久即消失殆尽。可能与X性连锁遗传有关。进行性肌营养不良是一种X性连锁遗传病，患者群中常合并出现卵巢早衰。

2）性腺发育不全：性腺呈条索状或卵巢小于正常的一半，卵泡缺如或少于正常，皮质层所含卵泡数的差异很大。染色体核型为46，XX或嵌合型45，XO/46，XX，Xp－Xq及47，XXX，偶见45，XO。

3）先天性酶的缺乏：如17羟化酶、碳链酶、3β碳烃脱氢酶及17酮还原酶不足等以及半乳糖血症。

4）卵巢被破坏

（1）放疗及化疗：放疗及化疗对卵母细胞有损害作用，卵母细胞受损吸收以后，卵泡结构消失，纤维化导致卵巢功能衰退，放射剂量＞8 Gy导致永久性闭经，烷化剂如环磷酰胺等可导致卵巢功能受损。

（2）卵巢手术：卵巢双侧手术切除引起卵巢功能急性消失，一侧或部分卵巢切除可使剩余卵巢组织的功能寿命缩短。

（3）感染：儿童腮腺炎可导致病毒性卵巢炎，双侧输卵管卵巢脓肿可引起卵巢组织破坏。

（4）其他：环境中毒，如镉、砷、汞可损伤卵巢组织，吸烟也如此。

（5）免疫性损害：现在很多学者认为20%～35%的POF与卵巢受到自身免疫性损害有关，POF是一种自身免疫性疾病或其他自身免疫性疾病累及卵巢后的表现。常见于自身免疫性甲状腺炎。

（6）促性腺激素作用障碍：卵巢在胚胎发育期因母体缺乏促性腺激素而引起卵泡闭锁过程加速，先天性无胸腺小白鼠模型支持这一学说，但在人类尚无类似证据。

（三）垂体性闭经

垂体性闭经主要病变在垂体。垂体前叶的器质性疾病或功能失调可影响促性腺激素的分泌，从而影响卵巢出现闭经，主要疾病有：

1. 垂体损伤

垂体可因炎症、放射及手术等损伤而丧失部分或全部功能。较常见的是在大出血，特别是产后大出血伴较长时间休克时，垂体缺血坏死，随之出现功能减退，不仅促性腺激素的分泌减少，尚可影响促甲状腺素及促肾上腺皮质激素的分泌，临床表现为闭经、消瘦、畏寒、乏力、性欲减退、毛发脱落、生殖器官及第二性征萎缩、产后乳汁分泌减少或无乳，并且低血压、低血糖、低基础代谢，称为垂体功能减退症或席汉综合征。

2. 垂体肿瘤

位于蝶鞍内的垂体前叶的各种腺细胞，都可发生肿瘤，尚有发生在蝶鞍上方的颅咽管瘤，种类很多，按电镜和临床资料以及其所分泌的激素，可分为生长激素腺瘤、催乳素腺瘤、促甲状腺激素腺瘤、促性腺激素腺瘤的混合瘤、无功能的垂体腺瘤等。根据不同性质的肿瘤出现不同的有关症状，但多有闭经的表现。

3. 原发性垂体促性腺功能低下

原发性垂体促性腺功能低下为一种罕见的遗传病。卵巢内的始基卵泡不能生长发育，表现为原发性闭经，内外生殖器官及第二性征不发育。

（四）下丘脑性闭经

最常见的一类闭经，由于下丘脑功能失调而影响垂体，进而影响卵巢而引起闭经，其病因复杂，可由于中枢神经器质性病变、精神因素、全身性疾病、药物和其他内分泌功能紊乱而引起。

1. 精神、神经因素

过度精神紧张、恐惧、忧虑等精神创伤，期盼或担忧妊娠，生活环境改变，寒冷等各种外界刺激因素，均可扰乱中枢神经和下丘脑功能，从而影响垂体功能，常先出现排卵障碍，尔后卵泡不能发育终至闭经。

2. 消耗性疾病或营养不良

全身消耗性疾病如胃肠道功能紊乱、神经性厌食、重度贫血、严重肺结核、血吸虫病、疟疾等都可引起营养不良，影响下丘脑促性腺激素释放激素的合成与分泌，从而导致闭经。

3. 药物抑制综合征

少数妇女注射长效避孕针或口服避孕药后继发闭经，这是由于药物抑制下丘脑分泌促性腺激素释放激素所致。多见于原有月经不调或流产后、产后过早服用避孕药者。此外，某些药物，如吩噻嗪类镇静剂，在常用剂量范围内，也可影响下丘脑功能而引起闭经。

4. 闭经溢乳综合征

患者除闭经外，尚有持续性乳汁分泌及内生殖器萎缩。下丘脑生乳素抑制因子或多巴胺分泌减少引起异常泌乳，促性腺激素释放激素分泌不足导致闭经。此病常发生在产后断乳后，也可由口服避孕药、长期服用利血平、氯丙嗪、甲丙氨酯等药物引起。

5. 多囊卵巢综合征

患者主要表现闭经、不孕、多毛、肥胖，伴双侧卵巢多囊性增大，其雄烯二酮和睾酮分泌量增多而雌激素产量相应减少。发病原因尚不清楚，可能与下丘脑—垂体功能失衡，LH/FSH 比例偏高有关。

6. 其他内分泌腺功能异常

肾上腺、甲状腺、胰腺等功能紊乱时也可影响月经。如肾上腺皮质功能亢进时的库欣综合征，肾上腺皮质功能减退时的阿狄森病、甲状腺功能减退、糖尿病等，均可通过下丘脑影响垂体功能而引起闭经。

二、护理评估

（一）病史

询问发病前有无精神刺激、环境改变、剧烈运动、用药和疾病等诱因；询问患者在婴幼儿期的生长发育及第二性征发育情况；月经初潮年龄、月经周期、经量、持续时间及伴随症状；已婚妇女的生育史、分娩经过、产后恢复情况及有无产后出血；有无头痛、视力障碍等神经系统症状。

（二）身体状况

注意评估患者身高、体重、营养、智力发育、精神状态等全身情况；评估第二性征如声音、体态、阴毛和腋毛的分布、乳房发育及有无泌乳；评估生殖器的发育情况，大小阴唇的发育、子宫大小及有无生殖器畸形。

患者担心闭经会影响生育能力、正常性生活及机体健康状况等；反复治疗效果不佳时，患者及家属将会产生很大的精神压力，对治疗丧失信心，反过来更加重闭经。

（三）诊断性检查

1. 子宫功能检查

1）诊断性刮宫：刮宫可以了解子宫腔的大小、宫颈或宫腔有无粘连以及子宫内膜情况。刮出物送病检，有助于子宫内膜结核的诊断与了解性激素的水平。

2）子宫输卵管碘油造影：有助于诊断生殖系统的发育不良、宫腔粘连及生殖道结核等。

3）宫腔镜检：对疑有宫腔粘连者可在宫腔镜直视下明确有无粘连、粘连部位与范围，还可分离粘连进行治疗。

4）腹腔镜检查：可直接观察子宫、输卵管和卵巢等，需要时做活组织检查。

5）药物试验、孕激素试验、雌激素试验观察子宫内膜有无反应。

2. 卵巢功能检查

1）基础体温测定：如呈双相型，提示虽无月经来潮，而卵巢功能正常，有排卵和黄体形成。

2）阴道脱落细胞检查：观察表、中、底层细胞的百分比，表层细胞百分率越高，反映雌激素水平越高。

3）宫颈黏液检查：涂片如见羊齿状结晶，羊齿状结晶越明显、越粗，反映雌激素作用越强；如见成排的椭圆体，提示在雌激素作用基础上，有孕激素影响。

4）血中雌、孕激素含量测定：如血中雌、孕激素含量低，提示卵巢功能异常或衰竭。

3. 垂体功能检查

1）测定血中 FSH、LH 的含量：正常值 FSH 为 5～40 U/L，LH 为 5～25 U/L，排卵时最高值为正常时的 3 倍。如 FSH、LH 均低于正常值，表示垂体功能低下。如 FSH、LH 高于正常水平，提示卵巢功能低下。

2）垂体兴奋试验：静脉推注促黄体激素释放激素后，测定血中 LH 含量变化。如 LH 值高于推注促黄体激素释放激素前的 2～4 倍，提示垂体功能良好。如不升高或升高很少，说明病变可能在垂体。

3）蝶鞍摄片：疑有垂体肿瘤时，可做蝶鞍摄片。肿瘤较大而影响蝶鞍骨质及鞍腔者，X 线平片即可辨认。如肿瘤微小，需做蝶鞍多向断层摄片或 CT 检查。

4）其他：CT、MRI 等检查，除外垂体肿瘤。

三、护理目标

1）患者能够接受闭经的事实。

2）患者了解有关知识信息。

3）患者能积极遵循正规治疗方案。

四、护理措施

1）积极治疗月经后期、月经量少等病，防止病情进一步发展导致闭经的发生。

2）保持心情舒畅，避免精神过度紧张，减少精神刺激。治疗中亦应注意精神调理，解除顾虑，促进痊愈。

3）调节饮食，避免过分节食。忌食过于寒凉酸冷之物，以免阴寒内盛，凝滞气血。

五、健康指导

1）从儿童发育时起父母就应注意孩子的饮食营养，纠正不良饮食习惯，不能偏食，以使青春期能健康正常发育。

2）对已属初潮年龄而月经未来潮者，应及早诊治。

（李林红）

第十五节　围绝经期综合征

月经完全停止达 1 年以上称绝经。从绝经过渡时期（接近绝经期所发生的与绝经有关的内分泌、生物学及临床特征）至绝经后 1 年称围绝经期。围绝经期综合征是指妇女在绝经前后因卵巢功能衰退、性激素减少而出现的以自主神经功能紊乱为主的症状与体征。一般从 40 岁开始持续数年至 20 年不等。

一、病因和发病机制

进入围绝经期，卵巢功能的衰退，卵巢渐趋停止排卵，雌激素分泌减少，促性腺激素分泌增多，黄体生成素仍保留在正常水平；绝经后，卵巢已不能分泌雌激素，但仍分泌雄激素，促性腺激素水平逐渐升高，黄体生成素升高；至老年期，雌激素稳定在低水平，促性腺激素略下降。此外，患者机体老化以及精神、神经和所处社会环境因素亦可相互影响。若在此时期内因卵巢受到严重破坏或手术切除而提前绝经亦可发生此病。

二、护理评估

（一）病史

对 40 岁以上的妇女，若月经增多或不规则阴道出血，必须详细询问并记录病史，包括月经史、生育史、肝病、高血压、其他内分泌疾病等。

（二）身体状况

1. 月经的变化

月经紊乱，后错量少，或提前量多，或绝经。

2. 血管舒缩综合征

主要为阵发性潮热。患者突然感到一阵热浪，由胸背部涌向头颈部，然后波及全身，同时颜面及全身皮肤潮红，发热持续数秒至数分钟，并伴有心悸、疲倦等不适感，随之周身汗出而热退。常由激动或情绪波动而激发。

3．心血管病变

可出现高血压，特点是以收缩为主，波动较大。有时发生阵发性心动过速或过缓，心前区挛缩感等类似心绞痛症状，称为假性心绞痛。

4．生殖泌尿道症状

由于雌激素分泌不足可产生萎缩性阴道炎、不规则的阴道出血、外阴干燥、尿道炎、膀胱炎等。

5．精神、神经症状

与家庭关系变化或社会环境变化有关，如情绪不佳、忧郁、易激动、多疑、失眠、头痛等。

6．骨与关节症状

由于体内雌激素水平下降，可导致新陈代谢障碍，其中最主要的表现是骨质疏松，常有腰背疼痛、腿膝酸软、关节疼痛等。

其他由于内分泌功能衰退，可引起体内脂肪积聚，多在下腹、臀部、乳房等处堆积，体态肥胖，水肿，失眠，倦怠，嗜睡或易发生糖尿病。

（三）实验室及其他检查

阴道涂片显示雌激素水平降低，血尿 FSH 及 LH 明显升高。为确定诊断，还需借助于心电图，B 超，血、尿常规，血脂，血清钙、磷，碱性磷酸酶，尿钙测定，骨密度测定，X 线检查，诊断性刮宫，膀胱镜检查等。

三、护理目标

1）患者能够积极参与社会活动，正确评价自己。
2）患者能够描述自己的焦虑心态和应对方法。
3）患者在更年期不发生膀胱炎、阴道炎等感染。

四、护理措施

（一）一般护理

1）经常向患者介绍有关的医学知识，提高妇女对更年期这一生理过程的了解，做好思想上的准备，解除不必要的忧虑和猜疑。

2）协助患者安排好有规律的生活和工作日程。争取做好劳逸结合，有充足的休息与睡眠。

3）取得家庭成员和同事们的配合与关心。让患者有一个良好的生活和工作环境，顺利渡过更年期。

4）尽量保持患者情绪稳定，心情舒畅。不要观看情节激动、刺激性强或忧伤的影视片。多到环境安静、空气新鲜的宽广地方散步和锻炼。

（二）药物治疗的护理

近年来多项研究结果表现补充雌激素是针对病因的预防性措施，护士应协助医生让患者了解用药目的，药物剂量、用法及可能出现的不良反应。督促长期使用雌激素者接受定期随访。

五、健康指导

对更年期妇女进行饮食和运动的指导。适当地增加钙质和维生素 D 摄取，减少因雌激素降低而致的骨质疏松。规律的运动如散步、骑自行车等可以促进血液循环，维持肌肉良好的张力，延缓老化的速度，还可以刺激骨细胞的活动，延缓骨质疏松症的发生。

（李林红）